科学出版社"十四五"普通高等教育研究生规划教材

# 中医眼科传承创新

主 编 亢泽峰

科学出版社

北 京

# 内 容 简 介

本教材是科学出版社"十四五"普通高等教育研究生规划教材之一，旨在系统阐述和总结中医眼科的理论、技术和实践，重点突出中医思维方式，帮助研究生深入掌握中医眼科的辨证论治特色，同时也结合现代眼科发展趋势，推动中西医结合的研究与实践。

本教材适于中医学研究生使用，也可供中医眼科临床医生和科研人员阅读。

**图书在版编目（CIP）数据**

中医眼科传承创新 / 亢泽峰主编. -- 北京：科学出版社，2025.5. --（科学出版社"十四五"普通高等教育研究生规划教材）. -- ISBN 978-7-03-081868-3

Ⅰ. R276.7

中国国家版本馆 CIP 数据核字第 20255YC462 号

责任编辑：刘　亚　鲍　燕 / 责任校对：刘　芳
责任印制：徐晓晨 / 封面设计：陈　敬

**科 学 出 版 社** 出版
北京东黄城根北街 16 号
邮政编码：100717
http://www.sciencep.com

固安县铭成印刷有限公司印刷
科学出版社发行　各地新华书店经销

\*

2025 年 5 月第　一　版　　开本：787×1092　1/16
2025 年 5 月第一次印刷　　印张：16 1/4
字数：448 000
**定价：98.00 元**
（如有印装质量问题，我社负责调换）

# 《中医眼科传承创新》编委会

# 前　言

党的十九大报告提出"健康中国"战略，强调坚持中西医并重，大力传承和发展中医药事业。在此背景下，中医药事业的发展迎来了新的机遇和挑战。中医眼科学作为中医学的重要组成部分，在中医理论的指导下不断发展完善，与社会环境及整个中医学的发展紧密相连。随着时代的变迁，中医、中西医结合眼科人才队伍逐渐壮大，临床诊疗能力、科研学术水平不断提升。中医眼科学学科体系建设、专病专科建设不断丰富、完善，中医药在防盲治盲工作中发挥着越来越重要的作用。党的二十大报告进一步强调，要把保障人民健康放在优先发展的战略位置，完善人民健康促进政策。这对于中医眼科领域而言，意味着必须提高自身队伍的素质和技术水平，加强中医眼科人才的培养。这不仅是传承中医眼科的责任和使命，更是推动现代中医眼科发展，使其立足当下、面向未来、走向世界的关键。

中医眼科学是中医临床教学的重要课程。为强化中医眼科学领域硕士及博士研究生的基础专业知识，提高其临床及科研能力，编委特此编写本研究生教材。从项目启动至成稿，本教材历经了长达一年半的精心筹备与编写。在筹备阶段，我们深入分析了国内外眼科研究生的培养需求，调研了国内外最新的研究成果与临床技术，明确了教材的编写方向与重点。随后，我们组建了一支由眼科领域知名专家、学者及临床经验丰富的医生组成的编写团队，经过多次讨论，构建了详细的编写大纲与内容框架。在编写过程中，团队成员分工明确，对每一章节都进行了多轮修订与审核，以确保内容的科学性、前沿性和实用性。

本教材在内容编排上，注重理论与实践的紧密结合。上篇总论部分覆盖了中医、中西医结合眼科的基础理论知识，包括中医眼科发展史、新理论及进展、眼的解剖与生理的认识、眼与脏腑经络的关系、眼病病因病机、眼科症状学诊断、眼科辨证、治则治法、中医特色技术、眼科检查等。为了提高研究生的科研能力，还增添了"眼科研究动物模型"和"眼科动物研究实用技术"内容。下篇各论部分则深入探讨了常见眼科疾病的临床诊断与治疗技术。同时，我们在下篇各节中优化了辨证论治编写方式，并特别增设了"名医名家学术经验"，旨在正本清源，突出中医思维方式，防止中医西化，引领研究生进一步掌握中医眼科辨证论治的特色，发挥中医治疗眼科疾病的优势，彰显中医学科的人文特色和思维模式。然而学科发展日新月异，书中难免有滞后和不妥之处，望广大读者批评指正。

　　我们期待本教材能够成为中医、中西医结合眼科研究生学习与研究的重要工具，助力他们在眼科医学道路上不断前行。未来，我们将持续关注眼科领域的最新动态，不断优化教材内容，为我国眼科医学教育事业的发展贡献力量。让我们携手并进，共同推动眼科医学的繁荣与进步！在此，向所有参与本教材编写、审校工作的专家、学者及工作人员表示衷心的感谢，是你们的辛勤付出与无私奉献，让这部教材得以顺利问世。

亢泽峰

2024 年 12 月

# 目 录

## 上 篇 总 论

## 下 篇 各 论 病证篇章

# 上 篇 总 论

# 第一章 中医眼科发展简史

中医眼科学形成和发展过程大体分为萌芽、奠基、独立发展、兴盛、衰落、复兴六个时期。

## 一、萌芽时期（南北朝以前）

这一时期已有史料记载了眼及眼病，是中医眼科的萌芽时期。

### （一）非医学史料有关眼及眼病的记载

河南安阳殷墟出土的甲骨文，载有"其丧明"等字样，是我国关于眼及眼病最早的文字记录。

西周至春秋战国时代，人们对眼及眼病的认识逐渐具体。如春秋时期称盲人为"瞽人"，《书经》载有"瞽奏鼓"，反映了当时已有盲人投身于音乐事业。《史记·项羽本纪》谓"项羽亦重瞳子"，这是世界上对瞳孔异常最早的记载。《庄子·外物篇》载有"眦撠可以休老"，即按摩眼眦有抗衰老保健之功。扁鹊是有记载的最早的五官科医生。

### （二）秦汉时期医学著作中医眼科学史料

春秋战国至秦汉时期出现了若干经典专著，对后期中医眼科学的建立产生了深远的影响。

《灵枢·大惑论》载："五脏六腑……上注于目……后出于项中"，论述了眼与脏腑的关系及其解剖名称和生理功能。《神农本草经》中记载的治疗眼病的药物达 80 余种，其中大部分沿用至今。张仲景的《伤寒杂病论》记载了"狐惑"一病，即"白塞综合征"，至今仍有一定指导意义。皇甫谧的《针灸甲乙经》中提及的治疗眼病的穴位有 30 余个。

## 二、奠基时期（隋唐时代）

隋唐时期，中医眼科从基础理论到临床实践都有长足进步，为眼科学科的独立奠定了坚实基础。

### （一）医学教育分科为学科建立奠定基础

隋唐时期开始对疾病分门别类，建立"耳目口齿科"（图 1-1），相当于现在的五官科，为中医眼科向专科独立发展奠定了基础。

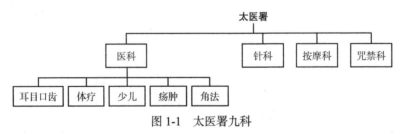

图 1-1 太医署九科

（二）眼科专著问世为学科建立开辟道路

早期的眼科专书有《龙树菩萨眼论》和《天竺经论眼》。《刘皓眼论准的歌》在《龙树菩萨眼论》影响下问世，眼科著名的五轮、内外障学说皆出自此作。

（三）中医古籍丰富眼科资料为学科建立创造条件

隋唐时期，多部医学专著均有独立章节论述眼科。

隋朝巢元方等著的《诸病源候论》载有目病三十八候，如雀目候"人有昼而睛明……世谓之雀目"，是关于夜盲症最早的文字记载。

初唐时期药王孙思邈所著的《备急千金要方》记载了"十六件丧明之本"。其中，针对"雀目候"（维生素A缺乏引起的夜盲症），书中描述了用动物肝脏治疗的方法。这是世界上治疗夜盲症最早的记载，该疗法至今仍行之有效。

晚唐时期王焘著的《外台秘要》阐述了眼睛正常视觉功能须具备三个条件，分别为"黑白分明，肝管无滞""外托三光""内因神识"，并首次记载了"金篦决"（白内障针拨术），此为世界上最早的白内障手术。此外，这一时期已能配制义眼，开创了世界上最早配制义眼的先例。

# 三、独立发展时期（宋元时代）

宋元时期，中医眼科的基础理论与临床各科都有较大发展。

（一）眼科首次成为独立学科

宋朝建立后，沿用前朝设立了太医署，后改为太医局（图1-2）。眼科从耳目口齿科分离出来，成为独立专科。《龙树菩萨眼论》成为第一本眼科专科教材。

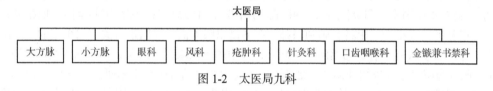

图1-2　太医局九科

（二）眼科基本理论日臻完善

宋代以来，各家对五轮学说改进并运用于临床，出现八廓学说。

五轮学说是中医眼科独特的理论，最早记载于唐朝《刘皓眼论准的歌》。北宋王怀隐所著的《太平圣惠方》有"五轮应于五脏，随气之主也"，其他医家如南宋末期杨士瀛《仁斋直指方》、元朝危亦林《世医得效方》，在此基础上不断完善五轮学说。

"八廓"首见于《三因极一病证方论》。《葆光道人眼科龙木集》首次论述了八廓的具体名称及其与脏腑的关系，《世医得效方》调整了五轮配位法。元代末期托名孙思邈的《银海精微》在集前两者学说的基础上加入了八卦正名。至此，八廓学说有了较为完善的理论。

（三）眼科治法、方药与技术不断丰富

宋元以来，北宋之初的《太平圣惠方》收载了治疗眼病的方剂500余首。在手术方面，《秘传眼科龙木论》中有开内障的方法，《银海精微》中有针对睑内翻倒睫的竹夹法。同时，该时期还出现了世界上最早的眼镜。

## 四、兴盛时期（明代至清代鸦片战争之前）

自明代至清代鸦片战争之前，中医眼科得到了极大的发展，眼科文献的数量和质量，眼科理论与临床知识的深度与广度，均大大超过了以前各代。元末明初倪维德所著的《原机启微》是一部在理论和实际应用上均有很高价值的眼科专著。明末傅仁宇编著的《审视瑶函》，集历代眼科之大成，既有前贤经验的总结，亦有个人的独特见解，列108症，是一部参考价值较高的文献。清代黄庭镜编著的《目经大成》发挥并充实了五轮、八廓学说，总结出著名的针拨八法，在中医眼科学术体系中有较高的学术地位。此外，还有《秘传眼科七十二症全书》、《银海指南》、《一草亭目科全书》、《眼科阐微》、《眼科百问》、《眼科要旨》、《异授眼科》、《眼科奇书》和《眼科金镜》等眼科专著，营造了浓厚的学术氛围。

## 五、衰落时期（清代鸦片战争至中华人民共和国成立之前）

清代鸦片战争后的百余年间，家国动荡，中医眼科学不可避免地受到强烈冲击，学科发展停滞甚至衰落。然有志之士仍潜心钻研中医眼科，编撰了一系列眼科专著，如黄岩的《秘传眼科纂要》、陈国笃的《眼科六要》、刘耀先的《眼科金镜》、康维恂的《眼科菁华录》、王锡鑫的《眼科切要》等。同时，西医眼科也已经广泛传入中国，对中医眼科产生了巨大的影响，出现了徐庶遥的《中国眼科学》、陈滋的《中西医眼科汇通》等具有中西医结合倾向的专著，具有巨大的进步意义，但受限于历史条件，未能产生较大影响。

## 六、复兴时期（中华人民共和国成立以来）

新中国成立后，我国政府对中医学十分重视，中医眼科学随着中医事业进入了一个新的复兴发展时期。1955年中国中医研究院成立，并开设了中医眼科教研室；1956年起全国各地相继建立中医院校，培养了一大批中医眼科教师和医师。在书籍出版方面，除国家有关部门统编的《中医眼科学》教材外，大量眼科专著也相继问世。此外，《中国中医眼科杂志》、《中西医结合眼科杂志》和《中医眼耳鼻喉杂志》也相继创办，促进了中医及中西医结合眼科学术研讨、争鸣与发展。同时，国家中医药管理局从1983年开始编制中医病证诊疗规范，现共有27个眼科病种拥有中医诊疗指南及临床路径，有力地促进了中医眼科标准规范化建设。在广大中医眼科工作者的共同努力下，中医眼科事业蒸蒸日上，具有广阔的发展前景。

（孙　河　亢泽峰）

# 第二章　中医眼科新理论及进展

中医眼科学历史悠久、源远流长，是重要的中医临床学科之一。中医眼科独特的五轮学说、八廓学说等，对指导临床诊疗有重要作用。随着现代科技的发展及西医眼科学的融入，中医眼科工作者借鉴并应用现代眼科设备，在临床实践中不断探索。在此过程中，许多创新性理论也应运而生。

## 第一节　五轮学说

### 一、五轮学说概述

《灵枢·大惑论》云："五脏六腑之精气，皆上注于目，而为之精。精之窠为眼，骨之精为瞳子，筋之精为黑眼，血之精为络，其窠气之精为白眼，肌肉之精为约束。裹撷筋骨血气之精而与脉并为系，上属于脑，后出于项中。"其明确指出眼与脏腑的对应关系，后世医家对其进一步探索、发展，逐渐形成了眼科五轮学说。五轮学说将眼自外向内划分为肉轮、血轮、气轮、风轮、水轮，分别对应脾、心、肺、肝、肾五脏，用以阐释眼的生理、病理、解剖及与脏腑的联系。中医眼科通过观察各轮外显症状来推断相应脏腑的内在病变，从而形成了眼科独特的五轮辨证方法。这是一种从眼局部进行脏腑辨证的方法，临证时尚需与八纲、病因、气血津液等辨证方法结合应用，对中医眼科临床辨证论治有重要的指导意义。

### 二、五轮学说新发展——"内五轮"学说

五轮学说有效地指导了眼部疾病的诊治，但由于古代科技手段有限，看不到眼底微观结构，眼底疾病的诊断和治疗不够精准，所以眼底病的疗效也不太理想。基于五轮学说"瞳神属肾"的观点，黄仁、晶珠、神水、视衣、目系、神膏等均归于"瞳神"范畴，因而在过去，临床多从肾论治相关病症。但在临床实践中，对众多眼底疾病都从肾论治的方法，显然存在局限性，疗效自然不尽如人意。随着眼科现代仪器的发展，眼底检查技术突飞猛进，中医眼科"望诊"变得更为精细。实践证明水轮不但与肾有关，还与五脏均有关联。现代中西医结合眼科专家通过分析研究，探索出眼底微观结构与脏腑的对应关系，按五轮学说再细分，提出了"内五轮"学说：黄斑属脾；视神经及视网膜神经上皮层属肝；脉络膜及视网膜血管属心；玻璃体属肺；视网膜色素上皮层属肾。这是基于取类比象的原理，对运用五轮学说理论进行眼底病局部辨证论治的经验，进一步提炼升华、推论演绎的成果。"内五轮"学说既传承了五轮学说的优势，又摆脱了五轮学说对于眼底疾病认识的桎梏，拓宽了眼底病中医诊疗思路，提升了眼底病中医治疗的水平和效果，具有重要的理论和实践意义。

### 三、"内五轮"学说的临床应用

"内五轮"学说根据眼底疾病的病变部位责之不同的脏腑而论治，有别于传统的五轮辨证思路，

属创新性理论，用其指导临床实践，取得了较好的疗效。如视网膜神经上皮层诸多病变或视神经萎缩等上皮层及视神经疾病，因十二经脉唯有肝经本经上连目系，故将之归于肝论治，着重从肝入手。针对肝郁气滞、肝气虚弱、肝火上炎等不同病机，或疏肝，或清肝，或以补肝之法治之。对于脉络膜炎、新生血管及眼底出血等脉络膜及视网膜血管病变，因脉络膜及视网膜血管血供丰富、富含血液，而心主血脉，故将脉络膜及视网膜血管病变责之于心，多从心论治。同时对于眼底出血，急性期宜凉血止血，待出血停止，宜以活血化瘀法治之。对于黄斑部病变，如黄斑水肿、黄斑出血、年龄相关性黄斑变性等，因黄斑色黄，所以将黄斑归于脾，黄斑部病变则责之于脾。临床因外湿之邪侵袭，或脾阳不足，健运失职，湿浊内生等导致痰湿为患而致的黄斑水肿、中心性浆液性脉络膜视网膜病变等，以健脾化湿为主。对于因脾气虚弱而致的黄斑水肿、黄斑裂孔等，则注重补益脾胃。对于玻璃体混浊、牵拉性视网膜脱离等玻璃体病变，多从肺论治。因肺气不足，可使玻璃体液化并牵拉视网膜而致玻璃体混浊、视网膜脱离，故宜大补肺气，或以培土生金之法治之。对于视网膜色素变性及诸多视网膜色素脱失、萎缩疾病，多从肝肾两经论治。因肝或肾亏虚，皆可致精气不充而目失所养，且肝肾同源，精血同源，互生互化，故临床应以补益肝肾法治之。

# 第二节 八廓学说

## 一、八廓学说概述

八廓学说源于《黄帝内经》。《灵枢·九宫八风》从人与自然密切相应的观念出发，根据天体的运行规律，提出九宫图说，并把九宫中除中央外的其他八个方位配属乾、坎、艮、震、巽、离、坤、兑八卦，分别与小肠、肾、大肠、肝、胃、心、脾、肺等脏腑联系起来，罗列来自八个方位的风邪所主病的特征，以说明四时气候的变迁，从而推测八方气候变化对人体的不同影响，为预防疾病提供了理论依据。八卦的名称实际上就成为八个方位的象征，其位置的排列则按五行属性，分类如下：坎卦属水，位居北方，时应冬至，其风伤人，内合于肾；离卦属火，位居南方，时应夏至，其风伤人，内合于心；震卦属木，位居东方，时应春分，其风伤人，内合于肝；巽卦亦属木，位居东南方，时应立夏，其风伤人，内合于胃；兑卦属金，位居西方，时应秋分，其风伤人，内合于肺；乾卦亦属金，位居西北方，时应立秋，其风伤人，内合于小肠；坤卦属土，位居西南方，时应立春，其风伤人，内合于脾；艮卦亦属土，位居东北方，时应立春，其风伤人，内合于大肠。八卦与五行、八方（四正四隅）、八风、八个节气、八个脏腑紧密联系，八廓学说的定位及其脏腑的配属即源于此。元代危亦林所著的《世医得效方》对八廓学说进行了多方面的改进，首次绘有八廓图，将八廓配在眼的相应部位上，对每一廓的病因病证进行了补充，从而使定位辨病趋于明确和具体。危氏在每一廓上配上天、水、山、雷、风、火、地、泽八卦的副名，使八廓与八卦紧密连在一起，从而丰富了八廓学说的内容。需要特别指出的是，历代医家对八廓的名称、方位、脏腑配属及临床实际价值一直有争论。因此，从文献、理论、临床及实验等多角度全面研究八廓学说，阐明其科学内涵、理论依据及临床实用性，是今后值得关注的重要课题。

## 二、八廓学说新发展

《审视瑶函》云："勿以八廓为无用论""夫八廓之经络乃验病之要领，业斯道者，岂可忽哉。"八廓学说乃中医眼科的独特理论和学说，有坚实的理论依据和实用价值。近代陈达夫教授在其著作《中医眼科六经法要》中创新性地发展了八廓学说。陈老以长期的临床经验为依据，采撷各家之长，将八廓在白睛四正四隅上重新定位，外下方为乾廓，外上方为坤廓，内上方为巽廓，近内眦部为震廓，近外眦部为兑廓，内下方为艮廓，正上方为离廓，正下方为坎廓。同时，在廓与脏腑配属问题上，陈老认为五轮属五脏，八廓属六腑，五轮学说配属五脏，八廓学说则只能配腑而不能配脏。因此，陈老将八廓与六腑、心包络、命门相对应，乾天名传导廓，属大肠；坎水名津液廓，属膀胱；艮山名会阴廓，属包络；震雷名抱阳廓，属命门；巽风名清净廓，属肝胆；离火为养化廓，属小肠；坤地为水谷廓，属胃腑；兑泽为关泉廓，属三焦。此外，陈老将八廓与其所提出的中医眼科六经辨证相结合，将其列入每一经辨证总纲中，以此指导临床。陈老提出八廓辨证必须具备如下条件，才能作为分经辨证的依据：一是正居廓位；二是从白睛边际伸向风轮；三是特别粗大或明显的一缕。陈老还指出八廓是一个病理概念，是眼病发生的表现，平时隐而不显，只有当脏腑发生病变，传达于目时才会显现。陈老力求将八廓学说规范化、系统化，并试图解决八廓学说名称混淆、脏腑配属不一等问题。

## 三、八廓学说的临床应用

陈老对八廓学说进行了再创新，以眼表不同部位的病变，对应相应部位之廓，责之所属脏腑而论治，使八廓学说不再是纸上谈兵，而是具有了临床实际运用价值。国医大师廖品正等遵陈老学说，针对糖尿病视网膜病变之肝肾不足、气阴两虚夹瘀证，研制出中成药芪明颗粒。该药由黄芪、枸杞子、决明子、生地黄、茺蔚子、蒲黄、水蛭、葛根组成，功效为益气生津、滋养肝肾、通络明目。8 味中药对应八廓：黄芪益气固表，调护三焦，对应养化廓；枸杞子滋补肝肾，入包络，对应会阴廓；决明子清肝明目退翳，入大肠经，对应传导廓；生地黄清热凉血、养阴生津，入肾经，命门归于肾，对应抱阳廓；茺蔚子活血通经，入心经，心与小肠经相表里，对应关泉廓；蒲黄止血、化瘀、利尿，护膀胱，对应津液廓；水蛭破血逐瘀通经，清净之力尤著，对应清净廓；葛根生津止渴，入胃经，对应水谷廓。

# 第三节　六　经　学　说

## 一、六经学说概述

六经学说源于《伤寒论》，由陈达夫教授在《伤寒论》六经辨证的基础上，融汇各家之长，结合自身临床经验而成。他在《中医眼科六经法要》中提出："眼病需'分五轮、审八廓、辨六经'，以六经为纲，分经论治，指导眼病的诊治。"陈教授提出的六经学说吸收了《伤寒论》六经辨证的精髓，并在其基础上又进行了诸多创新。六经学说将《伤寒论》六经辨证作为眼病分类的纲领，按照疾病的征象与脏腑经络的联系，把目病分为太阳目病、阳明目病、少阳目病、太阴目病、少阴目病、厥阴目病，简洁明了、易于掌握。在辨证上，六经学说不同于《伤寒论》以六经为经、杂病为纬的辨证思维方式，而是采用以经方为经、时方为纬的方式。列入经线者，多用经方；列入纬线者，多用时方，或陈老自创方。在临床运用六经学说分经论治的同时，陈教授还注重五轮学说的运用，将六经辨证与五轮学说充分结合，强调在整体观下动态的辨证论治，将全身辨证与局部辨证相结合。对于眼底疾病的诊治，受古代科技手段所限，医家无法窥见眼内精细结构，缺乏眼微观辨证所需的症、征基础，所以对于眼底疾病的诊疗不够精准。而六经学说将内眼组织与脏腑经络相对应，开创了眼底微观辨证的新学说。该学说将视神经、视网膜、虹膜、睫状体及睫状小带归于足厥阴肝经，黄斑归于足太阴脾经，脉络膜归于手少阴心经，玻璃体归于手太阴肺经，房水归于足少阳胆经，眼中一切色素归于足少阴肾经，极大丰富了中医眼科对眼底病的认识。陈教授创立的中医眼科六经学说创新性地发展了《伤寒论》六经辨证理论，丰富了中医眼科学说，有力推动了中医眼科的学术发展。

## 二、六经学说的临床应用

根据中医眼科六经学说，不少眼病皆可列入六经目病范畴，其中三阳目病多以外障眼病为主，三阴目病多以内障眼病为主。对于发病急骤，白睛红赤、内眦尤甚，或从上而下加重，伴鼻鸣、微恶风，或巅顶痛、偏头痛者，辨为太阳伤风表证，属太阳目病，桂枝汤主之。对于眼痛，白睛混赤，畏光流泪，疼痛放射至额、眼眶，兼恶风寒、项背强几几者，辨为阳明伤寒证，属阳明目病，治以桂枝加葛根汤。对于眼痛、畏光、流泪，结膜充血，伴额角或眼眶颞侧疼痛，口苦咽干，脉弦细或沉紧者，辨为少阳伤寒证，属少阳目病，治当和解少阳，小柴胡汤主之。对于头痛、四肢疼痛，眼睑浮肿，结膜充血者，辨为太阴目病，桂枝汤主之。对于头痛剧烈而突然目赤者，属少阴目病，桂枝加附子汤主之。对于眼痛，黑睛灰白色翳膜，白睛红赤，伴巅顶剧痛，兼手足时冷复热，属厥阴目病，当归四逆汤主之。

临床实际运用中，急性虹膜睫状体炎、视神经炎等多从足厥阴肝经论治，以龙胆泻肝汤等加减，而慢性虹膜睫状体炎，以石决明散等加减；黄斑水肿、黄斑出血等，多从足太阴脾经论治，常用三仁汤、六君子汤等加减；脉络膜炎、脉络膜出血等，多从手少阴心经论治，常用驻景丸等加减；玻璃体混浊、积血等，多从手太阴肺经论治，常用生脉饮等加减；房水混浊、出血等，多从足少阳胆经论治，常用龙胆泻肝汤等；视网膜色素变性、色素紊乱等，多从足少阴肾经论治，常用肾气丸、左归丸等加减。以视网膜分支静脉阻塞继发黄斑水肿为例，周维等根据本病的特点，基于中医眼科六经辨证理论，将该病归为少阴目病、太阴目病，从足太阴脾经、足少阴肾经论治，以太阴为开化湿利水，以少阴为枢化瘀利水。如从太阴经论治，可取阴陵泉、足三里、丰隆等健脾利水要穴，组方重用黄芪等入肺脾经治疗水肿的要药；如从少阴经论治，针对情志不畅、气机不畅、瘀阻目络者，先用陈氏生蒲黄汤，患病久者则用桃红四物汤，如不见效更投以血府逐瘀汤。

# 第四节　瞳神络病学说

## 一、瞳神络病学说概述

亢泽峰教授运用中医络病理论来阐释瞳神疾病相关病因病机，构建了"瞳神络病"学说。该学说在中医理论指导下，结合目中之络的生理、病理特点与瞳神疾病的临床所见，将络脉的局部辨证与脏腑的整体辨证相结合，突破有形之血络，抓住多种瞳神疾病的共性环节即基础病机，完善相应的治则、治法及用药规律，丰富了中医眼科辨证论治体系，提高了眼科疑难疾病的疗效。

该学说将瞳神疾病的病因分为虚、实两大类。外感六淫、七情内伤、劳逸失度、饥饱失宜等导致脏腑功能失调，精、气、血及津液不得上注于目，目络失荣为虚病；气滞、血瘀、痰凝、湿滞等内阻目络，目络不通则发为实病；邪阻日久，又可内生五邪，产生病络、败络而发病。病络指的是目络的病变状态，如视网膜血管迂曲扩张、变细、闭塞、白线状，伴有水肿、出血等。病络的表现是联系病因病机重要的证候要素的动态表达，是临证干预的直接依据。败络则是指病邪郁久而内生五毒，"毒"浊目络、络道亢进、血络异生，如视网膜及脉络膜新生血管，侧支循环形成等，乃毒邪郁结而化生。败络使疾病更加痼结难解，这正是湿性年龄相关性黄斑变性、增殖期糖尿病视网膜病变、缺血性视网膜静脉阻塞等疑难瞳神疾病治疗的难点和突破点。

瞳神络病病机可归纳为"虚、实、寒、热"。虚则指脉道空虚失润，或因气血不足，或因津液亏虚，进而因虚致实，变生气滞、血瘀、痰凝，虚实夹杂而为病，常表现为眼底血管迂曲扩张、变细、闭塞等；实则指实邪阻滞目络，脉络损伤，气机郁滞，血行不畅，或痰瘀互结，络道不通，产生一系列目络阻滞的病理变化，且毒邪互结、胶结凝固、缠绵难愈，常见脉络膜新生血管、出血、渗出、水肿等；寒为脾肾阳虚，阴寒内生，水饮上泛而致目络绌急挛缩或络道痹阻，病程日久则水、气、痰、瘀互结，虚中夹实，胶结缠绵，常见视网膜渗出、水肿等；热为实热侵袭，或病邪郁久化热，或阴不制阳，虚火上炎，灼伤脉道，常见眼底血管迂曲扩张，眼底大片出血等。简言之，虚、实、寒、热交织于目络，阻滞目络，目络失养，则进一步导致瞳神失于真津、真气、真血滋养而变生诸症。此即为瞳神病中多种慢性疑难病的基础病变和共同归路，也是瞳神络病的实质所在。

瞳神络病的临床特征为"久、瘀、顽、杂"。"久"指瞳神络病多为慢性病，病程较长，迁延多年；"瘀"指气郁、痰凝、瘀血阻于目络，目络不通，发为瞳神络病；"顽"指瞳神络病病情顽固，缠绵不愈，治疗周期较长，难以根除；"杂"指病证多虚实夹杂，寒热并存，病情复杂，表现多样。

## 二、瞳神络病学说临床应用

瞳神络病以"调气血、养气阴、通目络"为治疗原则，有辛香通络、凉血清络、温阳通络、化痰通络、搜剔通络、活血通络、荣养通络、滋养通络八法，针对气机郁滞、寒凝目络、热蕴目络、目络失养等不同的病证而治。辛香通络法即辛散行气升阳之品与活血之品配伍使用，治疗眼底血管扩张、胁肋胀痛、情志抑郁、脉弦等络气郁滞证，用方多以逍遥散加减。凉血清络法即使用清热凉血药与辛散通络药配伍，主治视网膜出血、水肿、渗出，眼底血管迂曲扩张，便秘，尿赤，舌红苔黄，脉数等热蕴目络证，用方多以生蒲黄汤、犀角地黄汤、清营汤加减。温阳通络法即取辛温散寒之品配伍通络药物，主治眼底水肿、渗出，眼底血管迂曲紫暗，畏寒，舌淡苔白，脉沉缓等寒凝目络证，用方多以乌药散、枳实薤白桂枝汤等加减。化痰通络法即取祛痰药配伍活血药物，主治玻璃膜疣，眼底出血、渗出、水肿，血管硬化，疲乏困倦，身体沉重，舌淡苔白，脉滑等痰阻目络证，用方以化坚二陈汤等加减。搜剔通络法即取善走窜通经络的虫蚁类药物，适用于新生血管、视网膜出血、水肿、渗出，癥瘕疼痛，舌暗苔白，脉沉滑涩等久病入络、目络痹阻难通之症，用方常以鳖甲煎丸等加减。活血通络法即取活血药配伍通络药使用，适用于眼底微血管瘤、视网膜出血、渗出、水肿，血管迂曲、扩张、闭塞，甚则呈白线状，视盘水肿，夜晚发热，舌暗苔少，脉细涩等瘀血阻络证，用方常以桃红四物汤、血府逐瘀汤加减。荣养通络法即取温养脏腑气血之品，适用于眼底血管变细、闭塞、呈白线状，视网膜出血、水肿、渗出、呈棉绒斑，倦怠乏力，不思饮食，舌淡苔白，脉沉缓等目络空虚、气血不足之症，偏于脾阳虚者，用方常以理中丸、小建中汤等加减；偏于肾阳虚者，用方常以金匮肾气丸、麻黄细辛附子汤等加减；偏于脾肾两虚者，用方常以六君子汤、十全大补丸等加减。滋养通络法适用于视网膜出血、水肿、渗出，血管迂曲、紫暗、扩张，形体消瘦，腹痛拒按，腹满，食少便秘，肌肤甲错等精津不足、干血内停之症，用方常以生脉散、杞菊地黄丸、增液汤等加减。

# 第五节 玄府学说

## 一、玄府学说概述

"玄府"一词，源于《黄帝内经》。《素问·水热穴论》曰："勇而劳甚，则肾汗出。肾汗出，逢于风，内不得入于脏腑，外不得越于皮肤，客于玄府……所谓玄府者，汗空也。"在古代汉语里，"空"和"孔"可以通用。"汗空"系指汗孔。

金代刘河间在《素问玄机病原式》中对这一学说首次做了系统的论述，其基本内容可概括为以下几个方面："玄府"是汗孔的组成部分；"玄府"是气出入升降之道路和门户；"玄府"对人体具有多方面的影响；"玄府闭塞"是目眹不明的病理基础。以上观点均以气的运行为基础。就人体而言，气的存在和运行，是生命的标志。气在人体内的运行不外乎出入升降，出入升降离不开相应的道路和门户，气出入升降的道路和门户就是玄府，对玄府的认知是阐述人生理病理的基础理论之一。

## 二、玄府学说新发展

陈达夫教授创造性地将其所提出的中医眼科六经辨证与玄府学说相结合，开创了"新"玄府学说。陈教授结合《伤寒论》六经辨证，提出中医眼科六经辨证学说，并多次运用玄府学说论述六经目病。他提出"肝经玄府""少阴经络玄府"等概念，认为玄府乃人体结构最小的单位，乃经络之门户，决定所属经络之气血通畅与否。他将玄府与经络作了重要区分。陈教授还进一步补充了玄府闭塞的寒气病因，提出寒邪闭塞目中玄府的麻黄汤证及肾虚寒邪直中、闭塞目中少阴经络玄府的麻黄附子细辛汤证。除此之外，他还补充了"玄府衰竭自闭"的新病因，指出玄府需得气血津液滋养才能维持其正常功能。玄府学说多用以论述内障眼病，而陈教授则首次用其阐释外障目病病机，并在其著作《中医眼科六经法要》的"太阳目病举要篇"及"阳明目病举要篇"提出无论寒邪还是热邪，只要导致目中玄府闭塞，均可以造成畏光。其学生则进一步提出："玄府郁闭为目病之根"，丰富了玄府学说的内容。

## 三、玄府学说的临床应用

陈达夫教授及其学生广泛运用玄府理论指导各种眼病治疗，善于使用风药、虫类药及芳香开窍药治疗玄府郁闭之实证。如用麻黄汤治寒闭目络玄府之太阳表实目病；用桂枝加葛根汤治玄府因风而闭之阳明表虚证；用沈氏息风汤、陈氏息风丸治热气怫郁玄府郁闭之五风内障实证；对于五风内障虚证及青盲等目中玄府衰竭自闭之症，在补益之余，注重用独活、全蝎、细辛、石菖蒲、麝香等通窍之品以助目中玄府通畅；用柴葛解肌汤治疗邪留三阳、闭塞目中玄府所成的内障目病。"新"玄府学说丰富了玄府治法的内容，扩宽了眼病诊疗思路，值得我们深入探索研究。

# 第六节 伏邪理论

## 一、伏邪理论概述

伏邪理论肇始于《黄帝内经》时期，发展于王叔和时期，成熟于明清时期。对伏邪有明确分类者，当属清代刘吉人。《伏邪新书》有："感六淫而不即病，过后方发者，总谓之曰伏邪。已发者而治不得法，病情隐伏，亦谓之曰伏邪。有初感治不得法，正气内伤，邪气内陷，暂时假愈，后仍复作者，亦谓之曰伏邪。有已治愈，而未能除尽病根，遗邪内伏，后又复发，亦谓之曰伏邪。"详细论述了六淫成为伏邪的种种机制。当代国医大师任继学在此基础上将伏邪分为"外感伏邪"及"杂病伏邪"两类，目前分类也多遵循此。"外感伏邪"与刘吉人所论无二。"杂病伏邪"是指内伤杂病所致伏邪，祛邪未尽，邪气仍匿藏于体内，后遇病因反复发作。或是先天禀赋不足，秉承于父母之伏邪；或是后天脏腑功能失调，摄生不当所致之伏邪。邪气丛生，渐而伏积，遇因发病。简而言之，伏邪为病，总有宿邪滞留，伏藏于体内，具有逾时而发的特点。

## 二、伏邪理论新发展

亢泽峰教授针对反复发作性眼病、疑难性眼病、退行性眼病，提出"目病伏邪论"，包括外障目病伏邪论和内障目病伏邪论。

外障目病伏邪是由于人体正气不足，感受六淫、疬气之邪，或病邪强烈、直中脏腑，感邪之初即内陷伏藏，或疾病久治不愈而伏于内，正气虽旺，仍难以祛之外出，从而导致邪气蕴藏蓄积，暗耗正气，伺机而作。待正气虚弱，复加新感引动，便乘虚而发，造成急性眼病发作，甚则毒邪弥漫三焦，危症险出，百治不效。六淫之中，风与湿最易成为伏邪。风为百病之首，善上行头目。邪客黑睛，则致翳障生，抱轮红赤，羞明流泪。湿邪遁形，善蛰伏，阻碍目内气机的升降出入。气血津液失去宣通，清窍闭塞，则生目病。若湿热相合，蕴结体内，熏蒸黑睛，胶着难解，则病情反复缠绵。

内障目病伏邪常由人体久病体虚、情志失调、饮食失宜等因素导致脏腑功能失调，多累及脾肾二脏，酿成湿、热、痰、瘀、浊、毒等病理产物，蓄积体内，不得外泄，久成伏邪，藏匿较深，性质多端，伏而不发，处于静止状态。此后若遇诱因，如劳累、饮食、情志等，激活内藏之伏邪，则导致疾病反复发作。发作之时，伏邪乘虚而入，痰热瘀毒等病理产物成为新的致病因素，由脏循经入络，直袭头目，邪阻目络，影响目之气络、血络的功能，致使真精、真气、真血的输布失常。病邪深伏血分，络体败坏，形成新生血管，终成败络。

## 三、目病伏邪论的临床应用

基于伏邪眼病的病机特点，临证当以扶正祛邪为根本法则，以祛邪为标，扶正为本，具体可分为以下两个方面。

**1. 扶正祛邪，扶正为主**　如病毒性角膜炎，由于正气不足，当新感外邪时会助长宿根伏邪，进而引动旧病病机，使原来的病理过程再度活跃，即"邪热内伏，正虚邪恋"。对此，当治以益气托毒法，用药以黄芪、白术、防风为主，佐以蒲公英、金银花、连翘等清热解毒，或辅以白蒺藜、蝉蜕、菊花等明目退翳，或佐以羌活、川芎、防风等疏风散邪。

**2. 调气血，理气阴，通目络**　内障眼病多反复发作，戕伐正气，使脏腑功能减退。如中心浆液性脉络膜视网膜病变具有发病隐匿、反复发作、迁延难愈的特点。其病因病机主要为肝胃虚寒，肺肾亏虚，或脾气亏虚，致运化失司，水液输布异常，内生痰饮，上犯于目，致目之气、血、津、液渗灌失调，玄府闭塞，饮邪内生，伤于目络。病邪匿藏于内，处于静止状态，当复遇诱因时，邪气会再次被激活，伺机发病。因此，发病初期，可选用五苓散合小柴胡汤加减，促进水肿吸收。后期以健脾利湿，温补肾阳为主，可选用五苓散合金匮肾气丸或真武汤加减，同时佐以三七、丹参、地龙、红花、桃仁等活血化瘀通络之品。后期络病日久，正气受损，痼疾难疗，需缓缓图之，药物剂型以丸剂为主，如大黄䗪虫丸，使得瘀化而正不伤。

# 第七节　"真气环流，至和睛明"目稳态学说

## 一、"真气环流，至和睛明"目稳态学说概述

中国古代"气"论是中国传统文化最根本和最重要的哲学思想，也是中医理论体系形成的哲学基础。中医学将哲学之气的概念引入对人体生命活动的探讨，进而形成了诸多中医经典理论。《黄帝内经》中有"五脏六腑之精气，皆上注于目而为之精""目者，五脏六腑之精也，营卫魂魄之所常营也，神气之所生也"。目为上七窍之一，纳脏腑之精华，荣卫之膏液，为幽户神门，阴阳之气始于睛凝之际，出生后与形、神共生，是人体最重要的器官之一。亢泽峰教授在中医"治未病"思想指导下，结合整体辨证与局部辨证，创建了"真气环流，至和睛明"之目稳态学说。

目络乃目之气血的通道，《审视瑶函》将其分为大络、中络和细络，亢教授在其基础上对三种

目络进行了详细阐释：大络属五脏，贯通营卫，环流经气，上行五脏化生的精血、清轻之气于目；中络属六腑，互换津血，助气血运行，下输目内代谢废物，与大络协同配合，构成"目-脏腑环流系统"，使脏腑和目之间的精气血津液升降有序；细络为目中紧密联系、相互交通的毛细血管网，具有连接大络、中络，运行气血，渗灌津液的功能。亢教授进一步将细络细分为目中气络和目中血络。目中气络是目内经气运行的通道，承载着运行元气、宗气、卫气的功能。"气为血之帅"，目中气络是推动目内经气环流、血液循环的动力。此外，"气主煦之""阳者，卫外而为固也"，目中气络还有温煦、护卫目窍和发越神光的作用。目中血络是目内运输血液的通路，"血为气之母""血主濡之""阴者，藏精而起亟也"，目中血络具有渗灌濡养目体、输布血液、营养代谢的作用。目中气络和血络相互协同，构成"目内经气环流系统"和"目的血循环系统"，两者合称为目内环流系统，以维持目内气血津液循环正常。目-脏腑环流系统和目内环流系统共同维持目与全身的稳态。眼睛作为人体的高耗能器官，最需精血濡养。真气盛、真精充、真血足，气血环流畅通，则达"至和"之态，能视万物。眼病百生，"失和"为根本原因，故内、外障眼病的治疗，"求和"为总则，此即为"真气环流，至和精明"目稳态学说。

## 二、"真气环流，至和睛明"目稳态学说的临床应用

基于目稳态学说，亢教授进一步创立"精筋失衡"论。"精"既包括先天之精，也包括后天生长发育所需的五脏六腑之精；"筋"指包括神经、软组织和结缔组织在内的综合体，既有表征特点，又有连接、支持、营养、保护等功能；"失衡"即指物质与功能之间失去平衡的状态。故言目之所以能视物，精是其物质基础，筋是其功能的保障，两者间的动态平衡是目之稳态的重要保障。当此两者出现失衡，则目病。鉴于此，亢教授同时提出了"益精（筋）调衡"的总治则。

针对近视这一重大公共卫生眼病，在其发生、发展过程中，"精筋失衡"贯穿始终，是其发生、发展的核心环节。"失衡"二字凝练了近视发生发展过程中的病因病机变化，阐释了节律失衡、气血失衡、肌肉失衡、筋膜失衡和"脑—目"失衡导致儿童青少年眼外肌、睫状肌调节功能紊乱，脉络膜缺血，巩膜缺氧等病理表现。这些病理表现最终致使儿童青少年罹患近视。根据"益精（筋）调衡"总治则，在近视前期强调通过健康宣教、鼓励患者积极参加户外活动、坚持做眼保健操及运用耳穴压丸等中医适宜技术进行干预，同时选用芍药、天麻、钩藤等中药以养血柔筋；已发生近视时则更应注重补气养精调筋，重补阳气的同时兼顾调脾胃，采用定志丸加减治疗；疾病后期出现病理性改变时则需注重补肝肾、调气血，以平衡、恢复目及全身稳态。

（秦裕辉　亢泽峰　邓　杰）

# 第三章

# 中医对眼解剖与生理的认识

在古代中医眼科医籍的记载中，对眼的解剖与生理的描述较为粗略，且不完善，早期各家有异，后渐有共识。眼为视觉器官，又名"目"，由眼球、胞睑、泪泉、眼带、眼眶等组成。眼为五脏六腑之精华、百骸九窍之至宝，能洞观万物、朗视四方，又能"别黑白、审长短"。可见其主要功能是明视万物、分辨颜色。

## 一、眼　　球

《外台秘要·卷二十一》对眼球的外观描述十分明确："轻膜裹水，圆满精微，皎洁明净，状如宝珠，称曰眼球。"眼球又名睛珠、目珠、目睛等，其解剖结构包括黑睛、白睛、黄仁、神水、瞳神、晶珠、神膏、视衣及目系等，相当于西医学的眼球。

**1. 黑睛**　又名黑眼、乌睛、乌轮、乌珠、青睛、黑珠，在五轮中称风轮，相当于西医学的角膜。

黑睛位于眼球前端中央，周围是白睛，即《审视瑶函·目为至宝论》所说："风轮者，白睛内之青睛是也。"其组织晶莹透明，如有触犯，便会混浊生翳。对此，古人早有告诫，即《外台秘要·卷二十一》所说："黑睛水膜止有一重，不可轻触。"

通过黑睛能透视其后组织。《目经大成·卷一》中认为黑睛"至清至脆，不可磨涅，晶莹如小儿之目为正"。黑睛是眼球视物的重要组成部分。

**2. 白睛**　又名白眼、白仁、白珠等，在五轮中称气轮，包括西医学的球结膜、球筋膜和前部巩膜。

白睛与黑睛紧密连接，质地坚韧，与黑睛共同组成眼球的外壳。关于其组织结构，《证治准绳·杂病·七窍门》就认识到白睛质地坚韧，有保护眼球内组织的作用（"白珠独坚于四轮"）。又如《外台秘要·卷二十一》中说："人白睛重数有三，设小小犯触，无过损伤。"同时，《张氏医通·七窍门》在记载金针开内障时有："针尖划损白珠外膜之络而见血。"由此可见，白睛外膜有脉络，相当于西医学球结膜的血管。

**3. 黄仁**　又名眼帘、虹彩等，相当于西医学的虹膜。中医眼科学对其论述甚少。黄仁在黑睛之后，状似圆盘，中有圆孔为瞳仁。如《银海精微·辘轳展开》中说："瞳人之大小，随黄仁之展缩，黄仁展则瞳人小，黄仁缩则瞳人大。"古人因其色深褐映衬而误将透明无色的角膜称为黑睛。

**4. 神水**　现代中医多认为神水相当于西医学的房水。实际早期所言之神水还包括了泪液。《证治准绳·杂病·七窍门》可为此提供佐证："神水者，由三焦而发源，先天真一之气所化。在目之内……血养水，水养膏，膏护瞳神。"书中同时指出："在目之外，则目上润泽之水是也。"这不仅说明神水包括今之房水和泪液，还阐明了其与眼中某些组织之间的关系且具有营养部分眼组织的作用。

**5. 瞳神**　又名瞳子、瞳人、瞳仁、金井等，在五轮中称水轮。瞳神含义有二：其一仅指黄仁中央圆孔，相当于西医学的瞳孔；其二泛指瞳神及瞳神内各部组织，即包括晶珠、神膏、视衣、目系、神光、真血等有形无形之物。

**6. 晶珠**　曾名睛珠、黄精，在 20 世纪五版教材《中医眼科学》中改称晶珠，相当于西医学的晶状体。《目经大成·卷一》对其解剖位置、生理功能均作了较精炼的记述：“膏中有珠，澄澈而软，状类水晶棋子，曰黄精。”这充分说明晶珠坐落在神膏之上，是透明、软而富有弹性的双面凸透镜。由此可见，眼能明视万物，晶珠起着极其重要的作用。

**7. 神膏**　又名护睛水，相当于西医学的玻璃体。中医眼科学对神膏的认识较为统一，认为神膏在白睛内，富含水液且透明，有支撑作用，令眼保持为珠状。因神膏透明，故也是眼明视万物的保障。《疡医大全·卷十一》中就记载了神膏的解剖部位及生理功能：“白睛最坚属肺金，内藏护睛水，如鸡子清之稠浓。”此外，《证治准绳·杂病·七窍门》指出，神膏外除有白睛，还有一层“黑稠”，即“大概目圆而长，外有坚壳数重，中有清脆，内包黑稠神膏一函，膏外则白稠神水，水以滋膏。”

**8. 视衣**　早期的医著中并无视衣一名，只是近代中医眼科著作中应用此名，泛指西医学的脉络膜及视网膜。

**9. 目系**　又名眼系、目本。《灵枢·大惑论》指出：“裹撷筋骨血气之精，而与脉并为系，上属于脑，后出于项中。”又如《证治准绳·杂病·七窍门》中说：“目珠者，连目本，目本又名目系，属足厥阴之经也。”目系连目珠，通于脑，所见之物归于脑。可见眼球、目系、脑是产生视觉功能的重要组织。《医林改错·脑髓说》中就明确记载了有关内容：“两目系如线，长于脑，所见之物归于脑。”

从上可知，目系不仅包括西医学的视神经及包裹在视神经周围的组织及血管，如视网膜的中央动、静脉及鞘膜等组织，还包括产生视觉功能的视路。

**10. 神光**　产生视觉功能的神经活动称为神光，即视功能。神光之强弱与脏腑功能，尤其与命门及心火之盛衰密切相关。如《审视瑶函·目为至宝论》中说：“神光者，谓目中自然能视之精华也。夫神光源于命门，通于胆，发于心，皆火之用事，神之在人也大矣……在目能见。”又如《审视瑶函·内外二障论》曰：“在五脏之中，唯肾水神光，深居瞳神之中，最灵最贵，辨析万物，明察秋毫。”

**11. 玄府**　又称元府。《素问·水热穴论》中的“玄府”系指汗孔。刘河间在《素问玄机原病式》中认为玄府无物不有，即眼有玄府。该书谓：“玄府者，无物不有。人之脏腑、皮毛肌肉……尽皆有之，乃气出入升降之道路门户也……人之眼耳鼻舌身意识，能为用者，皆由升降出入之通利也。有所闭塞者，不能为用也，若目无所见。”可见目中玄府是精津气血升降出入之通道。

**12. 真精、真气、真血**　即精、气、血，均为滋目之源液。因目中脉道幽深细微，非轻清精微之性，难以升腾上达，故曰“真”。《审视瑶函·目为至宝论》说：“真血者，即肝中升运于目，轻清之血，乃滋目经络之血也。此血非比肌肉间混浊易行之血，因其轻清上升于高而难得，故谓之真血。真气者，即目经络中往来生用之气，乃先天真一发生之元阳也，大宜和畅，少有郁滞，诸病生焉。真精者，乃先后二天元气所化之精汁，先起于肾，次施于胆，而后及乎瞳神也。凡此数者，一有所损，目病生矣。”

## 二、胞　睑

胞睑又名目胞、眼胞、眼睑，在五轮中称肉轮。较多的医籍仅粗略地将胞睑分为上胞、下睑，并将其中的组织分别命名，如睑弦、睫毛等。胞睑相当于西医学的眼睑，睑弦相当于西医学的睑缘。

胞睑位于眼球最外部，具有保护其内部组织的作用。对于这一功能，《医宗金鉴·刺灸心法要诀》中有记载：“目胞者，一名目窠，一名目裹，即上下两目外卫之胞也。”

## 三、两　　眦

两眦又名目眦、眦、眦头，分内眦及外眦，在五轮中称血轮。关于内眦、外眦的定位，《灵枢·癫狂》指出："在内近鼻者，为内眦。"《医宗金鉴·刺灸心法要诀》又说："目外眦者，乃近鬓前之眼角也。"内眦又名大眦，外眦又名小眦、锐眦等。内眦及外眦与西医学解剖名称相同。

## 四、泪泉、泪窍

泪泉一名来源于《眼科临症笔记》，主要功能是分泌泪液。泪泉相当于西医学的泪腺。

泪窍又名泪堂，《银海精微·充风泪出》中就有记载："大眦有窍，名曰泪堂。"同时也指出了泪窍的解剖位置之所在。

## 五、眼　　带

眼带这一解剖名词是从病名的叙述中得来的。如《太平圣惠方·坠睛》中说，坠睛是风寒之邪"攻于眼带"；《银海精微·辘轳展开》中说，辘轳展开是"风充入脑，眼带吊起"。从上述两病叙述推知，眼带相当于西医学的眼外肌。

## 六、目　　眶

目眶一名见于《医宗金鉴·刺灸心法要诀》，又名眼眶（《证治要诀》）。对其解剖部位描述简明且较准确的当是《医宗金鉴·刺灸心法要诀》，其曰："目眶者，目窠四围之骨也。上曰眉棱骨，下即頔骨，頔骨之外即颧骨。"可见，目眶即西医学的眼眶。

从上可知，古代医籍在眼的解剖、生理方面的认识比较粗略，还需结合现代知识，以充实和发展中医眼科基础理论。

（霍蕊莉）

# 第四章

# 眼与脏腑经络气血津液的关系

眼为五官之一，主司视觉。眼虽属局部器官，但与整体，特别是与脏腑经络有着密切的内在联系。《灵枢·大惑论》中的"五脏六腑之精气，皆上注于目而为之精"及《灵枢·邪气脏腑病形》中的"十二经脉，三百六十五络，其血气皆上于面而走空窍，其精阳气上走于目而为之睛"均提示了眼的发育构成是五脏六腑精气作用的结果及脏腑精气上注于目主要依靠经络的沟通作用。

## 第一节　眼与脏腑的关系

眼的正常生理功能凭借五脏六腑精气的充养而维持。若脏腑功能失调，则既不能化生精气，亦不能输送精气至目，致使目失精气充养而影响视觉功能。

### 一、眼与五脏的关系

（一）眼与肝的生理关系

**1. 肝开窍于目**　《素问·金匮真言论》曰："东方青色，入通于肝，开窍于目，藏精于肝。"说明目是肝脏与外界相通的窍道，为从肝论治疾病奠定了理论基础。

**2. 肝气通于目**　《灵枢·脉度》曰："肝气通于目，肝和则目能辨五色矣。"说明肝可调畅气机，使气机升降出入有序，有利于气血津液上输于目，目得所养而能辨色视物。

**3. 肝主藏血**　《素问·五脏生成篇》有"肝受血而能视"之论，说明虽然五脏六腑之精气皆上注于目，但由于肝开窍于目，故肝藏血对视觉功能影响最大，能维持眼的视觉功能。

**4. 肝主泪液**　五脏化生五液，肝化液为泪。泪液可润泽目珠，其生成与排泄和肝的功能有关。泪液运行有序而不外溢，正是肝气的制约作用使然。

（二）眼与心的生理关系

**1. 心主血脉**　《素问·调经论》说："五脏之道，皆出于经隧，以行血气。"血从心上达于目，亦须以经脉为通道。《素问·五脏生成篇》有"诸脉者，皆属于目"的记载，故遍布全身各组织器官的经脉以分布于眼的脉络最为丰富。脉络在目的广泛分布，保证了气血充养于目有足够的通道。

**2. 心主神明**　《灵枢·大惑论》指出："目者，心之使也；心者，神之舍也。"心主神明，为五脏六腑之大主，目赖脏腑精气所养，又受心神支配。因此，人体脏腑精气的盛衰及精神活动状态均可反映于目，故目又为心之外窍。

（三）眼与脾的生理关系

**1. 脾主运化，输精于目**　脾主运化，为气血生化之源。脾运健旺，方能气血充足，目有所养而目光敏锐；反之，则目失所养，视物不明。

**2. 脾主肌肉，司睑开合**　《黄帝内经素问集注·五脏生成篇》说："脾主中央土，乃仓廪之官。主运化水谷之精，以生养肌肉，故合肉。"说明脾运化水谷之精有滋养肌肉的作用，若眼睑肌肉及眼外肌得脾之精气充养，则眼睑开合自如，眼球可转动灵活。

**3. 脾主升清，目窍通利**　目为清阳之窍，位于人体上部，脉道细微，唯清阳之气易达之。《素问·阴阳应象大论》有"清阳出上窍"之论，说明清阳之气上达目窍是眼维持辨色视物之功能不可缺少的要素。

**4. 脾主统血，血养目窍**　《兰室秘藏·眼耳鼻门》说："脾者，诸阴之首也；目者，血脉之宗也。"说明血属阴，脉为血府，血液能在目络中运行而不外溢，有赖于脾气的统摄。

（四）眼与肺的生理关系

**1. 肺主气，气和目明**　《素问·六节藏象论》指出："肺者，气之本。"《类经》指出："肺主气，气调则营卫脏腑无所不治。"当肺气旺盛，全身气机调畅，五脏六腑之气则可顺达于目，目得其养则明视万物。

**2. 肺主宣降，目窍通利**　肺主宣发肃降，一方面可使目得到气血津液的濡养；另一方面通调水道，维持正常的水液代谢。肺之宣发与肃降正常，则精微输布顺利，玄府开通，目窍通利。

（五）眼与肾的生理关系

**1. 肾主藏精，精充目明**　《灵枢·大惑论》云："目者，五脏六腑之精也。"说明眼的形成有赖于精，眼之能视，凭借于精。而肾又主藏精，故肾精的盛衰直接影响到眼的视觉功能。

**2. 肾主津液，上润目珠**　肾脏对水液的代谢与分布起重要作用。《灵枢·五癃津液别》指出："五脏六腑之津液，尽上渗于目。"津液在肾的调节下，不断输送至目，为润泽目外之水及充养目之内液提供了物质保障。

**3. 肾生脑髓，目系属脑**　《素问·阴阳应象大论》曰："肾生骨髓。"《灵枢·海论》曰："脑为髓之海。"脑与髓均为肾精所化生，所以若肾精充足，髓海丰满，则目视晴明。

**4. 肾寓阴阳，涵养瞳神**　肾寓真阴真阳，为水火之脏，为全身阴阳之根本。五脏之阳由此升发，五脏之阴靠此滋养。肾之精华化生以供养瞳神，如《审视瑶函·目为至宝论》说："肾之精腾，结而为水轮。"

# 二、眼与六腑的关系

五脏六腑互为表里，相互依赖。在生理上，脏行气于腑，腑输精于脏；在病理上，脏病及腑，腑病及脏，或脏腑同病。故眼不仅与五脏有密切联系，与六腑亦有不可分割的联系。六腑主司纳、腐熟，分清浊，传糟粕，将消化吸收的精微物质传送到周身，以供养全身包括眼在内的组织器官。六腑的功能正常，目得所养，才能维持正常的视功能。

**1. 眼与胆的关系**　胆汁有助于脾胃消化水谷、化生气血以营养于目。所以，胆汁的分泌与排泄关系到视功能。

**2. 眼与胃的关系**　李东垣在《脾胃论·脾胃虚实传变论》中指出："九窍者，五脏主之。五脏皆得胃气，乃得通利……胃气一虚，耳、目、口、鼻俱为之病。"可见胃对于眼的重要性。

**3. 眼与小肠的关系**　水谷由胃腐熟后，传入小肠，并经小肠进一步消化，分清别浊。清者包括津液和水谷之精气，由脾转输全身，从而使目受到滋养。

**4. 眼与大肠的关系**　肺与大肠脏腑相合，互为表里，小肠之浊物下注大肠，化为粪便，有赖肺气肃降，以推送其排出体外。若大肠积热，腑气不通，影响肺失肃降，则可导致眼病。

**5. 眼与膀胱的关系** 膀胱的气化作用主要取决于肾气的盛衰。如肾气不足，或湿热蕴结，引起膀胱气化失常，水液潴留，可致水湿上犯于目。

**6. 眼与三焦的关系** 三焦为孤府，主通行元气与运化水谷、疏通水道，故上输于目之精气、津液无不通过三焦。

# 第二节 眼与经络的关系

《灵枢·口问》曰："目者，宗脉之所聚也。"《灵枢·邪气脏腑病形》曰："十二经脉，三百六十五络，其血气皆上于面而走空窍，其精阳气上走于目而为睛。"说明经络与眼有着密切联系，联络眼和全身。眼的正常功能离不开经络不断输送的脏腑气血的濡养。

## 一、眼与十二经脉的关系

十二经脉的循行直接或间接地与眼发生关系。经脉周密地分布在眼的周围，源源不断地输送气血，保证了眼与脏腑在物质上和功能上的密切联系。

**1. 手阳明大肠经** 该经的支脉上走颈部，过面颊，入下齿中，左右脉在人中交叉后，左脉向右，右脉向左，分布于鼻孔两侧，与足阳明胃经相接。手阳明大肠经的支脉止于目眶下。

**2. 足阳明胃经** 足阳明胃经起于鼻旁迎香穴，上行鼻根部，与足太阳膀胱经交会，后循鼻外侧、眼下方下行。

**3. 手太阳小肠经** 该经有一支脉循颈上面颊，抵颧髎，上之目外眦，过瞳子髎，转入耳中；另一支脉，从颊部别出，上走眼眶之下，抵于鼻旁，至目内眦睛明穴，与足太阳经相接。

**4. 足太阳膀胱经** 该经起于目内眦，上额交于巅顶。其巅顶的支脉，从巅入脑，连属目系。

**5. 手少阳三焦经** 该经胸中支脉从胸直上，出于缺盆部，上走项部，沿耳后向上，经耳后上达额角，再下行至面颊部，到达眼眶下部。耳部的支脉从耳后进入耳中，出走耳前，与前脉交叉于面颊部，到达目外眦，与足少阳胆经相接。

**6. 足少阳胆经** 该经起于目外眦，其耳部支脉从耳后进入耳中，出走耳前至目外眦后，其外眦支脉起于目外眦，循经至眶下。

**7. 足厥阴肝经** 该经连目系，上行出于额部，与督脉交会于头顶，其眼部支脉从眼眶下行至面颊，环行唇部。

**8. 手少阴心经** 《灵枢·经脉》曰："心手少阴之脉……其支者，从心系上挟咽，系目系。"说明该经的支脉与目系相连。

综上，足三阳经之本经均起于眼或眼附近，手三阳经及足厥阴肝经皆以支脉止于或循行于眼周。此外，足厥阴肝经、手少阴心经及足太阳膀胱经分别与目系相连。

## 二、眼与十二经筋的关系

十二经筋是十二经脉之气结聚散落于筋肉关节的体系，是附属于十二经脉的筋肉系统。其作用是约束骨骼，有利于关节屈伸活动，以保持人体正常的运动功能。

**1. 足太阳之筋** 《灵枢·经筋》曰："足太阳之筋，起于足小指……其支者，为目上网。"说明足太阳之经筋为目上网。

**2. 足阳明之筋** 其直行者上头面，从鼻旁上行，与足太阳经筋相合。太阳为目上网，阳明为目下网。足太阳的细筋散布于目上，故目上网；足阳明的细筋散布于目下，故为目下网。两筋协同作用，共司胞睑的运动。

**3. 足少阳之筋**　其结聚于目外眦，为目之外维。此筋收缩即可左右盼视。正如《类经》言："此支者，从颧上斜趋，结于目外眦，而为目之外维。凡人能左右眄视者，正以此筋为之伸缩也。"

**4. 手太阳之筋**　《灵枢·经筋》曰："手太阳之筋……其支者，入耳中；直者，出耳上，下结于颔，上属目外眦。"即手太阳一条直行的经筋出耳上，前行而下至下颔，又上行连属于目外眦。

**5. 手少阳之筋**　《灵枢·经筋》曰："手少阳之筋……其支者，上曲牙，循耳前，属目外眦，上乘颔，结于角。"说明手少阳之支筋循耳前连属目外眦，然后上行结聚于额角。

**6. 手阳明之筋**　《灵枢·经筋》曰："手阳明之筋，起于大指、次指指端……其支者，上颊，结于頄；直者，上出手太阳之前，上左角，络头，下右颔。"即手阳明之支筋走向面颊，结于鼻旁頄部；直上行走于手太阳经筋之前，上左侧额角，络于头部，下行至右颔。

# 三、眼与经别的关系

十二经别是正经别行深入人体腔的支脉，既加强了脏腑之间的联系，也使十二经脉与人体各部分的联系更趋周密。与眼发生直接关系的经别如下。

**1. 手少阴心经和手太阳小肠经**　《灵枢·经别》曰："手太阳之正……入腋，走心，系小肠也。手少阴之正……属于心，上走喉咙，出于面，合目内眦。"说明手太阳与手少阴之经别均循行于目内眦，在目内眦会合。

**2. 足厥阴肝经和足少阳胆经**　《灵枢·经别》曰："足少阳之正，绕髀，入毛际，合于厥阴；别者入季胁之间，循胸里，属胆，散之上肝，贯心……散于面，系目系，合少阳于外眦也。"说明足少阳与足厥阴之经别相连于目系，与足少阳本经合于目外眦。

**3. 足太阴脾经和足阳明胃经**　《灵枢·经别》曰："足阳明之正……上頞頔，还系目系，合于阳明也。足太阴之正，上至髀，合于阳明。"说明足阳明和足太阴之经别循行于眶下，与目系相连。

# 四、眼与奇经八脉的关系

奇经八脉交叉贯穿于十二经脉之间，可加强经脉之间的联系，有调节正经气血的作用。奇经八脉的起止循行路径与眼直接相关的主要是督脉、任脉、阴跷脉、阳跷脉及阳维脉。

**1. 眼与督脉的关系**　督脉为"阳脉之海"，总统一身之阳经。督脉起于少腹下骨中央，有一分支绕臀而上，与足太阳膀胱经交于目内眦，上行至前额，交会于巅顶，入脑；另一支脉从少腹直上，入喉咙，到下颔环绕口唇，上达目下中央。

**2. 眼与任脉的关系**　任脉为"阴脉之海"，总统一身之阴经。任脉起于中极之下，沿腹中上行，到咽喉部，再上行环绕口唇，经面部进入目眶下。

**3. 眼与阴跷脉的关系**　阴跷脉起于足跟内侧足少阴经的照海穴，通过内踝上行，至胸部入缺盆，上行于人迎之前，经过咽喉，与冲脉会和，到达鼻旁，连属目内眦，与足太阳、阳跷脉合而上行。

**4. 眼与阳跷脉的关系**　阳跷脉起于足跟部的申脉穴，经外踝上行，入风池穴。足太阳膀胱经通过项部入脑内，在后项正中两筋间入脑，分为阴跷、阳跷二脉，两者相互交会于目内眦。

**5. 眼与阳维脉的关系**　《十四经发挥·奇经八脉》曰："阳维，维于阳。其脉起于诸阳之会……其在头也，与足少阳会于阳白。"说明阳维脉之阳白穴与眼发生联系。

## 第三节　眼与气血津液的关系

气和血是人体生命活动的物质基础，又是脏腑功能活动的产物。眼之所以能视，有赖于气血的濡养。

**1. 眼与气的关系**　气与眼的关系密切，如《太平圣惠方·眼内障论》云："眼通五脏，气贯五轮。"眼位至高，脉道细微，非精微轻清之气难以上达于眼。故古人将目经络中往来生用之气，称为"真气"，对目有温煦、防御、固摄、视明的作用。真气生于先天之肾，来源于后天之脾，出入升降于肺，疏泄于肝。

**2. 眼与血的关系**　《黄帝内经》指出："目得血而能视。"《审视瑶函》又谓："夫目之有血，为养目之源，充和则有生发长养之功，而目不病。少有亏滞，目病生矣。"以上均说明了目得血的濡养才能明视万物。然而，眼中之血与肌肤腠理之血不同，为轻清上承之血，称为"真血"。正如《审视瑶函》云："真血者，即肝中升运于目，轻清之血，乃滋目经络之血也。此血非此肌肉间混浊易行之血，因其轻清上行于高而难得，故谓之真也。"

**3. 眼与津液的关系**　《灵枢·五癃津液别》曰："五脏六腑之津液，尽上渗于目。"津液由水谷精微所化生，经脾气运化传输，肺气宣降通调，以及肾气的气化蒸腾、升清降浊，以三焦为通道，随气的升降出入和运行上输于目。其在目外为润泽之水，如泪液；在内则为充养之液，如神水、神膏。

（宋剑涛）

# 第五章 眼病病因病机

病因是指导致人体产生疾病的原因，即致病因素。病机是指疾病发生、发展及变化的机制。中医学认为人体是一个有机整体。眼虽然是一个独立的器官，但与脏腑经络关系密切，只有脏腑功能正常，经络畅通，才能共同维持眼正常的生理平衡。影响或破坏眼生理平衡的因素就是眼病的病因。在病因的作用下眼部可产生多种病理反应，出现多种症状与体征，根据症状、体征及病史来推求病因，从而为治疗用药提供依据，这就是中医的"审因论治"及"辨证求因"。所以全面了解眼病的病因病机知识，对于提高临床诊疗水平具有重要意义。

## 一、病　　因

病因是指能导致人体阴阳气血及脏腑功能失调，而发生疾病的原因。引起眼病的原因有很多，古人对此有比较深刻的认识。唐代医家孙思邈在《备急千金要方》中指出："生食五辛，接热饮食；热餐饮食，饮酒不已；房室无节；极目远视，数看日月；夜观星火，夜读细书；月下看书，抄写多年；雕镂细作，博弈不休；久处烟火，泣泪过多；刺头出血过多。右十六件，并是丧明之本。"宋代医家陈无择提出致病"三因"学说，将眼病病因归纳为内因、外因、不内外因3类。常见的眼病病因包括六淫、疠气、七情、饮食不节、劳倦、眼外伤、先天与衰老等。

### （一）六淫

风、寒、暑、燥、湿、火六种气候变化，正常应时而至者称六气，而非致病因素，但太过或非时而至者则称为六淫，为外感病因，即过则为病也。六淫为眼科常见的一类病因，其致病途径多由肌表、口鼻入侵，或直接侵犯眼部，故又称"外感六淫"。

**1. 风**　特性及致病特点如下。

（1）风性清扬，易犯上窍：头为诸阳之首，眼为清阳之窍，其位至高，易受外来风邪侵袭。风邪所致眼病，常表现为目痒，流泪，羞明，目涩，目劄。若风邪客于经络，则可致胞轮振跳，胞睑下垂，目偏视，口眼㖞斜。

（2）风性善行而数变：风邪所致眼病，往往起病急，变化快，症状明显，如突发眼部红肿，或口眼㖞斜等。

（3）风为百病之长，易与它邪相兼为患：风或挟热，则目赤肿痛，泪多眵结；风与湿并，则眵泪痒涩，眼睑肿胀湿烂；风寒来犯，则时流冷泪，微赤羞明。

**2. 寒**　其所伤而致眼病比较少见，其特性及致病特点如下。

（1）寒为阴邪，易伤阳气：阴寒之邪侵袭人体，损伤体内阳气，可使目窍失其温煦濡养，以致泪液失约，神光被阻而致目病，症见冷泪外溢，翳障丛生，视物昏花。

（2）寒主收引，经脉拘急：寒邪入侵，致肌腠闭塞，营卫之气流转运行不利，引发目病，患者可有胞睑紧束不舒，眼内紧涩不适之感。若外寒入侵面颊，可致颊筋拘急，引起口眼㖞斜。

（3）寒性凝滞，易阻脉络：若外寒侵袭眼部，经脉凝滞不通，则头目疼痛，胞睑紫胀，白睛脉络淡红或紫赤。

**3. 暑** 为夏令主气，乃火热所化，其特性及致病特点如下。

（1）暑为阳邪，易伤津耗气：暑热之邪侵袭人体，容易耗损气血津液。若攻及目窍，灼伤脉络，则目赤肿痛，眵泪黏稠；若伤及元气，耗散津液，则脉虚无力。

（2）暑多夹湿，阻碍脾运：由于夏季多湿，故暑邪往往兼夹湿邪，困阻脾胃，使中气不运，进而引起胞睑重坠，目赤视昏，兼见胸闷泛恶，食少倦怠等症。

**4. 湿** 特性及致病特点如下。

（1）湿性黏腻：湿邪侵袭目窍，黏滞局部，难以祛除，故发病缓慢，病程长，缠绵难愈。

（2）湿性重着，易阻气机：湿邪常致脾胃升降功能失调，清阳不升，浊阴不降，使眼失清阳温煦。湿浊之邪留滞，可致头重如裹，睑垂不举，视物昏暗。

（3）湿性阴凝，易伤阳气：脾为中土，若被湿邪困阻，常致脾阳不运，水湿停聚而引发眼病。水湿上泛胞睑则胞肿如球；水湿滞留眼内，可致神膏混浊、眼底水肿、渗出，自觉视物昏蒙、视瞻有色、云雾移睛，甚至视衣脱落而失明。

（4）湿邪浊腻：湿邪伤目，可见眵泪胶黏，睑弦赤烂，渗流黄水，白睛黄赤或污红，黑睛溃烂如腐渣，经久难愈。

**5. 燥** 为阳邪，其性干涩。燥邪外侵容易耗伤体内阴精。若燥邪侵袭于目，可致睑弦红赤干痒，或生鳞屑，频频眨目，眼眵干结，白睛红赤少津，黑睛星翳时隐时现，涩痛不适。

**6. 火**

（1）火性炎上，易冲头目：火邪升腾炎上，容易上攻头目，引发目疾。火邪致病，常起病急、发展快、病情重，可见大眦赤肿，白睛红赤，黑睛生翳，睛高突起，绿风内障等。

（2）火为阳邪，灼津伤络：火邪常迫血妄行。火热燔灼，上攻目窍，灼伤阴液则热泪如汤，眵多黄稠；灼伤眼部脉络则出现白睛混赤，胬肉攀睛等；热入血分，迫血外溢则白睛溢血，血灌瞳神，或眼底出血，而成暴盲。

（3）热胜则肿，火易致疮：火热之邪易致肌肉肿胀，腐烂成脓，常见胞眦红肿，甚至溃脓成漏，黑睛溃烂，黄液上冲，甚至眼球灌脓。

## （二）疠气

疠气又称疫疠、时气、天行，是一种具有强烈传染性和流行性的致病邪气。古代医家对此早有认识，《素问·刺法论》指出，疫疠致病，"皆相染易，无问大小，病状相似"。

疠气的性质有寒热之别。眼科所见致病之疠气，性多温热，常侵袭白睛，暴发赤眼。其发病急骤，来势迅猛，传染性强，一年四季均可发生，但以夏季为多，表现为红肿赤痛、怕热羞明、眵泪交加等。

## （三）七情

七情是人们在日常生活中所表现的七种情志变化，即喜、怒、忧、思、悲、恐、惊。情志变化是人类正常的精神活动，一般情况下不会致病。情志长期受到抑制或变化过激，就可能成为致病因素。其发病机制和致病特点如下。

**1. 情志内伤，精血暗耗** 人的情志活动是以内脏精气为物质基础的，脏腑功能正常则能保障情志的正常活动，而正常的情志活动又能使脏腑安和，精气充沛。如果七情过伤，脏腑内损，精气不能上注于目，使目失濡养，则常会引起眼部疾病，如眼睑无力，视物昏花，不能久视，久视则酸痛，或圆翳内障，视瞻昏渺，青盲等。

**2. 情志失度，气机逆乱** 情志失度，会使人体气机升降失常、气血功能紊乱而为病。怒则气上，喜则气缓，悲则气消，恐则气下，惊则气乱，思则气结。血随气行，气机逆乱则血行不畅，或不循常道而妄行，以致清窍闭塞，目失濡养，诸病丛生。如过度愤怒，则肝的疏泄功能失常，肝气横逆，上冲于目，可致瞳神散大，引发绿风内障。

**3. 情志抑郁，日久化火**　七情过激或抑郁，会使气机郁滞，郁火内生，上炎于目，可致目系、视衣充血、肿胀、渗出，神膏混浊，瞳神散大或紧小，黑睛溃烂，黄液上冲等严重眼病。

### （四）饮食因素

饮食因素致病主要包括饮食内伤和饮食不节。

**1. 饮食内伤**　饮食偏嗜，或过食辛辣，或过食生冷，均可损伤脾胃，影响于目而变生诸疾。过食肥甘厚味，或烟酒无度，则脾胃内蕴热毒，化生痰浊。热毒痰浊上乘胞睑，常致胞睑疮疡、胞生痰核。

**2. 饮食不节**　饮食过饱、过饥或偏嗜，均可影响脾胃之运化，使其化生精血之职失司。若饥而不食，胃肠空虚，则气血化生乏源；若饮食过量，胃肠充盈，则水谷精微难以运化；若饮食偏嗜，则机体营养摄取不足，日久则五脏精气皆失所养，无以上注于目，致目失滋养，眼病丛生。

### （五）劳倦因素

由劳倦而致眼病的因素包括劳力过度、劳心过度、房劳过度、劳目过度等。《素问·举痛论》指出"劳则气耗"，即劳力、劳心过度能耗散真元之气。房劳伤精损肾亦损伤真元。《素问·宣明五气篇》谓："久视伤血"，其机制在于久视劳伤心神，暗耗阴血。上述劳伤因素，均能伤气、伤血、伤精，使目中真气、真血、真精亏损，失其温煦濡养，变生眼疾，如青盲、视瞻昏渺、圆翳内障等。此外，劳倦因素对眼病的发展和预后也有不利影响，如青少年近视，若不知养惜，持续发展可成为高度近视。高度近视者又可因重力劳作导致视衣脱落而失明。

### （六）眼外伤

引发眼外伤的因素较多，常见的有以下几种。

**1. 异物入目**　如尘埃、砂土等随风吹入眼内，或金属碎屑、玻璃细碴、麦芒、谷壳等物溅入眼内，或细小昆虫飞扑入眼等。这类细小异物主要黏附于胞睑内面及白睛、黑睛表面，以致涩痛流泪，不能睁眼。

**2. 撞击伤目**　多因眼部受钝力损伤，常由球类、拳掌、棍棒等引起，或碰撞、跌仆所伤。根据撞击的部位和程度不同而表现各异。常见的有目眶骨伤、胞睑瘀肿、白睛溢血、瞳神散大、血灌瞳仁、晶珠脱位变混、视衣脱落等。

**3. 刺击伤目**　多因眼部受锐器所伤，常由竹木签、刀剪之类穿通眼球引起，亦可由锐小的物体弹射或爆炸之碎片飞溅入目所致。

**4. 烧灼伤目**　包括烫伤和烧伤。烫伤多因高温度的水、蒸气、油及熔化的金属物质等造成；烧伤多由火焰，或石灰、氨水、酸、碱等化学物质引起。此外，紫外线、红外线等射线也能烧伤眼部。

### （七）先天与衰老

**1. 先天因素**　常见的有因母体妊娠期间，身体羸弱，精血亏虚，使胎乏滋养而致先天禀赋不足；因孕妇不善调摄，饮食偏嗜，寒热不节，复感外邪，累及胎儿；因孕期七情内伤，或房事不节，致阴血暗耗，虚损胎儿。常见的先天性眼疾有胎患内障、小儿青盲、高风雀目等。

**2. 衰老因素**　《灵枢·天年》云："五十岁，肝气始衰，肝叶始薄，胆汁始灭，目始不明。"说明人体会随着年龄的增长而出现衰老征象，眼睛亦然。当年老体衰，肝肾亏虚，精血不足，不能上荣于目，目失濡养则会引发视物昏花、能远怯近、圆翳内障等病症。

### （八）其他因素

**1. 局部病变继发**　如眼外伤处理不当，可导致白睛红赤或黑睛生翳，甚至眼球灌脓。黑睛生翳治疗不当可发展为瞳神紧小。

**2. 全身病变引起**　如消渴病引起的消渴目病；风湿痹病引起的瞳神紧小；维生素 A 缺乏引起的雀目症等。

**3. 药物不良反应**　如药物过敏引起的风赤疮痍或眼丹；长期局部使用地塞米松可引起晶珠混浊、五风内障等。

# 二、病　机

病机是指疾病发生、发展与变化的机理。人体是一个有机的整体，眼是机体不可分割的一部分。一般而言，当致病因素引起机体阴阳失去平衡，气机升降失调，脏腑、经络、气血功能紊乱就可能导致眼部发生病变，并影响其发展和变化。同时，眼部直接受邪或受到损伤时，局部病变也可引起经络气血运行失常，并导致脏腑功能紊乱。由于引起眼病的因素多种多样，而受邪机体的体质又各不相同，因此眼病的病机比较复杂。本部分从脏腑功能失调、经络玄府失调、气血津液失调 3 个方面介绍眼病病机。

### （一）脏腑功能失调

《灵枢·邪气脏腑病形》说："十二经脉，三百六十五络，其血气皆上于面而走空窍，其精阳气上走于目而为睛。"《素问·五脏生成篇》说："诸脉皆属于目也。"眼与脏腑通过经络相联系，眼功能的正常发挥是五脏六腑协调作用的结果，脏腑功能失调则会导致眼部发生病变。且脏与腑有表里从属关系，了解眼病的病机，不仅要从一脏一腑的功能失调来考虑，还应注意脏腑之间及脏腑与其他组织器官之间的联系和影响。

**1. 心和小肠**　心主血脉，诸脉皆属于目；心主藏血，目为心之使；血轮两眦内属于心。故心病会影响到眼，而且通常表现为视觉变化和目中血脉及两眦的病变。因心与小肠相表里，故心有热可移于小肠，小肠有热亦可上扰于心。

（1）心火亢盛：多由五志化火，或过食辛温之品所致。火邪上炎于目，可表现为两眦红赤，胬肉壅肿，或睑眦生疮，痛痒并作；心火炽盛，迫血外溢，可致眼内出血而暴盲。若心火亢盛，上扰神明，可致神乱发狂，目妄见，目不识人。

（2）心阴亏虚：多由失血过多，殚思竭虑，阴血暗耗所致。阴不制阳，虚火上炎，可见两眦淡红，血络隐见，隐隐作痛，神光自现，荧星满目，视力缓降等。

（3）心气不足：多由思虑劳心或久病体弱所致。心气不足，心阳不振，可致脉道瘀阻，或神光涣散，不耐久视，能近怯远等病症。

（4）小肠实热：多由心热下移小肠所致。可见口舌生疮，小便短赤，尿道灼痛等兼症。

**2. 肝和胆**　目为肝之窍，肝脉直接上连目系；肝受血而能视；风轮黑睛内属于肝；眼内神膏由胆之精汁升聚而成。故眼病与肝关系密切。临床所见由肝胆功能失调引起的眼病有虚证、实证及虚实夹杂证 3 类，其表现各不相同。

（1）肝气郁结：肝主疏泄，性喜条达。若情志不舒或郁怒伤肝，致肝郁气滞，气机不利，可见眼球胀痛，视瞻昏渺，青风内障等。

（2）肝火上炎：肝郁气滞，日久化火，或五志过激，引发肝火，肝火上炎于目，可致目赤肿痛、黑睛生翳、瞳神紧小，甚至绿风内障等。

（3）肝风内动：多由肝肾阴虚，阴不制阳，阳亢动风，上扰清窍所致。若阴血亏虚，筋脉失养，虚风内动，可见胞轮振跳，目睛瞤动；风火相煽，上攻头目，可致青风内障、绿风内障等；肝风夹痰，阻塞经络，可致目珠偏斜，或口眼㖞斜等。

（4）肝阴不足：肝为风木之脏，内藏精血，体阴而用阳，故肝阴易于亏耗。肝阴不足可致双目昏花、视力减退、不耐久视等。

（5）肝胆湿热：多由外感湿热，或内生湿浊，郁遏化热，蕴结肝胆所致。肝胆湿热，上攻于目，可致聚星障、凝脂翳、混睛障、瞳神紧小等。

（6）肝血亏虚：由于生血不足，或阴血亏虚，致肝血不足，目失濡养，可见眼干涩不适，频频眨眼，视物昏花，小儿可致夜盲，疳积上目等。

**3. 脾和胃**　脾胃主运化水谷，为后天之本。脏腑精气禀脾胃之气上灌于目，脾升胃降则目窍通利，脾气统血则目得血养。又由于肉轮胞睑内属于脾，所以脾胃受损，功能失调，会影响到眼而发病，尤易引发胞睑疾患。

（1）脾虚气弱：多由饮食失调，劳倦思虑过度，或其他疾病伤及脾胃所致。脾虚气弱，运化不力，脏腑精气化生不足且不能上养目窍，可致上胞下垂，不耐久视，视物昏蒙等。

（2）脾不统血：脾主统血，脾虚气弱，统摄无权，则血不循经而溢于络外，可致眼部出血。轻者视物不清，或眼前云雾飘移；重者暴盲，目无所见。

（3）脾胃湿热：多由外感湿热，或饮食不节，过食肥甘，嗜饮酒所致。湿热内蕴，上犯胞睑，则见胞睑皮肤湿烂、痒痛，甚至生疮溃脓；湿热熏蒸，浊气上扰，蒙蔽清窍，可致神膏混浊，视衣水肿、渗出，甚至视衣脱落。

（4）胃火炽盛：多由热邪犯胃，或过食辛辣炙煿之品所致。若火邪循经上攻头目，则见头痛目赤，焮肿痒痛等症；若火毒结聚于胞睑，败血坏肉，则见针眼、疮疡痈疽等。阳明热盛，上攻于目，蒸灼黄仁、神水，可致瞳神紧小，黄液上冲等。

**4. 肺和大肠**　《银海精微》曰："五脏不可阙一……白睛带赤或红筋者，其热在肺……肺主气也，水火升降，荣卫流传，非气孰能使之。"肺主气，具有宣发和肃降的功能。肺合大肠，大便通利，有助于肺气肃降。若肺气调和，大肠传导正常，则气、血、津液运行正常，目得滋养而不病。由于气轮白睛内属于肺，所以肺与大肠功能失调会影响到眼，并容易引起白睛病变。

（1）外邪伤肺：多指风寒、风热或他邪袭肺。肺被邪伤，失于宣降，导致气血津液输布失常，可引起白睛充血、浮肿。偏热者血脉纵横，粗大旋曲，甚至暴赤肿痛；偏寒者目微赤，血丝淡红，泪多清稀。

（2）肺气虚：多由久病亏耗，伤及肺气所致。肺气虚则视物不明；肺气不固则见眼前白光闪烁，甚至视衣脱落。

（3）肺阴虚：多由燥热之邪耗伤肺阴引起。肺阴不足，目失润养则见白睛干涩，赤丝隐隐难消，白睛溢血或出现金疳等病症。

（4）肺热壅盛：多由外感热邪，或风寒郁久化热所致。肺热上扰，则白睛红赤肿痛，眵多胶结；肺火亢盛，迫血妄行，则见白睛溢血；血热相搏，滞结于白睛深处，则见白睛里层呈紫红色核状隆起，痛而拒按；火热炽盛，肺金凌木，可致黑睛生翳。

（5）热结肠腑：大肠有热，肺气不宣，可见白睛红赤痛肿等症。

**5. 肾和膀胱**　肾为先天之本，主藏精。肾精充足则脏腑精气充沛，脑髓丰满，目得所养而视物精明。又肾主水，与膀胱相合，互为表里，故两者气化功能正常则水不犯目。水轮瞳神是眼睛明视物的主要部位，内属于肾，所以肾与膀胱功能失调可引起眼病，尤其是瞳神疾病。

（1）肾阴亏虚：多由年老体衰，劳倦内伤，或热病伤阴所致。肾阴亏虚，阴精不能上满头目，常见头晕目眩，眼干不适，视瞻昏渺，瞳神干缺，高风内障，圆翳内障等。

（2）肾阳虚衰：多由房劳伤肾，久病体虚，阴损及阳，或先天禀赋不足，素体阳虚所致。目之神光发于命门。肾阳虚，则命门火衰，神光不能发越，以致能近怯远；肾阳虚，目失温煦，则致晶珠、神膏渐变混浊，视力缓降；阳衰不能抗阴，则致高风内障；阳虚火衰，不能温化水液，致水湿潴留，上泛于目，可见视衣水肿、渗出，甚至视衣脱落。

（3）肾精不足：多由房劳伤精，久病伤肾，年老精亏，或先天禀赋不足所致。肾精不足，则脏腑精气亏虚，眼目及脑髓失养。轻者视物昏花，头晕目眩；重者晶珠、神膏混浊，视物昏蒙，盲无所见。

（4）热结膀胱：热邪或湿热下注，蕴结膀胱，膀胱气化失司，可致小便淋涩不利；湿热熏蒸，上蒙清窍，可致目赤头昏；水湿上泛，可致视衣水肿、渗出，甚至视衣脱落。

总之，眼病的发生、发展、变化，虽然可由一脏一腑功能失调引起，但由于脏与腑、脏与脏、腑与腑之间的联系和影响，临床上多个脏腑同时发病的情况也比较常见，如肝肾阴虚、中焦湿热、肝郁脾虚等，其机制也十分复杂，临证时应作全面分析。

## （二）经络玄府失调

眼通五脏，气贯五轮。经络玄府作为联系眼与脏腑的通道，具有沟通内外上下，运行气血精微的功能，在眼病病机中占有相当重要的地位。《审视瑶函·识病辨症详明金玉赋》曰："症候不明，愚人迷路，经络不明，盲子夜行。"

**1. 经络失调**　眼通过经络的贯通维持神光发越。经络功能失调，常引起眼病。其病理变化，可归纳为邪客经脉、经气不利及经气偏盛偏衰等。

（1）邪客经脉：外邪客于经脉，循经入里，可致生眼疾。《素问·缪刺论》曰："邪客于足阳跷之脉，令人目痛，从内眦始。"元代《原机启微》在《黄帝内经》基础上进一步指出，邪客阳跷，可致大眦胬肉攀睛；又指出手太阳、足太阳受邪，可致翳自内眦而出；足少阳、手少阳、手太阳受邪，则致翳自锐眦而入。经脉受邪后在眼部所引起的不同病理变化，为眼病分经辨证奠定了理论基础。

（2）经气不利：经络赖气机畅通，百脉调和，才能输送气血精微及津液。若某一经脉经气不利，影响该经气血运行，经络滞塞不通，五脏六腑之精气上行受阻，使目失濡养，可引起各种内、外障眼病。如《原机启微》指出，足太阳膀胱与手太阳小肠二经皆多血少气，若血病不行而凝滞，可致环目青暗，如被物伤之状。重者白睛亦暗，轻者或成斑点。然不痛不痒，无眵泪瞵眵羞涩之症，谓之"血为邪胜凝而不行之病"。

（3）经气盛衰：经脉气血偏盛偏衰，可导致相应脏腑的功能过亢或减退，从而影响到眼的正常生理功能而病。如《灵枢·寒热病》指出，阳跷气盛则目瞋而不得闭。《原机启微》指出，目之上下睑之外者，属手太阴肺经；目之上下睑之内者，属手少阴心、手太阳小肠和足厥阴肝经。若心肝小肠三经阳火内盛，则上下睑之内者紧缩而不解。肺金为火克而衰，则上下睑之外者宽纵而不收，以致睫毛皆倒而刺里，谓之"内急外弛之病"。

**2. 脉络失调**　《证治准绳》言："（目）内有大络六……中络八……外有旁支细络，莫知其数，皆悬贯于脑，下连脏腑，通畅血气，往来以滋于目。"目络为精气血津液运行的枢纽，"以通为用"是目络重要的生理特点，宜舒畅，恶郁滞。叶天士云："久病入络，久病血瘀。"络脉在病理上具有易滞易瘀、易入难出、易积成形的特点。致病因素进入十五络、孙络、浮络，影响络脉气血循环和津液输布，致痹阻络脉，进而引生络病，最终导致眼病发生。可出现白睛赤脉旋曲，或黑睛赤膜下垂；若瘀血滞留，可致胞睑紫胀，或环目青暗，或白睛溢血成点成片，甚者血灌瞳神；血溢目内，渗入神膏，则目视黑影飘移，蔽阻神光，可致视物昏蒙，甚至失明；视网膜中央血管阻塞，可致眼底缺血或出血改变，并引起视力下降，甚至暴盲。

**3. 经筋失调**　《素问·痿论》载："宗筋，主束骨而利机关也。"经筋为病，主要引起胞睑开合与眼球转动的障碍。《灵枢·经筋》说："经筋之病，寒则反折筋急，热则筋弛纵不收。"足阳明之筋，因寒而拘急，则胞睑不能闭合；因热而弛纵，则胞睑不能张开。手太阳之筋病，可致耳中鸣痛引颔，需闭目良久方能视物。足阳明与手太阳两筋拘急，则会引发口眼㖞斜，眦部拘急，不能猝然视物等症。

**4. 玄府失调** 玄府之用，贵乎开通。玄府作为气血津液精神升降出入的道路门户，若受病失于开通而闭塞，则可导致种种目病发生。刘河间从"热气怫郁"立论，《素问玄机原病式》谓："目无所见……悉由热气怫郁，玄府闭密而致，气液血脉荣卫精神不能升降出入故也。各随郁结微甚，而察病之重轻也。"后世对玄府闭塞的病因多有研究及补充。《医学纲目》指出："虚则玄府无以出入升降而昏。"陈达夫提出了"玄府衰竭自闭"的新病因，《中医眼科六经法要》指出："少阴里虚……神败精亏，真元不足，无以上供目用，以致目中玄府衰竭自闭，郁遏光明……则盲无所睹。"王明杰等将玄府闭郁的病机归纳为气失宣通、津液不布、血行瘀阻、神无所用四类。综合来看，可以将玄府郁闭的病机归纳为虚与实两类，即由气血津液失养造成玄府郁闭、目窍失养，表现为晶体、神膏混浊，目系失养而为青盲、雀目，致使视物昏蒙，甚则为盲的为虚；而由外邪侵袭、气郁、痰阻、血瘀等造成玄府郁闭、眼目失养，表现为目赤疼痛、畏光流泪、眼涩不适、眼目肿胀、湿烂瘙痒，眼底水肿、渗出、出血等的为实。

### （三）气血津液失调

气血津液流于周身，是人体一切生命活动的物质基础，又是正常的脏腑功能活动的产物。脏腑功能紊乱可引起气血津液失调，而气血津液失调则可导致眼病的发生。

**1. 气** 与眼的关系密切，其正常与否常反映于眼部。《太平圣惠方》曰："眼通五脏，气贯五轮。"病机一般可按虚实归纳为气虚气陷、气滞气逆两大类。

（1）气虚气陷：气虚多由劳倦伤气，或久病失养而耗伤元气，或素体虚弱，年老久衰等所致。气虚无力输布水谷精微以充泽脏腑，则无以荣目。目中真气虚少，不能运行输送精血，目失濡养，可出现无时冷泪，不耐久视，晶珠混浊，视物不明，云雾移睛，黑睛陷翳久不平复，视衣脱离。若先天禀赋不足、元阳虚衰，脾阳失于温养而升举无力，精气血不能上荣于目，可发为夜盲。若气虚不能摄血，血不循眼内脉络而行，则发生眼内出血。已患眼疾者，若气虚正不胜邪，可致病变迁延难愈。气陷而清阳之气不能升散于头目，则常见头晕眼花，上睑下垂，难于提起。

（2）气滞气逆：多由情志内伤，或痰湿，食滞不化，跌仆外伤、瘀血等引起。气行不畅，血脉瘀阻，可致头目胀痛，络阻暴盲；气逆于上，血随气逆，破络贯瞳，轻则视物模糊，重则暴盲；气动化火，火盛生风，风火上扰，血脉壅阻，可致青风内障，绿风内障。

**2. 血** 《审视瑶函·开导之后宜补论》说："夫目之有血，为养目之源，充和则有生发长养之功，而目不病；少有亏滞，目病生矣。"可见血之功能失调可引起眼病。

（1）血虚：多由失血过多，生化不足，久病失养，暗耗阴血所致。血虚不能上荣于目，可见头晕眼花，白睛干涩，黑睛少润，视瞻昏渺等；血虚生风，上扰于目，可见胞轮振跳等。

（2）血热：多由外感邪热，或五志化火，脏腑郁热侵入血分所致。血受热迫而妄行，或虚火入于血分，灼伤脉络，血溢络外，均可引起白睛溢血及眼内出血。

（3）血瘀：多由外伤、出血、久病、寒凝、气滞、气虚等所致。血瘀于胞睑，则见胞睑青紫肿痛；血瘀于白睛，则见血脉赤紫粗大，虬蟠旋曲；血瘀于黑睛，则见赤膜下垂，甚至血翳包睛；血瘀于视衣，则见视衣脉络阻塞，形成出血或缺血，导致视力下降或暴盲。

**3. 津液** 由水谷精微所化生，为人体组织正常输布之水液。其外延为：在经脉内的，为组成血液的成分；在经脉外的，为构成各脏腑组织器官的内在体液。通过脾的运化、肺的肃降、肾的蒸腾，津液上输于目，具有滋养眼目，维持眼的圆润明澈、精明视物的作用。其在目外为润泽之水，如眼泪；在目内则为充养之液，如神水。故津液失调可引起眼病。

（1）津液亏损：多由燥热之邪耗伤津液，或大汗、失血、吐泻不止，丢失津液所致。津液亏损，目失所养，在目外常见泪液减少，可致目干涩羞明，白睛表面不润，黑睛暗淡失泽，甚至呈灰白色混浊，眼球转动滞涩不灵等；在目内多致神水、神膏枯萎，不能涵养瞳神，导致视物昏蒙，或盲无所见。

（2）水湿停聚：主要由肺、脾、肾三脏功能失调所致。在外眼，肺失宣降，水液不利，可滞留白睛，使白睛浮肿，甚至胀起如鱼胞；脾失健运，水湿停滞，上泛于目，在胞睑可为浮肿；湿聚为痰，则致胞生痰核；肾阳不足，膀胱气化不行，小便不利，水邪上泛，亦可溢于睑肤之间而为胞睑浮肿。至于在眼内，肺、脾、肾三脏所致水液停滞，俱能引起眼底水肿。若湿聚为痰，多有渗出。

（路雪婧）

# 第六章 眼科症状学诊断

眼部症状是眼科诊断和辨证论治的重要依据。不同疾病可以出现相同症状,相同疾病可以有症状轻重区别,临证时需要仔细询问,认真鉴别。

## 第一节 急性视力障碍

**1. 一过性视力障碍** 视力通常在 1 小时内恢复正常,常见于体位性低血压、一过性脑缺血发作、椎基底动脉供血不足、视网膜中央或分支动脉痉挛、偏头痛等。过度疲劳、饥饿、精神刺激等也可出现一过性视力障碍。

**2. 突发性视力障碍** 视力丧失常常持续 24 小时以上,临证时需要询问是否伴有全身疾病、眼痛等其他情况。

伴有高血压病、糖尿病、心脑血管病等血管因素所致的疾病,常见于视网膜动静脉阻塞、缺血性视神经病变、玻璃体积血、黄斑出血与水肿、视网膜出血等。

伴有眼痛常见于急性闭角型青光眼急性发作期、虹膜睫状体炎、葡萄膜炎、视神经炎、眼外伤等。

突发性视力障碍还可见于视网膜脱离、Stargardt 病、急性视网膜坏死、莱伯遗传性视神经病变、急性中毒、皮质盲等。

## 第二节 慢性进行性视力障碍

**1. 无痛性视力下降** 常见于白内障、屈光不正、开角型青光眼、慢性闭角型青光眼、玻璃体混浊、视网膜脉络膜病变、年龄相关性黄斑变性、脉络膜视网膜病变、糖尿病视网膜病变、视网膜色素变性、视神经视网膜炎、视网膜血管炎、缺血性视神经病变、视神经萎缩、高度近视等。

**2. 伴有眼部充血疼痛的视力下降** 伴有眼部充血疼痛的视力下降常见于角膜炎、巩膜炎、虹膜睫状体炎、葡萄膜炎、眼内炎、眶蜂窝织炎、急性闭角型青光眼等。

**3. 全身疾病相关的视力下降** 可见于颅脑占位性病变、脑炎、脑膜炎、颅脑外伤、脱髓鞘性病变、高血压病、糖尿病、血液病、甲状腺相关疾病、免疫系统疾病等。

## 第三节 非真实性视力障碍

双眼性非真实性视力障碍常见于癔病,还可见于伪盲,可为单眼或双眼发病。有时患者自己未察觉视力减退,而在偶尔情况下被发现,多见于非主视眼。

# 第四节 视 野 障 碍

**1. 中心视野缺损** 常见于黄斑病变、黄斑裂孔、黄斑部局限脱离、年龄相关性变性、视神经视路病变等。

**2. 环形暗点** 常见于视网膜色素变性、青光眼视神经损害等。

**3. 向心性视野缺损** 常见于视网膜色素变性、视神经萎缩、青光眼、糖尿病视网膜病变、全视网膜光凝术后等。

**4. 生理盲点扩大** 常见于视盘水肿、高度近视弧形斑、视神经乳头先天异常、青光眼等。与盲点相连的视野缺损常见于缺血性视神经病变。

**5. 偏中性视野缺损** 可见于视网膜动脉或静脉阻塞、视网膜脉络膜炎症、视网膜脱离等。

**6. 象限性视野缺损或偏盲** 常见于视网膜脱离、颅内占位性病变、颅内出血、外伤等。

# 第五节 视 觉 异 常

**1. 视物变形** 表现为视物变大、变小、弯曲等，常见于黄斑疾病，如中心性浆液性脉络膜视网膜病变、年龄相关性黄斑变性、中心性渗出性脉络膜视网膜病变、高度近视黄斑病变、黄斑病变、黄斑水肿等。视网膜脱离、角膜不规则散光等也可出现视物变形。

**2. 视物重影** 临床可见单眼视物重影或双眼视物重影，常见于眼肌麻痹、散光、晶体或人工晶体脱位等。

**3. 飞蚊症** 即眼前有黑影活动，常见于玻璃体液化、玻璃体混浊、玻璃体后脱离、玻璃体积血、葡萄膜炎、视网膜出血、视网膜裂孔等。

**4. 固定暗影** 即眼前黑影遮挡不活动，常见于角膜斑翳、白内障、视网膜瘢痕、黄斑病变等。

**5. 幻视** 即眼前出现虚幻的影像，可由颞叶肿瘤、精神病等引起。

**6. 闪光感** 常见于玻璃体机化牵拉、玻璃体后脱离、视网膜脱离、脉络膜视网膜炎等，也可见于偏头痛、晕厥前、视皮质病变引起的中枢视觉异常等。

**7. 夜盲** 指在暗处视力下降，常因视杆细胞功能受损引起，分为先天性夜盲和后天性夜盲。常见于视网膜色素变性、先天性静止性夜盲、无脉络膜、视网膜视杆细胞功能不良、进行性视网膜萎缩、脉络膜视网膜炎、视神经萎缩、青光眼晚期、高度近视等，还可见于维生素 A 缺乏症、与夜盲有关的综合征等。

**8. 昼盲** 指在亮处视力下降，常因视锥细胞功能受损引起，分为先天性昼盲和后天性昼盲。常见于先天性视网膜视锥细胞功能不良、黄斑中心凹发育不良等。

# 第六节 色 觉 异 常

色觉是视网膜锥体细胞对各种颜色的分辨功能。色觉异常可分为先天性色觉异常和后天性色觉异常。

先天性色觉异常是性连锁隐性遗传疾病，视力一般良好，可分为一色性色觉、二色性色觉和三色性色觉。

后天性色觉异常是由视网膜、脉络膜和视路的任何一部分病变或损伤引起的，常伴有视力障碍。

# 第七节 其 他 症 状

（一）眼痛

**1. 眼眶痛** 表现为眼眶及眶周疼痛，常见于眶上神经痛、眶骨膜炎、眶蜂窝织炎、鼻窦炎等。

**2. 眼睑痛** 表现为眼睑疼痛或压痛，常见于睑腺炎、眼睑脓肿、眼睑疱疹、眼睑皮炎等。

**3. 眼球痛** 表现为眼球疼痛，常见于结膜炎、角膜炎、巩膜炎、眼球筋膜炎、虹膜睫状体炎、青光眼、电光性眼炎、眼球萎缩、视疲劳等。

**4. 球后痛** 表现为眼球后疼痛或眼球转动痛，常见于球后视神经炎、眶内肿瘤等。

**5. 伴有头痛的眼痛** 眼痛有时可伴有头痛，常见于急性闭角型青光眼、急性虹膜睫状体炎、葡萄膜大脑炎、交感性眼炎、血管神经性头痛、偏头痛、中毒等。

（二）眼红

**1. 眼睑发红** 表现为眼睑皮肤发红，常见于眼睑皮肤炎症、睑缘炎、睑腺炎、外伤等。

**2. 结膜发红** 表现为结膜充血、睫状充血、混合充血，常见于结膜炎、角膜炎、巩膜炎、虹膜睫状体炎、青光眼急性发作、眼内炎、眼外伤等。

**3. 结膜下出血** 表现为结膜下发红，常见于结膜下出血、外伤等。

（三）眼痒

眼痒常见于病毒性结膜炎、季节性结膜炎、过敏性结膜炎、巨乳头型结膜炎、干眼、睑缘炎、药物和化妆品等引起的接触性皮炎等。

（四）畏光

**1. 炎症性眼部病变** 常见于结膜炎、角膜炎、虹膜睫状体炎、电光性眼炎、眼内炎等。

**2. 非炎症性眼病病变** 常见于视疲劳、瞳孔散大、无虹膜、全色盲、视锥细胞营养不良等。

**3. 全身疾病相关** 常见于白化病、神经衰弱等。

（五）异物感

**1. 角膜病变** 常见于角膜炎、角膜异物、角膜上皮擦伤、浅层点状角膜炎、电光性眼炎等。

**2. 结膜病变** 常见于结膜炎、结膜异物、干眼等。

**3. 眼睑病变** 常见于睑缘炎、睑内翻、倒睫等。

**4. 其他** 如佩戴接触镜等。

（六）烧灼感

烧灼感常见于慢性结膜炎、角膜炎、干眼、睑缘炎、电光性眼炎、干眼等。

（七）眼干涩

**1. 眼部病变** 常见于干眼、沙眼、慢性结膜炎、视疲劳等。

**2. 全身疾病相关** 常见于干燥综合征、米库利兹综合征等。

（八）流泪

流泪表现为泪液分泌过多，不能正常排出而从睑裂部位流出。常见于结膜炎、角膜炎、虹膜睫状体炎、巩膜炎、睑缘炎、电光性眼炎、角膜异物、结膜异物、角膜上皮剥脱、倒睫、睑内翻、眼睑闭合不全等，也可由风沙、烟尘、光线、有毒有害气体等刺激引起。疼痛刺激和精神因素也可引起流泪。

（九）溢泪

**1. 眼睑位置异常**　常见于睑外翻、眼睑瘢痕、睑内翻等。

**2. 泪点病变**　常见于泪点位置异常、泪点狭窄、泪点先天性或后天性闭塞、泪点新生物等。

**3. 泪管病变**　常见于泪小管狭窄或阻塞、外伤性泪管断裂等。

**4. 泪囊病变**　常见于泪囊炎、泪囊囊肿、泪囊肿瘤等。

**5. 鼻泪管病变**　常见于先天性鼻泪管下端瓣膜阻塞、鼻炎或鼻窦炎引起的鼻泪管狭窄或阻塞等。

（十）分泌物

**1. 脓性分泌物**　常见于急慢性细菌性感染、病毒感染及包涵体感染等。

**2. 浆液性或黏液性分泌物**　常见于病毒性感染和过敏性病变。

（十一）复视

**1. 单眼复视**　常见于近视、散光、虹膜根部离断、多瞳、晶状体半脱位等。

**2. 双眼复视**　常见于眼肌麻痹、集合麻痹、集合痉挛、急性共同性内斜视、眶壁骨折、甲状腺相关眼病等。

（十二）眼疲劳

**1. 眼部原因**　常见于远视、散光、屈光参差、调节痉挛、集合无力、融合无力、外隐斜、内隐斜等，也可见于眼病所致的视力不良。

**2. 全身原因**　常见于身体衰弱、内分泌紊乱、哺乳期、更年期、神经衰弱、神经官能症、过度疲劳等。

**3. 环境原因**　常由光线过强或过暗、阅读物字体过于细小或对比度较低、视标不稳定、长期使用视频终端等引起。

（张丽霞）

# 第七章　眼科辨证

辨证是中医临证的精髓，是中医眼科诊治的核心和重要环节。在中医理论的指导下，八纲辨证、病因辨证、脏腑辨证、六经辨证、气血津液辨证等辨证方法被广泛应用于中医眼科。同时，中医眼科在历代的发展中，经过医家的反复临床实践和理论探索，形成了其独特的辨证方法，主要包括内外障辨证、五轮辨证、眼常见症辨证、八廓辨证等。眼科最新检查技术及设备的应用，使医生对眼睛各组织改变有了更全面的认识，这对提高中医眼科诊断水平、发展中医眼科学术起到了积极的促进作用。所以，眼科临床诊治疾病在强调辨证的同时，也不能忽视辨病，只有病证结合，才能取得较好的疗效。中医眼科的辨证方法内容较丰富，本章重点介绍了内外障辨证、五轮辨证、眼科常见症状与体征辨证。

## 一、辨外障与内障

《医宗金鉴·眼科心法要诀》记载："障，遮蔽也。内障者，从内而蔽也；外障者，从外而遮也。"眼科病症繁多，但内障、外障是中医眼科对眼病最常用的分类方法。

（一）外障

**1. 病位**　指发生在胞睑、两眦、白睛、黑睛的眼病，相当于西医学之外眼病。

**2. 病因**　多因六淫之邪外袭或外伤所致，或由痰湿内蕴、肺火炽盛、肝火上炎、脾虚气弱、阴虚火炎等引起，亦可因外邪内伏，新感即发。

**3. 特点**　一般外显证候较为明显，如红赤、肿胀、湿烂、生眵、流泪、痂皮、结节、上胞下垂、翳膜等。多有眼痛、痒涩、羞明、眼睑难睁等症状。

（二）内障

**1. 病位**　内障有狭义和广义之分。狭义内障专指晶珠混浊，相当于西医学之白内障；广义内障包括发生于瞳孔及其后一切眼内组织的病变，如瞳神、晶珠、神膏、视衣、目系等眼内组织的病变，相当于西医之内眼病。

**2. 病因**　多由内伤七情、脏腑内损、气血两亏、阴虚火炎、气滞血瘀，以及外邪入里、眼外伤等因素引起，还可因久病目络伏邪，瘀（郁）久成毒，遇感而发。

**3. 特点**　一般眼外观端好，但多有视觉变化，如视力下降、视物变形、视物易色、视灯光有如彩虹、眼前黑花飞舞、萤星满目及夜盲等症。也可见抱轮红赤或白睛混赤、瞳神散大或缩小、变形或变色，以及眼底出血、渗出、水肿等改变。

## 二、五轮辨证法

《银海精微》记载："肝属目，曰风轮，在眼为乌睛；心属火，曰血轮，在眼为二眦；脾属土，曰肉轮，在眼为上下胞睑；肺属金，曰气轮，在眼为白仁；肾属水，曰水轮，在眼为瞳仁。"《审视瑶函·五轮不可忽论》载："夫目之有轮，各应乎脏，脏有所病，必现于轮……大约轮，标也，脏，本也。轮之有证，由脏之不平所致。"五轮辨证就是应用五轮学说，通过观察各轮所显现的症状，推断相应脏腑内蕴病变的方法，是眼科独特的辨证方法。临床运用五轮辨证时，还应当与八纲、病因、脏腑等辨证方法合参，方能正确指导临床。

### （一）肉轮辨证

**1. 辨胞睑肿胀**

（1）胞睑肿胀，按之虚软，肤色光亮，不红不痛不痒，多为脾肾阳虚，水气上泛。

（2）胞睑红肿，呈弥漫性肿胀，触之灼热，压痛明显，多为外感风热，热毒壅盛。

（3）胞睑局限性红赤肿胀，如涂丹砂，触之质硬，表皮光亮紧张，为火毒郁于肌肤。

（4）胞睑边缘局限性红肿，触之有硬结、压痛，为邪毒外袭。

（5）胞睑局限性肿胀，不红不痛，触之有豆状硬核，为痰湿结聚而成。

（6）胞睑青紫肿胀，有外伤史，为络破血溢，瘀血内停。

**2. 辨睑肤糜烂**

（1）胞睑皮肤出现水疱、脓疱、糜烂渗水，为脾胃湿热上蒸；若因局部使用药物引起者，为药物过敏。

（2）胞睑边缘红赤糜烂，痛痒并作，为风、湿、热三邪互结所致；若睑缘皮肤时时作痒，有鳞屑样物，为血虚风燥。

**3. 辨睑位异常**

（1）上胞下垂，无力提举，多属虚证，常由脾胃气虚，或风邪中络引起。

（2）胞睑内翻，睫毛倒入，多为椒疮后遗症，内急外弛而成。

（3）胞睑外翻，多为局部瘢痕牵拉，或风邪入络所致。

**4. 辨胞睑动**

（1）胞睑频频瞤动，多为血虚有风。

（2）上下胞睑频频眨动，多为阴津不足；若是小儿患者，多为脾虚肝旺。

（3）频频眨目或骤然紧闭不开，数小时后自然缓解，多由情志不舒，肝失条达引起。

**5. 辨睑内颗粒**

（1）睑内颗粒累累，形小色红而坚，多为热重于湿兼有气滞血瘀；形大色黄而软，多为湿重于热。

（2）睑内红色颗粒，排列如铺卵石样，奇痒难忍，为风、湿、热三邪互结。

（3）睑内黄白色结石，为津液受灼，痰湿凝聚。

### （二）血轮辨证

（1）内眦红肿，触之有硬结，疼痛拒按，为心火上炎或热毒结聚；内眦不红不肿，指压泪窍出脓，为心经积热。

（2）眦角皮肤红赤糜烂，为心火兼夹湿邪；若干裂出血，多为心阴不足。

（3）两眦赤脉粗大刺痛，为心经实火；赤脉细小、淡红、稀疏、干涩不舒，为心经虚火上炎。

（4）眦部胬肉红赤臃肿，发展迅速，头尖体厚，为心肺风热；胬肉淡红菲薄，时轻时重，涩痒间作，发展缓慢或静止不长，为心经虚火上炎。

### （三）气轮辨证

**1. 辨白睛红赤**

（1）白睛表层红赤，颜色鲜红，为外感风热或肺经实火；赤脉粗大迂曲而暗红，为热郁血滞。

（2）抱轮红赤，颜色紫暗，眼疼痛拒按，为肝火上炎兼有瘀滞；抱轮淡赤，按压眼球疼痛轻微，为阴虚火旺。

（3）白睛表层赤脉纵横，时轻时重，为热郁脉络或阴虚火旺。

（4）白睛表层下呈现片状出血，色如胭脂，多为肺热伤络或虚火上炎，亦有外伤引起者。

**2. 辨白睛肿胀**

（1）白睛表层红赤浮肿，眵泪俱多，骤然发生，多为外感风热；若紫暗浮肿，眵少泪多，舌淡苔薄白，为外感风寒。

（2）白睛表层水肿，透明发亮，伴眼睑水肿，多为脾肾阳虚，水湿上泛。

（3）白睛表层红赤肿胀，甚至脱于睑裂之外，眼球突起，多为热毒壅滞。

**3. 辨白睛结节**

（1）白睛表层有疱性结节，周围赤脉环绕，涩疼畏光，多为肺经燥热；结节周围脉络淡红，且病久不愈，或反复发作，则多为肺阴不足，虚火上炎。

（2）白睛里层有紫红色结节，周围发红，触痛明显，多为肺热炽盛。

**4. 辨白睛变青**

（1）白睛局限性青蓝，呈隆起状，高低不平，多为肺肝热毒。

（2）白睛青蓝一片，不红不痛，表面光滑，乃先天而成。

**5. 辨其他病症**

（1）白睛表层与眼睑粘连，为脾肉粘轮，多为椒疮后遗或酸碱烧伤结瘢而成。

（2）白睛枯涩，失去光泽，多为阴津不足，津液耗损。

（3）白睛污浊稍红，痒极难忍，为肺脾湿热而成。

## （四）风轮辨证

**1. 辨黑睛翳障**

（1）黑睛初生星翳，多为外感风邪；翳大浮嫩或有溃陷，多为肝火炽盛。

（2）黑睛混浊，翳漫黑睛，或兼有血丝渗入，多为肝胆湿热，兼有瘀滞。

（3）黑睛翳久不敛，或时隐时现，多为肝阴不足，或气血不足。

**2. 辨黑睛赤脉**

（1）黑睛浅层赤脉排列密集如赤膜状，逐渐包满整个黑睛，甚至表面堆积如肉状，多为肺肝热盛，热郁脉络，瘀热互结。

（2）黑睛深层出现赤脉，排列如梳，且深层呈现舌形混浊，多为肝胆热毒蕴结，气血瘀滞。

（3）黑睛出现灰白色颗粒，赤脉成束追随，直达黑睛浅层，多为肝经积热或虚中夹实。

**3. 辨黑睛形状改变**

（1）黑睛形状大小异常，或比正常大，或比正常小，多为先天异常。

（2）黑睛广泛突起，或局部突起，多为肝气过亢，气机壅塞。

## （五）水轮辨证

**1. 辨瞳神大小**

（1）瞳神散大，色呈淡绿，眼胀欲脱，眼硬如石，头痛呕吐，多为肝胆风火上扰。

（2）瞳神散大，眼胀眼痛，时有呕吐，病势缓和，多为阴虚阳亢或气滞血瘀。

（3）瞳神散大不收，或瞳神歪斜不正，又有明显外伤史，为黄仁受伤。

（4）瞳神紧小，甚至小如针孔，神水混浊，黑睛后壁沉着物多，或黄液上冲，抱轮红赤，多为肝胆实热。

（5）瞳神紧小，干缺不圆，抱轮红赤，反复发作，经久不愈，多为阴虚火旺。

**2. 辨瞳神气色改变**

（1）瞳神内色呈淡黄，瞳神散大，不辨明暗，此为绿风内障后期。

（2）瞳神紧缩不开，内结黄白色翳障，如金花之状，此为瞳神干缺后遗而成。

（3）瞳神展缩自如，内结白色圆翳，不红不痛，视力渐降，多为年老肝肾不足，晶珠失养。

（4）瞳神变红，视力骤减，红光满目，多属血热妄行，或气火上逆；反复发作者多为阴虚火旺。

（5）瞳神变黄，白睛混赤，目珠剧痛，眼球变软，多为火毒之邪困于睛中；若瞳神变黄，状如猫眼，眼球变硬，多系眼内有恶瘤。

**3. 辨眼后段改变** 眼后段病变属中医"内障"范畴。

辨眼后段改变，就是将通过检眼镜等检查仪器所见到的眼后段病理性改变，结合中医理论进行辨证的一种方法。眼后段涉及的脏腑经络极为广泛。正如《审视瑶函·目为至宝论》中所指出："瞳神居中而独前……内有大络者五，乃心、肝、脾、肺、肾，各主一络；中络者六，膀胱、大小肠、三焦、胆、包络，各主一络。外有旁枝细络，莫知其数，皆悬贯于脑，下达脏腑，通乎血气往来以滋于目，故凡病发，则目中有形色丝络，一一显见而可验，方知何脏何腑之受病。"所以其辨证较复杂。

眼后段病变常见的体征有瘀血、充血、出血、缺血、水肿、渗出、机化、色素沉着或萎缩等，多由炎症、血液循环障碍和组织变性等引起。由炎症所致者，多表现为组织充血、水肿及渗出；由血液循环障碍所致者，表现为组织瘀血、出血及缺血；由组织营养障碍所致者，则多表现为组织的萎缩、变性或坏死。炎症、出血反复发作，可使组织增生、机化。由组织变性所致者，可出现色素沉着及萎缩。各组织病理性改变的辨证如下。

（1）辨玻璃体改变：①玻璃体内出现尘埃状混浊，眼内有炎性病变或病史，多为湿热蕴蒸，或为肝胆热毒炽盛。②玻璃体内出现片状、条状混浊，眼内有出血性病变或病史或外伤史，多为火热上攻，或为气滞血瘀。③玻璃体内出现丝状、棉絮状或网状混浊，眼底有高度近视等退行性病变，多为肝肾不足，或气血虚弱。

（2）辨视盘改变：①视盘充血隆起，颜色鲜红，边缘模糊，多为肝胆实火，或肝气郁结、郁久化火，或兼气滞血瘀。②视盘轻度充血，或无明显异常而视力骤降，眼球转动时有痛感，多为肝失条达、气滞血瘀。③视盘颜色淡白或苍白，生理凹陷扩大加深，多为肝血不足或气血两虚。或素体禀赋不足，肝肾两亏等，致目系失养而成。若兼视盘边界模糊，则为气滞血瘀；若视盘色淡，边界不清，周围血管伴有白线者，多为虚实夹杂。④视盘血管屈膝，偏向鼻侧，杯盘比增大，或有动脉搏动，多为痰湿内阻，或气血瘀滞。⑤视盘水肿、高起，若颜色暗红者，多为气血瘀滞，水湿内停，或为痰湿郁滞，气机不利；若颜色淡红者，多属肾阳不足，命门火衰，水湿蕴积。

（3）辨视网膜改变：①视网膜出血。早期视网膜出血颜色鲜红，位于视网膜浅层，呈火焰状者。或位于视网膜深层，呈圆点状出血者；或出血量多，积满玻璃体者，可由心肝火盛，灼伤目中脉络，迫血妄行所致；或阴虚阳亢，气血逆乱、血不循经；或脾虚气弱，气不摄血；或瘀血未去，新血妄行；或眼受外伤，脉络破损等。视网膜出血颜色暗红，多为肝郁气结，气滞血瘀，脉络不利，血溢脉外；若出血日久，有机化膜者，为气滞血瘀，痰湿郁积；若视网膜反复出血，新旧血液夹杂，或有新生血管，则多为阴虚火炎，煎灼脉络；或脾虚气弱，统血失权；或虚中夹瘀，正虚邪留。②视网膜水肿。视网膜局限性水肿常位于黄斑部，可因肝郁脾虚，水湿上泛或肝肾不足而致目失所养；亦可因脉络瘀滞，血瘀水停而成水肿。视网膜弥漫性水肿多为脾肾阳虚，水湿上泛。外伤后的视网膜水肿则为气滞血瘀。③视网膜渗出。视网膜出现新鲜渗出物，多为肝胆湿热，或阴虚火旺。视网膜有陈旧性渗出物，则多为痰湿郁积，或肝肾不足兼有气滞血瘀。④视网膜萎缩与机化。视网膜萎缩，多为肝肾不足，或气血虚弱，视衣失养；视网膜机化物，多为气血瘀滞兼夹痰湿。⑤视网膜色素沉着。视网膜色素色黑，多属肾阴虚损或命门火衰；视网膜色素黄黑相兼，状如椒盐，则多属脾肾阳虚，痰湿上泛。

（4）辨视网膜血管改变：①血管扩张：视网膜血管粗大，扩张扭曲，或呈串珠状，常伴有渗出物，多为肝郁气滞，气血瘀阻；或心肝火盛，血分有热。微动脉瘤形成则色泽暗红，多为肝肾阴亏，虚火上炎；或气血不足，无力疏通，血行瘀滞。②血管细小：视网膜血管细小，伴有视盘颜色变淡等眼底退行性改变，多为气血不足，血行无力，气虚血瘀；视网膜动脉变细，甚至呈白线条状，多为肝郁气滞，气血瘀阻；视网膜血管痉挛，动脉变细，反光增强，或动、静脉交叉处有压迹，或黄斑部有螺旋状小血管，多为肝肾阴虚，肝阳上亢。③血管阻塞：视网膜血管阻塞多为气滞血瘀，或气虚血瘀，或痰湿阻络；亦可为肝气上逆、气血郁闭，或肝火上炎、火灼脉道。

（5）辨黄斑区改变：①黄斑水肿与渗出：黄斑水肿渗出多为肝气犯脾，水湿停聚；水肿消退，遗留渗出物，多为气血瘀滞。若新旧渗出物混杂，多为阴虚火旺；若渗出物较为陈旧，多为肝肾不足。若黄斑水肿经久不消，多属脾肾阳虚，气化不利，水湿停滞。②黄斑出血：多为思虑过度，劳伤心脾，脾不统血；或热郁脉络；或阴虚火旺；或外伤。③黄斑色素沉着或黄斑囊样变性：多为肝肾不足；或脾肾阳虚，痰湿上泛。

五轮辨证虽对临床有一定指导意义，但也有其局限性，即偏重强调单一的轮脏属性。如白睛发黄，病位虽在气轮，但其因多不在肺，而是脾胃湿热交蒸肝胆，胆汁外溢所致。流泪一症，病位虽在内眦，但病因病机多与肝、肾、脾经相关。故临证时不可拘泥于五轮，应从整体观念出发，四诊合参，才能得出正确的辨证结论。

# 三、辨眼科常见症状与体征

## （一）辨视觉

（1）视物不清，伴白睛红赤或翳膜遮睛，属外感风热或肝胆火炽。

（2）视力骤降，伴目赤胀痛、瞳神散大者，多为头风痰火。

（3）眼外观端好而自觉视物渐昏者，多为气血不足，肝肾两亏，阴虚火旺或肝郁气滞。

（4）自觉眼前黑花飞舞，云雾移睛者，多为浊气上泛，阴虚火旺或肝肾不足。

（5）若动作稍过则坐起生花，多属精亏血少。

（6）目无赤痛而视力骤降者，多为血热妄行，气不摄血，气滞血瘀；或肝火上扰，肝气上逆。

（7）内障日久，视力渐降而至失明者，多属肝肾不足或气血两亏。

（8）入夜视物不见伴视野缩小者，多属肝肾精亏或脾肾阳虚。

（9）能近怯远者，为阳气不足或久视伤睛；能远怯近者，多为阴精亏损。

（10）目妄见、视物变色、视正反斜等，多为肝郁血滞，或虚火上炎，或脾虚湿聚。

（11）视一为二，多为风邪入络，或精血亏耗。

## （二）辨目痛

（1）外障眼病引起的目痛常为涩痛、磣痛、灼痛、刺痛，多属阳证。

（2）内障眼病引起的目痛常为酸痛、胀痛、牵拽痛、眼球深部疼痛，多属阴证。

（3）暴痛属实，久痛属虚；持续疼痛属实，时发时止者属虚；痛而拒按属实，痛而喜按属虚；肿痛属实，不肿微痛属虚。

（4）赤痛难忍为火邪实，隐隐作痛为精气虚；痛而喜冷属热，痛而喜温属寒。

（5）午夜至午前作痛为阳盛，午后至午夜作痛为阴盛。

（6）痛连巅顶后项，属太阳经受邪；痛连颞颥，为少阳经受邪；痛连前额鼻齿，为阳明经受邪。

（7）目赤涩痛、灼痛伴眵多黏结，多为外感风热；头目剧痛，目如锥钻，为头风痰火，气血瘀阻；目珠胀痛，多为气火上逆，气血郁闭。

（8）眼内灼痛，为热郁血分；眼球刺痛，为火毒壅盛，气血瘀滞；眼球深部疼痛，多为肝郁气滞或肝火上炎。

### （三）辨目痒目涩

（1）目痒而赤，迎风加重者，多为外感风热；痒痛并作，红赤肿甚者，为风热邪毒炽盛；睑弦赤烂，瘙痒不已，多为脾胃湿热蕴积；目痒难忍，痒如虫行，为风、湿、热三邪蕴结；痒涩不舒，时作时止，多为血虚生风。

（2）目干涩，多为津液耗损或精血亏少；目赤涩痛，伴目痒赤痛，羞明流泪，多为外感风热。

### （四）辨羞明

（1）羞明而伴赤肿痒痛流泪，多为风热或肝火；羞明而伴干涩不适、无红肿者，多为阴亏血少，风邪未尽；羞明较轻，红赤不显，多为阴虚火炎。

（2）羞明既无眼部红赤疼痛，又无赤脉翳膜，只是眼睑常欲垂闭，多为脾气不足或阳虚气陷。

### （五）辨眵泪

（1）目眵属外障眼病的常见症状，多属热。眵多硬结为肺经实热；眵稀不结为肺经虚热；眵多黄稠似脓为热毒炽盛；目眵胶黏多为湿热。

（2）迎风流泪或热泪如汤多为外感风热，责之肝肺；冷泪长流或目昏流泪，多为肝肾不足，或排泪窍道阻塞；眼干涩昏花而泪少者，多为阴精亏耗，有碍泪液生成，或为椒疮等后遗症。

### （六）辨翳膜

**1. 辨黑睛生翳**　古人将黑睛和晶珠的病变统称为翳。本处讨论的"翳"专指黑睛之翳，有新翳、宿翳之别。西医学的"翳"相当于中医学的"宿翳"。

（1）新翳：病初起，黑睛混浊，表面粗糙，轻浮脆嫩，基底不净，边缘模糊，具有向周围与纵深发展的趋势。荧光素溶液染色检查阳性，并伴有不同程度的目赤、涩痛、畏光流泪等症。

黑睛属肝，故新翳多从肝辨证。因新翳有发展趋势，易引起传变，且黑睛新翳亦可由他轮病变发展而来，故病变亦可波及黄仁及瞳神。病轻者经治疗可以消散，重者留下瘢痕而成宿翳。

（2）宿翳：黑睛混浊，表面光滑，边缘清晰，无发展趋势。荧光素溶液染色检查阴性，不伴有赤痛流泪等症状，为黑睛疾病痊愈后遗留下的瘢痕。根据宿翳厚薄浓淡的不同程度等，常将宿翳分为以下4类。①冰瑕翳：翳菲薄，如冰上之瑕，须在聚光灯下方能看见，西医学称云翳；②云翳：翳稍厚，如蝉翅，似浮云，自然光线下即可见，西医学称斑翳；③厚翳：翳厚，色白如瓷，一望即知，西医学称角膜白斑；④斑脂翳：翳与黄仁黏着，瞳神倚侧不圆，西医学称粘连性角膜白斑。

宿翳对视力的影响程度主要取决于翳的部位，而大小、厚薄次之。如翳虽小，但位于瞳神正中，则对视力有明显影响；如翳在黑睛边缘，虽略大而厚，对视力也无太大影响。

**2. 辨膜**　自白睛或黑白之际起障一片，或白或赤，渐渐向黑睛中央蔓延者，称为膜。若膜上赤丝密布者，为赤膜，属肝肺风热盛，脉络瘀滞；赤丝细疏，红赤不显者，为白膜，属肺阴不足，虚火上炎。凡膜薄色淡，尚未掩及瞳神者，病情较轻；膜厚色赤，掩及瞳神者，病情较重。

### （七）辨眼位改变

**1. 辨眼球突出**

（1）单侧眼球突出，转动受限，白睛浅层红赤浮肿，多为风热火毒结聚。

（2）双侧眼球突出，红赤如鹘眼，多因肝郁化火，火热上炎，目络涩滞所致。

（3）眼球骤然突于眶外，低头呕恶加重，仰头平卧减轻，多为气血并走于上，脉络郁滞所致。

（4）眼球突出，胞睑青紫肿胀，有明显外伤史，为眶内血络受损，血溢络外所致。

（5）眼球进行性突出，常为眼内肿瘤所致。

**2. 辨眼球低陷**

（1）眼球向后缩陷，称为膏伤珠陷，多因肾精亏耗或眶内瘀血机化所致；大吐大泻后眼球陷下，多为津液大伤。

（2）眼球萎缩塌陷，可由眼球穿破或瞳神紧小失治所致。

**3. 辨眼球偏斜**

（1）眼球骤然偏斜于一侧，转动受限，视一为二，恶心呕吐，多为风痰阻络。

（2）双眼交替向内或向外偏斜，自幼得之，多为先天禀赋不足。

**4. 辨眼球震颤**

（1）眼球震颤突然发生，伴有头晕目眩等症，多由风邪袭入或肝风内动引起。

（2）眼球震颤自幼即有，视力极差，多为先天禀赋不足，眼球发育不良。

（冯　俊）

# 第八章 眼科治则治法

## 第一节 眼科的治则与治法概述

中医眼科治则是指在中医基础理论指导下制定的对防治眼病具有普遍指导意义的原则，是传统中医理论在眼科学领域的延伸和体现，是中医眼科理论体系的重要组成部分。中医眼科的主要治则如下。

（1）治未病：强调预防疾病的重要性，包括未病先防、既病防变和瘥后防复。

（2）治病求本：强调针对疾病的根本原因和基本病机进行治疗。

（3）标本缓急：强调根据病情的轻重缓急来决定治疗的先后顺序，急则治标，缓则治本，抑或标本兼治。

（4）扶正与祛邪：强调治疗疾病时要扶正固本以增强机体正气，祛邪以消除病邪，恢复健康。

（5）三因制宜：强调根据时令、地域和患者的具体情况制定适宜的治疗方法，包括因时制宜、因地制宜、因人制宜。

治法是在治则框架下制定的针对疾病与证候的具体方法，治则指导治法的确立，治法是治则的具体化。审证立法，依法用方，故治法是组方、用方、选药的依据。各种疗法如针灸、推拿、外治、气功、食疗等，在具体运用中均需贯彻治则、治法的精神。中医眼科治法可分内治、外治两大类，内障眼病往往以内治为主，外障眼病多需配合点眼、洗眼、敷眼、手术等外治。针灸、按摩、推拿等方法，眼科亦常配合应用。此外，现代医学眼科的药物、手术与激光治疗，为眼病的治疗带来了巨大进步，这些优势疗法也需要广大中医眼科医生熟知。

## 第二节 眼科常用内治法

无论是外障眼病，还是内障眼病，均可根据眼部表现，结合全身症状进行辨证，用内治法来调整脏腑功能或攻逐病邪。现将常用内治法介绍如下。

## 一、祛风法

眼居高位，易受风邪侵袭，凡症见突然白睛红赤、黑睛新生翳障、胞睑疮疡初起，流泪羞明、恶寒发热，脉浮等，皆可应用本法。风邪侵袭引起的外障眼病有风寒、风热之分，其中以风热最常见。

（一）疏散风热法

本法是指使用由辛凉解表药物及苦寒清热药物组成的方剂，通过疏风散热，解除表证，用以治疗风热犯目引起的眼病的治法。

本法主要用于治疗风热眼病，症见外障眼病初起，胞睑红肿，白睛红赤，黑睛生翳，眼痒眼红，眵多流泪，全身症状可见恶风发热，舌质红、苔薄黄，脉浮数等。眼病中暴风客热、聚星障、凝脂翳、瞳神紧小等症初起，均可用本法治疗。

### （二）疏散风寒法

本法是指使用辛温解表药组成的方剂，通过辛温解表、驱邪通络，治疗风寒犯目引起的眼病的治法。

本法主要用于治疗风寒犯目引起的眼病，眼症可见眉心作痛、泪多难睁、泪冷眵稀，眼感紧涩不爽，睑硬睛疼，或胞睑虚浮，白睛淡红。全身症状可见恶风寒，发热头痛、身疼无汗或少汗，舌苔薄白，脉浮紧等。眼病中黑睛翳障、眉棱骨痛、风牵目斜等症初起，均可用本法治疗。

## 二、清 热 法

目病多火热，所以清热法在眼科中应用甚广。清热法是指使用以寒凉清热泻火药物为主的药物组成的方剂，以清除火热之邪为主要作用的治疗方法。清热法在临床具体运用时，必须依据脏腑辨证，结合五轮辨证，灵活使用。

### （一）清热泻火法

本法是指使用以寒凉药物为主的药物组成的方剂，通过清热泻火以消除眼部热性病症的治法。脾胃热毒上攻证者，症见胞睑红肿赤痛，口渴喜饮，便秘、溲赤，用清泻胃火法；肝火上炎证者，症见抱轮红赤、黑睛生翳、目珠疼痛，面红烦躁，舌边红、苔黄，用清泻肝火法；心火上炎证者，症见赤脉传睛、血翳包睛、刺痛泪出，漏睛溢脓，心烦不寐，舌尖红、苔黄，用清泻心火法；肺火上攻证者，症见白睛红赤、灼热疼痛，口干咽燥，用泻肺火法。

### （二）清热解毒法

火热与毒邪往往相兼致病，故泻火与解毒相辅相成。临床要根据火与毒孰轻孰重，结合脏腑辨证，灵活选方用药。

### （三）泻火通腑法

眼分五轮，分属五脏。脏腑有表里关系，故可使脏火从腑而解，尤其是阳明邪毒炽盛的急重眼病，可以应用泻火通腑法。阳明之火一降，各脏之火递减，眼症也随之而平，此所谓"釜底抽薪"之意。

### （四）清热凉血法

热邪由表入里，或寒邪入里化热，或脏腑毒炽盛，深入血分，均可用清热凉血法。清热凉血法多用于火热邪毒炽盛而致眼内出血者。

## 三、祛 湿 法

本法是指使用以芳香、淡渗、苦寒、健脾等药物为主组成的方剂，以清热燥湿、健脾利湿、温阳化湿，治疗湿浊上泛所致眼部病症的方法。

### （一）清热除湿法

本法是指使用以清热燥湿药物为主组成的方剂，治疗湿热袭目所致眼病的方法。此类眼病常表现为睑弦、胞睑红赤湿烂，白睛污黄带红，抱轮红赤，黑睛溃烂，或神水神膏混浊，视网膜水肿，瞳神紧小，迁延难愈等。全身症状多兼有心烦口苦，小便短赤，身重乏力，苔黄腻，脉濡数等。

### （二）健脾化湿法

本法是指使用以益气健脾、淡渗利湿药物为主组成的方剂，治疗因脾虚不能运化水湿，水湿上犯导致的眼病的方法。此类眼病常表现为胞睑浮肿，视物昏渺，视瞻有色，眼前黑影如蚊蝇飞舞，眼底黄斑水肿渗出。全身症状可见倦怠乏力，食少纳差，舌淡苔白，脉濡弱等。

### （三）温阳利湿法

本法是指使用由温阳化气、利水渗湿药物组成的方剂，治疗因阳虚气化失常，水湿停聚引起的眼病的方法。此类眼病常表现为胞睑虚肿，视神经、视网膜水肿，黄斑水肿等。全身症状可有小便不利，四肢重痛、肢冷形寒，舌淡苔白或白腻，脉沉等。

## 四、滋阴降火法

本法是指使用以寒凉滋润药物为主组成的方剂，通过滋养阴液、清降虚火，消除阴虚火旺证候，进而达到治疗疾病，滋阴明目效果的治法，适用于阴虚火旺的眼病。此类眼病常表现为眼球干涩，白睛微赤，黑睛星翳乍隐乍现，或翳陷不敛而赤痛不甚，或瞳神干缺，视物昏蒙，眼前黑花飞舞，黄斑部水肿等。全身症状可伴有口苦口干，潮热颧红，手足心热，盗汗，舌红苔黄，脉细数等。

## 五、理 血 法

本法是指使用由活血化瘀或凉血止血药物组成的方剂，治疗眼部瘀血或出血性疾病的方法，包括止血法和活血法。

### （一）止血法

**1. 凉血止血法**　是指使用由清热凉血药物组成的方剂，治疗由于热邪迫血妄行造成的出血性眼病的方法。此类眼病常表现为天行赤眼，血灌瞳神，出血性暴盲及目络阻塞性暴盲等。全身症状可有烦热不安、口干咽燥，舌质红，脉数等。

**2. 益气止血法**　是指使用由益气摄血药物组成的方剂，治疗因气虚不能摄血，络损血溢络外的出血性眼病的方法。此类眼病常表现为眼内出血，其血色较淡，血量较多，持续不止。全身症状可有头晕乏力、少气懒言，面色无华，胃纳不佳，舌淡脉弱等症。

### （二）活血祛瘀法

本法是指使用以活血祛瘀药物为主，适当配伍理气药物的方剂，用以消散瘀滞、活血通络，改善血行，促进眼部瘀血吸收的方法。本法可用于治疗外伤引起的胞睑红赤紫胀，白睛赤丝虬脉，白睛溢血等，或赤脉盘绕，血灌瞳神，神水混浊，神膏积血，或眼底出血等。除以上症状外，还可有眼部痛剧，持续不止，拒按，痛有定处，舌质有瘀点、瘀斑，甚或眼底病后期视力不提高等。

## 六、疏肝解郁理气法

本法是指使用疏肝解郁、调理气机的方药，以治疗肝气郁滞所导致的眼病的方法。"目病多郁"，故疏肝解郁理气之法在眼病治疗中被广泛应用，尤以青风内障、绿风内障、视瞻昏渺、暴盲、青盲等内障眼病为多。其症状可有目赤胀痛、眉棱骨痛，视物昏蒙，或视力剧降、瞳神散大、眼压升高、眼底脉络迂曲怒张等。全身常兼见头晕目眩、胸胁胀闷，嗳气，咽部似有物阻，神疲，烦躁易怒，妇女月经不调，脉弦等。

# 七、补　益　法

本法是指使用具有补益作用的方药，通过补益人体气、血、阴、阳，治疗各种虚证眼病的方法。

## （一）益气养血法

目得血而能视，气脱者目不明。神光依赖气血真精的滋养方能视万物。气血不足则导致肝劳、上睑下垂、圆翳内障、青盲、青风内障、高风内障等多种眼病。患者全身可有神倦乏力，少气懒言，动则汗出，面色少华，心慌心悸，爪甲淡白，舌淡脉虚等气血亏虚症状。

## （二）补益肝肾法

本法是通过使用具有补养肝肾作用的方药，治疗肝肾亏虚所致眼病的方法。本法可治疗肝劳、圆翳内障、青盲、视瞻昏渺，视瞻有色、青风内障，高风内障等病，临床症见目乏神光，视物昏花，眼前黑影，神光自现，冷泪常流等，以及黑睛翳障修复期，眼内干涩，瞳色淡白，瞳神散大或干缺等症。

## （三）温补肾阳法

本法较滋养肝肾法少用，是指用由温补肾阳为主的药物组成的方剂，治疗肾阳不足引起的眼病的方法。此类眼病常表现为目无光彩，视物昏花，视物变形，视物异色，夜盲。眼底检查可见视网膜水肿及渗出物久不消退。全身症状可有面色淡白，形寒肢冷，腰酸耳鸣，夜间多尿，阳痿早泄，舌淡脉弱等。

# 八、软坚散结法

本法是指用由祛痰软坚散结药物组成的方药，治疗各种内、外障眼病中痰湿互结、气血瘀滞引起的眼病的方法。此类眼病常表现为胞睑肿核，白睛结节隆起，眼底视盘、视网膜、黄斑区水肿渗出，眼内机化条膜形成等。患者全身可兼见胸闷多痰，心悸失眠，脉弦滑等症状。

# 九、退翳明目法

本法是指通过使用消翳退障的方药，来治疗各种原因导致的黑睛生翳的方法。本法可促进翳障的消散，减少瘢痕的形成。本法适用于聚星障、凝脂翳、混睛障等疾病，亦可治疗椒疮、火疳等变症引起的翳障。

# 第三节　眼科常用外治法

眼科外治法是运用药物或手术，从外部直接施治的方法。外治法在眼科应用甚广，在外障眼病的治疗中尤为突出。眼科传统外治法除滴眼、熏洗、敷、熨外，还包括钩、割、烙、针等治疗方法。现代中医眼科不仅继承了传统的外治法，而且吸收了现代眼科技术，积极改进，创新发展。

# 一、传统外治法

古代的医家也认识到，内服药物难以治疗椒疮颗粒、倒睫拳毛、眼生赘疣、胬肉攀睛、圆翳内障等疾病，而通过手术的方式则可以轻松将病变清除。手术治疗自古以来是中医眼科外治法之一，古称"手法"。大量文献记载了古代医家利用钩、割、镰、烙、针等器械进行眼部手术。这些手术方法及器械受历史条件所限，虽未能尽善尽美，但在千百年前就能应用，却是难能可贵的。传统的中医眼科外治法包括钩割法、镰洗法、熨烙法、针拨内障法等。

### （一）钩割法

本法是指用钩针钩起眼部需要割除的病变组织，用刀或铍针将之割除的方法，主要用于切除胬肉攀睛、息肉及其他眼表赘生物等。

### （二）镰洗法

本法是指用锋针或表面粗糙之器物轻刺或轻刮眼部病变处的手术方法，用于胞睑内有瘢痕或粗糙颗粒的疾病，如椒疮、粟疮等。

### （三）熨烙法

本法为用火针熨烙或药物熨敷治疗眼病的方法。"熨"即用药物加热，或掌心擦热，或用汤器放置在患处熨目，或在患处来回移动以治疗眼病的方法，具有热敷及药物治疗的作用。"烙"即用特制的烙器或火针对患处进行烙烫，以达到止血目的的方法，常用于钩割后止血，同时可防止胬肉攀睛等疾病的复发。

### （四）针法

**1. 三棱针法**　即锋针，主要用于刺刮患部及刺穴放血，主要用于赤热肿痛的实证外障眼病的镰洗手术，或是耳尖、指尖的放血治疗。

**2. 铍针法**　铍针尖如剑锋，两面有刃，可刺亦可割，适用于切除胬肉及其他眼部赘生物，并可用于穿刺切开排脓，或用于剔除白睛或黑睛的异物。

**3. 金针拨内障法**　是中医眼科治疗圆翳内障的传统手术方法，早在《外台秘要》中即有记载，至《目经大成》时其操作方法被归纳为八点，分别是审机、点睛、射覆、探骊、扰海、卷帘、圆镜、完璧。现代中医眼科在此基础上，吸收西医同类手术的优点，创立了白内障针拨术及白内障针拨套出术，用于白内障的手术治疗。

## 二、临床常用外治法

### （一）点眼药法

本法是将药物直接点入眼内，以达到消红肿、去眵泪、止痛痒、除翳膜及散大或缩小瞳孔的目的。本法适用于胞睑、白睛、两眦、黑睛部位的外障眼病，亦用于瞳神紧小、绿风内障等内障眼病及验光、眼底检查等。常用剂型有眼药水和眼药膏。

**1. 滴眼药水法**　患者取坐位或卧位，头微后仰。令患者双目上视，医生以手指或棉签轻轻向下拉开患者下睑，将 1～2 滴药水滴入内眦、眼睑内面或结膜囊内，然后将上睑稍提起，使眼药水充满整个结膜囊，嘱患者轻轻闭眼 2～3 分钟。注意滴药时不可将药水滴在黑睛上，以免引起反射性瞬目和流泪，导致眼药溢出。滴药用的滴管及药瓶的头部不可接触睫毛及皮肤，以免污染。使用具有毒性的药液（如毒扁豆碱或阿托品）时，滴后需用手指压迫泪囊部（睛明穴下方）数分钟，以防药液通过泪道及鼻腔黏膜吸收而引起全身中毒。

**2. 涂眼膏法**　患者取坐位或卧位，医生将药膏涂于患者眼睑内面下穹窿结膜内或眼睑患处，轻提上睑，然后闭合，使眼药膏涂布于眼球表面。涂眼药膏时，注意勿使眼膏被污染。

## （二）熏洗法

本法包括熏法与洗法。熏法是利用药液煮沸后的热气蒸腾上熏眼部；洗法是将煎剂滤清后淋洗患眼。一般多是先熏后洗，合称熏洗法。临床上可根据不同病情选择药物煎成药汁，也可将内服药的药渣再煎而作熏洗用。使用时要趁热将药液倒入容器内。熏眼时患者俯首面对热气熏眼，眼与药液距离以能耐受为度。用布巾将头及盛药器一并蒙盖则效果更佳，可使热气集中，作用较久。如所患为胞睑疾患，闭目熏蒸即可；如属眼球上的疾病，则嘱患者睁眼熏蒸，并频频瞬目，使药力均匀抵达病所。洗眼时将煎好的滤净药液置于一器皿内，用消毒纱布或棉球渍水，自内眦部不断淋洗眼部，亦可使用洗眼壶进行冲洗。熏洗眼时需注意温度适宜，避免烫伤，且所有用品需消毒。眼部新鲜出血或恶疮者忌用。

## （三）敷法

敷法分药物敷与非药物敷两类。药物敷是将药物加入赋形剂调制成糊状，或者把新鲜的药物捣烂，将药物涂抹或贴敷于胞睑及其周围皮肤上，使之发挥治疗作用的治疗方法。非药物敷又分为热敷法和冷敷法。热敷法是以热的药液或热水浸湿纱布，趁热敷眼。亦可用毛巾裹热水袋敷眼，或用生盐、葱白、生姜、艾叶等温散寒邪之药炒热，布包趁热敷熨患眼或太阳穴、百会穴、涌泉穴等。冷敷法是将冰块或冷水浸湿的纱布、毛巾等冷物置于患眼局部以达到清热凉血、止血止痛作用的方法。

## （四）冲洗法

在历代中医眼科医籍中，均记载有用药汁、盐水、清水等冲洗眼部的方法。现代多采用结膜囊冲洗法及泪道冲洗法两种。

**1. 结膜囊冲洗法** 是使用生理盐水或药液冲洗、去除结膜囊的异物、分泌物以清洁消毒的方法。操作时，患者取坐位或卧位，头后仰稍偏患侧，操作者将受水器贴紧面颊部颧骨突的下方皮肤，并于外耳道塞一棉球，以防冲洗液流入耳内。操作者用手指轻轻分开患眼胞睑，右手持洗眼壶或吊瓶冲洗头，距眼 2～3cm，先冲洗眼外及睑缘，再冲洗结膜囊。冲洗时嘱患者睁眼并转动眼球，以扩大冲洗范围。若眼眵较多，内眼术前冲洗或结膜囊有异物时，应翻转上、下胞睑，暴露睑结膜及穹窿部，彻底冲洗。冲洗完毕，用消毒纱布擦干眼周皮肤，然后除去受水器。

**2. 泪道冲洗法** 是用具有治疗或清洁泪道作用的药液注入泪道，以达到探测和治疗泪道疾病目的的方法。操作时，患者取仰卧位或坐位，操作者先进行表面麻醉。操作者右手持钝针头注射器，将钝针头垂直插入下泪点深约 2mm，然后向内转 90°成水平位，沿泪小管缓慢向鼻侧推进，待进针3～5mm 时缓慢注入冲洗液。冲洗液全部流入鼻咽部为泪道通畅；若针头碰到骨壁，冲洗液完全反流则为鼻泪管阻塞；针头未能碰到骨壁而冲洗液反流则提示泪小管或泪总管阻塞；部分反流则提示泪管狭窄。

## （五）注射法

**1. 球结膜下注射法** 用于治疗瞳神紧小、黑睛深层病变等疾病，亦可用作手术局部麻醉。注射前先作表面麻醉，操作者用手指分开眼睑，嘱患者向注射部位相反的方向转动眼球，将注射针头斜面向上，避开血管，呈 10°～15°轻轻刺入球结膜，然后缓缓注入药液。接着开下睑，充分暴露下方的球结膜，另一手持装有药液的注射器，将注射头针孔向上，在近穹窿部位刺入球结膜。若为散瞳药物，应尽量靠近角膜缘进针。针头方向与眼球呈 10°～15°（切忌垂直），以防刺穿眼球，同时要避开血管，然后缓缓注入药液。

**2. 球后注射法** 多用于治疗眼底病变，或内眼手术麻醉。注射前常规消毒患眼下睑及近下睑的眶缘皮肤。嘱患者眼球向鼻上方注视固定，在眶下缘的外中 1/3 交界处皮肤或外下方穹窿部处进针，垂直刺入皮肤 1～1.5cm，然后将针尖微倾约 45°斜向鼻上方，向眶尖方向缓缓推进，深 2.5～3.0cm，使针尖恰好在肌锥内，抽吸无回血，则缓缓注入药液。出针后稍压针孔，并轻轻按摩眼球，促进药液迅速扩散。

# 第四节　激光在眼科治疗中的临床应用

激光是单色光，相干性好，方向性强，在医学领域被用来凝固和切削组织，能够使组织爆破、分离。眼科临床常用的激光包括 Q 开关 Nd:YAG 激光、氩激光、氪激光、准分子激光、飞秒激光等。

## 一、YAG 激光

YAG 激光属于离子效应激光。其利用等离子体的微小爆炸效应，可使照射部位组织发生微小爆炸。爆炸和冲击波的机械作用使组织破坏裂解，进而出现裂隙或小而深的孔。临床常用于治疗后发性白内障、虹膜周边打孔、虹膜粘连分解、玻璃体条索分解等。

## 二、氩激光、氪激光

氩激光和氪激光在眼科临床中具有重要应用。氩激光是一种气体离子激光，发射蓝绿混合双色光。蓝光主要作用于视网膜内层；绿光穿透力较强，作用于色素上皮层。氩激光主要用于视网膜光凝和激光小梁成形术等治疗。氪激光能产生多种波长的激光，包括绿光、黄光、黄绿光和红光，这些波长的激光被色素组织吸收，适用于治疗眼底疾病。绿光用于视网膜血管病变和裂孔治疗，黄光用于黄斑部病变，红光则用于视网膜下新生血管和脉络膜病变等。因氪激光对视网膜神经上皮层损害较小，故特别适合治疗黄斑区病变。

## 三、准分子激光

准分子激光（excimer laser）中应用于眼科临床的主要为氟化氩（ArF）激光，可输出波长 193nm 的远紫外光。它具有精确去除角膜组织的能力，能使角膜切削表面非常光滑。应用准分子激光时按照预先设置的程序，切削小量角膜组织改变角膜曲率，减弱或增强屈光力，从而矫正近视、远视或散光。

目前手术方式包括准分子激光屈光性角膜切削术（photorefractive keratectomy，PRK）、准分子激光角膜原位磨镶术（laser-assisted in situ keratomileusis，LASIK）、准分子激光上皮下角膜磨镶术（laser-assisted subepithelial keratomileusis，LASEK）、Epi-LASIK 和前弹力层下激光角膜磨镶术（sub-bowman-keratomileusis，SBK）。

## 四、飞秒激光在眼科的运用

飞秒激光（femtosecond laser）是一种以脉冲形式工作的激光。脉冲持续时间只有几飞秒，具有非常高的瞬时功率。飞秒激光还具有很强的聚焦性。飞秒激光技术目前在医学上已应用于许多领域，在眼科方面主要用于与准分子激光技术相结合进行角膜屈光手术、角膜移植等。全飞秒角膜屈光手术，尤其是飞秒激光小切口角膜基质透镜取出术（femtosecond laser small incision lenticule extraction，SMILE），目前已成为角膜屈光手术的主流术式之一。

（张铭连　王　浩）

# 第九章

中医特色技术

## 第一节　眼科针灸推拿疗法

目为宗脉之所聚，脏腑之精气通过经络上滋于目而视物精明。眼科针灸、推拿疗法是根据眼与脏腑经络的关系，辨证选穴，通过针刺、艾灸、推拿刺激穴位，以疏通经络、调和阴阳、扶正祛邪，从而达到治疗眼病和眼睛保健目的的方法。

## 一、体　针　疗　法

针刺治疗眼病，古已有之。早在《灵枢·热病》中就有"目中赤痛，自内眦始，取之阴跷"的记载。《针灸甲乙经》中记载了主治眼病的穴位 36 个，可治疗眼病 30 余种。《秘传眼科龙木论》有专门的"针灸经"篇。《审视瑶函》于书中详列了针灸治疗要穴图像。

眼科体针疗法是用毫针在人体经络穴位上进行针刺，以疏通经络、调和气血、祛除病邪，从而治疗眼病的方法。本法以脏腑经络为基础，根据临床表现辨明寒热虚实，进行辨证选穴，以眼局部取穴与远端取穴相结合，或补或泻，辨证施针。因眼球结构精细，眶内血络丰富，针时若稍有不慎，则易误伤眼球，损及血络组织，造成眼外伤或眶内出血等意外。故针刺眼周围穴位时，须认真仔细，一般采用留针方法而不捻转提插，远端穴位则无此禁忌。现将眼科常用穴位作如下介绍。

（一）眼周及头面部穴位

1. **睛明**　可治迎风流泪、上胞下垂、风牵偏视、风热眼病、火疳、目眦痒痛、黑睛翳障、圆翳内障、能近怯远、眉棱骨痛及多种瞳神疾病。
2. **攒竹**　主治目赤肿痛、目眦痒痛、眉棱骨痛、上胞下垂、迎风流泪、视物模糊、能近怯远等。
3. **丝竹空**　可治针眼、胞轮振跳、风热赤眼、上胞下垂、风牵偏视、聚星障、火疳、瞳神紧小等。
4. **瞳子髎**　可治针眼、风牵偏视、青风内障、绿风内障、目痒、瞳神紧小等。
5. **阳白**　可治胞轮振跳、上胞下垂、黑睛翳障、风牵偏视、青风内障、绿风内障等。
6. **四白**　可治目赤痒痛、能近怯远、风牵偏视、聚星障、青风内障、绿风内障、视物无力等。
7. **承泣**　可治针眼、流泪症、胞轮振跳、风牵偏视、能近怯远及各类内障眼病。
8. **眉冲**　可治头目疼痛、绿风内障等。
9. **角孙**　可治针眼、目赤肿痛、黑睛翳障等。
10. **头临泣**　可治流泪、黑睛翳障、目赤肿痛、圆翳内障、视瞻昏渺等。
11. **目窗**　可治风热赤眼、睑弦赤烂、黑睛翳障、青盲等。
12. **颧髎**　主治口眼㖞斜、胞睑振跳、迎风流泪等。
13. **迎香**　主治口眼㖞斜、白睛红赤、怕日羞明、鼻塞流泪。
14. **听会**　主治口眼㖞斜、目眩泪出、目视不明。

**15. 翳风** 主治口眼㖞斜、赤白翳膜、畏光流泪、头痛目眩、目昏视渺、视一为二等。

**16. 完骨** 主治目泣泪出、目视不明及诸多内障眼病。本穴可与风池穴交替应用。

**17. 曲鬓** 主治目外眦痛、目赤肿痛。

（二）经外奇穴

**1. 四神聪** 可治头目疼痛、上胞下垂、眩晕等。

**2. 印堂** 可治胞睑肿痛及生疮、白睛红赤、黑睛星翳等。

**3. 上明** 位于眉弓中点，眶上缘下。可治目眶疼痛、目赤生翳、风牵偏视等。

**4. 太阳** 可治各种内外障眼病及不明原因的眼痛、视力下降等。

**5. 球后** 主治大致同承泣，两穴可交替使用。

**6. 翳明** 可治黑睛翳障、圆翳内障、夜盲、青盲等。

**7. 耳尖** 可治风热赤眼、天行赤眼、暴翳等。

**8. 四缝** 可治疳积上目等。

**9. 鱼腰** 可治针眼、上胞下垂、目眶痛、胞睑䐴动等。

（三）躯干四肢穴位

作为远端穴位，常与眼周围穴位配用。

**1. 曲池** 主治目赤肿痛、视物昏花。

**2. 臂臑** 主治青盲、目涩不适、外障生翳。

**3. 二间** 主治目昏不见、口眼㖞斜、睑缘赤烂、羞明畏光。

**4. 合谷** 主治偏正头风、口眼㖞斜、迎风流泪、暴赤肿痛、眼生翳膜、小儿雀目、诸多内外障眼病。

**5. 三阴交** 主治肝、脾、肾三阴不足，上胞睑启举乏力，视物昏蒙及多种内障眼疾。

**6. 足三里** 主治胞轮振跳、上睑下垂、视物无力、视一为二、眼睑疖、青盲等诸多内障眼病。

**7. 神门** 主治头晕目眩、失眠、视物昏花、视无为有、电光夜照诸症。

**8. 天柱** 主治目赤肿痛、视一为二及诸多内障。本穴可与风池穴交替应用。不可向上方深刺，以免伤及延髓。

**9. 膈俞** 主治高风内障及各类慢性内障眼病。

**10. 肝俞** 主治目赤生翳、眦赤痛痒、泪出多眵、目睛上视、雀目、视物昏暗及诸多内障眼病。

**11. 肾俞** 主治目昏头眩、视物昏蒙、青盲、能近怯远、能远怯近、色盲及诸多内障眼病。

**12. 申脉** 主治口眼㖞斜、目内眦痒痛、目赤肿痛、目偏视。

**13. 太溪** 主治视物昏蒙、目干涩。

**14. 内关** 主治神光自现、目视不明、云雾移睛、偏头痛、目偏视、青风内障、绿风内障等。

**15. 天髎** 主治目视不明、视一为二、青风内障、暴盲等。

**16. 外关** 主治迎风冷泪、风弦赤烂、暴赤肿痛、能近怯远、目生翳膜、隐涩难开、视一为二等。

**17. 风池** 主治头痛目眩、流泪、目内眦痛、目珠斜视、上睑下垂、视一为二、视物变形变色、暴盲、青盲、夜盲、圆翳内障、视物昏花、绿风内障、青风内障等诸多疾患。

**18. 光明** 主治目痒目痛、目生翳膜、高风雀目、青盲及各类内障。

**19. 阳辅** 主治外眦赤痛、偏侧头目痛、畏光流泪。

**20. 丘墟** 主治目赤肿痛、目生翳膜、目视不明。

**21. 大敦** 主治暴盲、眼内血症、绿风内障等。

**22. 行间**　主治流泪羞明、目瞑不欲视、口眼㖞斜、肝虚雀目、青盲等。

**23. 太冲**　主治口眼㖞斜、目赤肿痛、目翳等。

**24. 关元**　主治各类虚性内障、视物昏花、目干涩、高风内障等。灸之具有眼部保健作用。

**25. 气海**　主治气虚视物昏花诸证。

**26. 大椎**　主治眼睑抽搐、胞轮振跳、目赤流泪、风赤疮痍、青盲、诸风内障、视瞻昏渺、劳伤虚损目昏等。

**27. 风府**　主治头眼疼痛、目赤肿痛、黑睛星翳、视一为二。

**28. 上星**　主治迎风流泪、目赤肿痛、视物昏蒙。

**29. 百会**　主治头痛、目暴赤肿、涩痛难开及各种内障视力下降者。

**30. 神庭**　主治头痛目眩、目赤肿痛、黑睛生翳、羞明流泪、小儿雀目。

**31. 命门**　主治视瞻昏渺、高风内障、青盲、雀目、目睛直视等。

# 二、耳针疗法

耳针疗法是用毫针或环针在耳穴或耳部压痛点进行针刺，以治疗疾病的方法。耳穴虽多，但其分布有一定规律。如与面颊相应的穴位在耳垂部位；与上肢相应的穴位在耳舟；与下肢相应的穴位在耳轮上、下脚；与躯干相应的穴位在耳轮体部；与胸腔器官相应的穴位在耳甲腔；与腹腔器官相应的穴位在耳甲艇，其中与消化器官相应的穴位在耳轮脚周围。取穴时，可根据相应部位取穴原则，结合中医理论辨证取穴，并可融合现代医学理论或通过压、揉、触等方法寻找敏感点，宜少而精。

（一）常用耳穴

**1. 耳尖**　主治目赤肿痛。

**2. 胃**　主治上胞下垂。

**3. 脾**　主治视物昏蒙、上胞下垂、睑腺炎。

**4. 肝**　主治眼病诸疾。

**5. 心**　主治视物昏蒙、近视。

**6. 肺**　主治白睛红赤、迎风流泪。

**7. 肾**　主治视物昏蒙、夜盲。

**8. 肾上腺**　主治视物昏蒙、远近不能、夜盲。

**9. 皮质下**　主治头痛目眩、视物昏蒙。

**10. 交感**　主治视物昏蒙。

**11. 内分泌**　主治视物昏蒙。

**12. 目 1**　主治眼病诸疾。

**13. 目 2**　主治眼病诸疾。

**14. 眼**　主治眼病诸疾。

（二）操作方法

患者取坐位，操作者选准穴位后，常规消毒。操作者以左手示指和中指托住耳背相应部位，右手持毫针直刺、平刺或斜刺穴位。如果用特制环针，则用止血钳夹住环针，对准耳穴快速刺入，但不应穿破耳廓，之后取小方块胶布贴于耳穴上。亦可采用耳穴压丸（如王不留行籽）法，胶布固定，每日自行按压。实证、急证用强刺激，虚证用轻刺激，3 次/日，每次每穴 2~3 分钟。

（三）注意事项

耳廓冻伤或有皮损时，应禁针；有习惯性流产之孕妇，不宜用耳针；年老体弱的高血压、心脏病患者，针刺前后均应适当休息，针刺手法宜轻巧，留针时间不可太长。

# 三、梅花针疗法

梅花针为皮肤针之一，因针柄一端集针五枚，形如梅花而得名。梅花针疗法为丛针浅刺法，通过叩打体表一定部位，经由皮肤、孙脉、络脉和经脉通路，起到调整脏腑虚实，运行气血，通经活络，促使功能恢复的作用。眼科常用此法治疗眼底病。

（一）眼病常刺部位

**1. 头部**　按督脉、膀胱经、胆经各经循行路线，由前发际至后发际之脑户穴、玉枕穴、风池穴及两侧颞部，由上向下进行。具有醒脑宁神，增进视力，扩大视野之功。

**2. 眼部**　第一行从眉头沿眉毛至眉梢部，经攒竹、鱼腰至太阳；第二行由目内眦经上眼睑刺至目外眦部，经睛明、上明、鱼尾至瞳子髎；第三行由目内眦经眶下缘刺至目外眦部，即经睛明、球后、鱼尾至瞳子髎。

**3. 脊背部**　第一行刺脊柱两侧膀胱经第一线，由上向下叩刺；第二行刺脊柱两侧膀胱经第二线，方法同第一行。

**4. 项部**　由脑户穴刺至大椎穴上；由风池、天柱刺至第六颈椎棘突旁。

（二）针刺方法

针刺部位先皮肤消毒。医者用右手握针柄，环指和小指将针柄末端固定于小鱼际处，使针柄末端露出于掌后 2～5cm，以拇指和中指夹持针柄，示指置于针柄中段上面。

（三）注意事项

（1）局部皮肤有创伤及溃疡者，不宜使用。

（2）叩刺力度可以有轻重之别，针尖接触皮肤的时间有短长之分，但需注意如下几点：一要弹刺，即运用腕部上下活动和针柄自身的弹性叩刺。二要直刺，即针尖起落要与被刺部位皮肤面成垂直方向。三要勾刺，即叩刺速度要均匀，幅度要一致。四要稳刺，针刺部位需准确无误，针距相同，常为 1.0～1.5cm。

# 四、头皮针疗法

头皮针疗法，又名头针疗法、颅针疗法，是将中医针刺疗法与现代医学关于大脑皮质功能定位的理论相结合，以针刺头皮上特定的区、线，用来治疗疾病的方法。此法对脑源性疾病具有特殊疗效，眼科常用于治疗青盲等内障眼病。

（一）眼病常刺区线

**1. 枕区**　枕上正中线：枕部，为枕外粗隆上方正中的垂直线，即自强间至脑户穴，属督脉经。枕上旁线：枕部，与枕上正中线平行旁开 0.5 寸（相当于视区部位），属足太阳膀胱经。枕下旁线：枕部，为枕外粗隆下方两侧 2.6 寸的垂直线，即自玉枕至天柱穴，属足太阳膀胱经。

**2. 顶区**　顶中线：头顶部正中线，自百会至前顶穴，属督脉经。

（二）针刺方法

以手法针刺为主，亦可配合电针、艾灸、梅花针等。

针刺时，患者取坐位、平卧位或侧卧位。操作者常规消毒皮肤，手持毫针，与头皮呈 15°，运用指力使针尖快速透入皮肤。针进腱膜下层后，将针体平卧，缓插 1 寸左右，然后用爆发力向外速提 3 次，每次至多提出 1 分许，又缓插至 1 寸。如此反复运针多次，直到得气为止，此法称为抽气法。进气法则是依上法进针后，用爆发力向里速插 3 次，每次至多插入 1 分许，又慢提至 1 寸，反复运针，至得气为止，可留针 5～10 分钟。

（三）注意事项

（1）头皮有感染及新近创伤、手术者不宜针刺。
（2）小儿及孕妇不宜针刺。
（3）有出血性中风病史者不宜针刺。
（4）针刺时勿刺在皮内或骨膜。

# 五、三棱针疗法

三棱针是点刺放血治疗的工具。用其刺破一定穴位或浅表血络，放出少量血液以达到治病祛邪目的的为三棱针疗法。眼科主要将此法用于外障眼病属实证者。

（一）眼病常刺部位

耳尖、屏尖、太阳、印堂、攒竹、丝竹空、鱼腰、上星等。

（二）操作方法

操作前，在预定针刺部位上下用左手拇指与示指向针刺处推按，使血液积聚于针刺部位，继之常规消毒。针刺时，医者用左手拇、示、中 3 指挟紧被刺部位，右手持针，用拇指与示指捏住针柄，中指指腹紧靠针身下端，针尖露出 1～2 分，对准已消毒部位刺入 0.5～2 分深后随即迅速抽针，轻轻挤压针孔周围，使出血少许，然后用消毒棉球按压针孔。

（三）注意事项

（1）注意无菌操作，以防感染。
（2）手法宜轻、浅、快，使出血少许为佳，切勿刺伤深部动脉，以防大出血。
（3）一般 3 日 1 次，不宜过勤。

# 六、电针疗法

电针疗法是用电针仪输出脉冲电流，通过毫针作用于经络穴位，以治疗疾病的方法。其刺激作用较强，若运用得当，可增强治疗效果。

（一）操作方法

在使用电针仪前，必须先把强度调节旋钮调至零位（无输出），再将电针仪上每对输出的两个电极分别连接在两根毫针上（通常为 26～28 号毫针），相邻相近的两毫针间应以干棉球相隔，以免短路。通电与断电时应注意逐渐加大或减小电流强度，以免患者受到突然刺激。通电时间通常为 5 分钟左右，从低频到中频，使患者出现酸、胀、麻、热等感觉或局部肌肉作节律性收缩。电针时间长后，患者会逐渐产生耐受性，此时可适当增加刺激强度，或采用间歇通电的方法，即通电几分钟后，停几分钟，然后再通电。

（二）注意事项

（1）治疗前应检查电针仪输出是否正常，如不正常，应及时维修。

（2）因电针针感较强，通电后患者可能产生肌肉收缩，故应预先向患者解释清楚，以取得其配合。

（3）医者应严格遵守操作规程，使电流强度从小到大，至患者耐受为止，切忌突然加强。

# 七、眼 科 灸 法

传统灸法主要指艾灸。灸法通过对经络的温热刺激，可起到温经通络、调和气血、扶正祛邪、防病治病的作用。

适应证：近视、弱视、白涩症、目倦、眉棱骨痛、风牵偏视、高风内障等。

禁忌证：眼部炎症（如风热赤眼、天行赤眼、凝脂翳、瞳神紧小、目系暴盲等）、皮肤破损、绿风内障、眼科血证等禁用灸法。

# 八、眼科推拿疗法

眼科推拿疗法是以推拿手法作用于眼周相关穴位或机体部位以治疗眼病、缓解眼部不适或保健眼睛的治疗方法，亦称按摩疗法。推拿、按摩可使眼部经络通畅、营卫调和、气血流畅，达到化瘀行气、止痛消胀、扶正散邪等目的。常用于治疗眼部气滞血瘀所导致的各种病症，并可适宜缓解眼部疲劳，亦可用于明目保健。常用的手法有一指禅推法、点法、抹法、揉法、拿法等。一指禅推法、点法的作用部位固定、准确、深透，得气也快。抹法和揉法施术于眼周组织，是缓解眼周肌肉疲劳、放松眼睛的最合适手法。

推拿常用穴位、部位：①眼区穴位，如攒竹、太阳、四白、阳白、瞳子髎等；②其他具有治疗眼病作用的穴位，如风池、合谷、内关、外关、手三里、足三里、光明、三阴交、肝俞、肾俞等；③相关部位，如眶周、颈项部、额部、背部等。手法有点、按、拨、揉、捏、提、推等，应根据施术部位及不同眼病选择。

推拿疗法亦可与药物作用相结合。如《审视瑶函》记载有"摩顶膏"，即以药物熬制成膏涂于头顶再加以按摩的方法。《秘传眼科龙木论》也记载有点眼药后按摩鱼尾穴的方法。

# 第二节 刮 痧 疗 法

眼科刮痧疗法是将刮痧法用于治疗眼病的方法。刮痧具有散风清热、祛邪活血等作用，常用于治疗风邪袭表诸证。眼科刮痧疗法亦适用于各类风邪侵袭的眼科病症，如针眼、风赤疮痍、眼丹、风热赤眼等。

刮痧部位为背部脊柱两侧、额头，上肢内侧的肘内腕内、下肢的腘窝部等。操作时在刮痧部位涂润滑剂，以边缘光滑的汤匙、硬币、牛角板等反复刮之，至局部皮肤出现紫红或紫色斑点为止。实热较重时可继以三棱针点刺紫瘀部位，挤出紫黑色血液，后涂以抗生素眼膏。一般只行一次刮痧，不宜重复进行。

局部皮肤有湿疹、溃疡等皮肤疾患时不宜使用刮痧疗法。

## 第三节 耳穴压豆法

本法是指使用豆状物贴压耳穴以防治疾病的方法。可用于风热赤眼、针眼、近视、青风内障等眼病的治疗。常用耳穴如耳尖前、耳尖、屏尖、脑干、肝、眼等。

操作方法：对患者耳廓进行常规消毒，医者一手固定耳廓，另一手用镊子夹取耳穴压豆贴片，贴压耳穴并适度按揉。贴片留置约 3 日，或视病情而定。

## 第四节 穴位注射疗法

穴位注射疗法，是在人体一定部位或穴位中注入某种药物，通过针刺和药液的双重作用以治疗疾病的方法，又称"水针疗法"。眼科常用于高风内障、青盲等内障眼病的治疗。常用穴位有肝俞、肾俞、足三里、三阴交、球后、风池等。常用药物有复方丹参注射液、血栓通注射液及维生素 $B_{12}$ 等，可肌内注射或静脉滴注，根据病情酌情选用。

操作方法及注意事项：常规消毒患者穴位皮肤，医者手持盛有药液的注射器，用 6 号注射针头从穴位皮肤斜刺而入，于皮下注入约 0.5ml 的药液，使局部皮肤稍有隆起即可。注意确认针头不在血管内方可注药，注药速度不可过快，一次注入的药量不宜过多。刺激性小的药物可较大量，刺激性强的药物，用量尽可能小。一般可隔日注射 1 次，或视病情而定。项部、脊背部及胸部穴位注射时，应注意针刺深度及角度，以防伤及内脏及神经组织。

## 第五节 中药离子导入法

中药离子导入法又称"直流电药物离子透入疗法"。该法是基于中医学的辨证论治理论，采用个体化用药联合离子导入的电刺激作用，使药物在眼局部获得较高浓度，让药理作用得以充分发挥，提高治疗效果的一种中医外治法。

## 第六节 雾 化 法

雾化法是将中药单味药或者复方制剂煎煮取汁并经超声雾化设备直接作用于眼局部进行治疗的一种方法。该法适用于结膜炎、干眼症等多种外障眼病及部分内障眼病。注意：药液距离患眼 15～20cm，温度 20～25℃。

（王 影）

# 第十章 眼科检查

眼科检查是现代眼科学中进展最快的领域之一。眼科检查是眼病诊断、病情评估的重要依据，包括视功能检查、眼部检查、眼科影像学检查等。

## 第一节 眼科常用检查法

### 一、视功能检查

（一）视力

视力又称视锐度（visual acuity），主要反映黄斑中心凹的视功能状态（中心视力）。可分为远视力和近视力，后者为阅读视力。临床诊断及视残等级一般以矫正视力为准，即验光试镜后的视力。视力评估将≥1.0 的视力作为正常视力，发达国家将视力<0.5 称为视力损伤，作为能否驾车的标准。世界卫生组织的标准规定，矫正视力<0.3 但≥0.05 为低视力，<0.05 则为盲。

**1. 视力表示法** 国际标准视力表 1.0 的标准为能够分辨 1′视角的视标的视力。视力的计算公式为 $V=d/D$。$V$ 为视力，$d$ 为实际看见某视标的距离，$D$ 为正常眼应当看见该视标的距离。国际视标视力表上 1.0 及 0.1 行的视标分别为 5m 及 50m 处能分辨 1′ 的视标。若在 5m 处才能看到 50m 处的视标，代入上述公式，则视力（$V$）=5m/50m=0.1。

我国通用的"国际标准视力表"采用小数表示，存在视标增进率不均且视力统计不科学的缺点。如视标 0.1 行比 0.2 行大 1 倍，而 0.9 行比 1.0 行大 1/9，视力从 0.1 提高到 0.2 困难，而从 0.9 提高到 1.0 容易。20 世纪 60 年代后期，缪天荣设计了对数视力表，视标按几何级递增，视力计算按数学级递减，相邻组两行视标大小之恒比为 1.26。但这种对数视力表每行视标数不同，拥挤效应不一致，且采用的是五分记录法。

ETDRS 视力表是根据 Sloan 字母和 Bailey-Lovie 视力表的行间距制成的特殊视力表。一套 ETDRS 视力表共 3 张，字母排列组合没有重复性，分别用于检查右眼、左眼和无标记验光。与对数视力表相比，ETDRS 视力表可避免视标间距和排列密度不均等引起的干扰，被认为是检测视力的"金标准"，常在糖尿病视网膜病变、青光眼、病理性近视黄斑病变等临床研究中应用。

**2. 视力检查法** 测量视力应于两眼分别进行，一般先右后左。测量时可用小板遮盖对侧眼，但应避免压迫眼球。视力表需按标准亮度照明。视力表放置高度应使视标与受检眼等高为宜。指点视力表上的字符应由上而下，受检者需在 3 秒内指出字符的缺口方向，能完全正确认清的那一行的标志数字为受检者的视力。如戴眼镜则应先查裸眼视力，后查戴镜矫正视力。若受试者视力低于 0.1，应嘱受检者逐步向视力表走近直到认清。远视力检查距离为 5m，以实际距离计算，如辨认清楚最大视标（相当于 0.1）时的距离为 3m 时，则测算出视力（$V$）=0.1×3m/5m=0.06。

如走到距视力表 1m 处仍不能清楚分辨 0.1 的视标，则查指数（counting fingers，CF），记录为距多少厘米指数，如"指数/15cm"。如距离眼 5cm 处仍不能正确数指，则查手动（hand motions，

HM），记录能正确判断手动的距离，如"手动/10cm"。如眼前手动不能识别，则查光感（light perception，LP），在暗室内用烛光或手电照射受检眼，将对侧眼遮盖不透光，测试是否有光亮，记录"光感"或"无光感"并记录光线的距离，一般以 5m 为止。对有光感者还要检查光源定位能力。嘱患者向前方注视不动，将光源放在受检眼前 1m 处上、下、左、右、左上、左下、右上、右下等变换光源位置，用"+""–"表示光源定位的阳性和阴性。

近视力检查多选用 Jaeger 近视力表，检查距离为 30cm。对于屈光不正者，则需要改变检查距离才能测得最好近视力。距离越近，近视力越好，可能为近视；距离越远，近视力越好，可能为远视或老视。以能看清最小一行字母为检查结果，记录为 J1～J7，并注明检查距离。

### （二）色觉

色觉是人眼对不同波长光线成分的感知功能。色觉检查属于主观检查，假同色图（色盲本）是最广泛应用的色觉检查法。检查时将假同色图放置于眼前 50cm 处，在自然光下让受试者每张图阅读时间约 5 秒，根据受试者阅读错误的数量及读错的图形类型，对色觉进行粗略判断。正常人应在 5 秒内准确读出。能够认出图案，但表现出困难或辨认时间延长者为色弱。正常人以颜色来辨认，色盲者只能以明暗来判定。

### （三）立体视觉

立体视觉也称深度觉，是感知物体立体形状及不同躯体相互远近关系的能力。许多职业如驾驶员、机械零件精细加工者、绘画雕塑者等都要求具备良好的立体视觉。立体视觉一般需以双眼单视为基础。双眼单视功能分为三级：Ⅰ级为同时视；Ⅱ级为融合视；Ⅲ级为立体视。立体视觉检查可利用同视机，或采用 Titmus、Frisby、颜少明立体检查图谱等。

### （四）对比敏感度

对比敏感度是检测视觉功能的指标之一，是指人眼在不同空间明亮对比变化下，对不同空间频率的正弦光栅视标的识别能力。包括空间对比敏感度（spatial contrast sensitivity，SCS）和时间对比敏感度（temporal contrast sensitivity，TCS）。在同一空间频率，人眼所能识别的最小对比度称为 CS 阈值。将不同的空间频率作为横坐标，对比敏感度函数（contrast sensitivity function，CSF）作为纵轴，便可绘制出一条对比敏感度函数曲线。正常人的 CS 曲线为一倒"U"形，即对中空间频率区的正弦波条栅的 CS 高，对低、高空间频率的正弦波条栅的 CS 较低。CS 检测可以定性预测患者的空间视觉活动能力，也可以定量评价白内障患者的视觉功能及屈光手术后的视觉质量。CS 的主要检测方法有低对比度字母表、光栅图片、正弦光栅条纹检查法如 CSV-1000 等。

## 二、泪腺分泌功能检查法

临床上常用 Schirmer 试验检测泪腺的分泌功能。其方法是用一条 5mm×35mm 的滤纸，将一端折弯 5mm 并置于下睑内侧 1/3 结膜囊内，其余部分置于眼睑皮肤表面，受检者轻闭双眼，5 分钟后测量滤纸被泪水浸湿的长度。若检查前滴入表面麻醉剂，则该试验主要评价副泪腺功能，短于 5mm 为分泌不足；如不滴入表面麻醉剂，则该试验主要评价泪腺功能，短于 10mm 为分泌不足。

## 三、角膜检查法

角膜检查法可观察角膜大小、透明度及表面是否光滑，有无混浊（炎症、瘢痕）、异物、新生血管、感觉异常及角膜后沉着物（keratic precipitates，KP）等。常用检查方法如下。

**1. 角膜荧光素染色** 了解角膜上皮有无缺损及角膜混浊是否为溃疡等。可用消毒玻璃棒蘸1%～2%无菌荧光素钠滴于下穹窿结膜囊内，1～2分钟后观察角膜上皮缺损处有无黄绿色着色。

**2. 角膜知觉检查** 了解支配角膜三叉神经的机能有无减退或麻痹。方法是用消毒棉签拧出一细棉纤维条，从受检者侧面移近并用尖端触及角膜，知觉正常者出现瞬目反射。若瞬目反射迟钝，表示知觉迟钝；如知觉麻痹，则瞬目反射消失。两眼均做测试，以相互比较。角膜知觉减退是角膜急性病毒性感染的重要指征。

# 四、瞳孔反射检查法

瞳孔检查作为常规检查，对于所有眼病患者均应进行，不仅可以明确病变眼的视功能损伤程度，还可对脑神经病变的定位诊断提供依据。主要采用弥散光和斜照法，观察两侧瞳孔是否等大、形圆，位置是否居中，边缘是否整齐。正常成人瞳孔在弥漫自然光线下直径为 2.5～4mm，幼儿及老年人稍小。检查瞳孔和各种反射，需详细辨别生理性瞳孔反射与病理性瞳孔反射，后者对于视路及全身病的诊断均有意义。常用检查方法如下。

**1. 直接对光反射** 在暗室内用手电筒直接照射受检眼，观察其瞳孔有无迅速缩小的反应。此反应由该眼瞳孔反射的传入和传出神经通路共同参与。

**2. 间接对光反射** 在暗室内用手电筒照射另一眼，观察受检眼瞳孔有无迅速缩小的反应。此反应只有该眼传出神经通路参与。

# 五、晶状体检查法

检查晶状体时先观察晶状体的位置及表面情况，再观察晶状体透明程度、颜色、有无脱位及异物等。必要时须散大瞳孔检查。

晶状体脱位可为半脱位或全脱位。晶状体半脱位时前房深浅不一，晶状体悬韧带断裂处前房变深，虹膜震颤，散大瞳孔可见晶状体赤道部；晶状体全脱位时可脱入前房或进入玻璃体中。

# 六、眼压检查法

眼压即为眼内压（intraocular pressure，IOP），是眼球内容物作用于眼球壁及内容物之间相互作用的压力。正常人眼压值为10～20mmHg。眼压测量方法有指测法和眼压计测量法。

（一）指测法

本法是最简单的定性估计方法，需要大量的临床实践。嘱受检者双眼向下看，检查者两手示指尖放在上睑板上缘的皮肤表面，双示指交替轻压受检者眼球，体会波动感，估测眼球的抵抗力。初学者可触压自己的前额、鼻尖及嘴唇，大致感受高、中、低三种眼压作以参考。记录法：眼压正常为 Tn，眼压轻度升高为 T+1，眼压中度升高为 T+2，眼压极度升高为 T+3；反之，则以 T–1、T–2、T–3 分别表示眼压稍低、较低和极低。

（二）眼压计测量法

眼压计分为压陷式眼压计、压平式眼压计和非接触式眼压计。

**1. Schiotz 眼压计** 属压陷式眼压计，其刻度的多少取决于眼压计压针压迫角膜向下凹陷的程度，所以测出的数值受到球壁硬度的影响。具体方法：受检者仰卧直视上方，角膜切面保持水平位，检查者滴入 0.5%丁卡因 2～3 次，每分钟 1 次。表面麻醉剂显效后，嘱受检者伸出左手示指作为注视点，通过此注视点直视上方，角膜切面保持水平位。检查者右手持眼压计，左手拇指及示指分开受检者上下睑，不可压迫眼球。将眼压计底板放在角膜中央，使眼压计中轴保持垂直。先用 5.5g 砝码读指针指示的刻度，如读数小于 3，则需换 7.5g 的砝码，再行检测，以此类推。由刻度读数查表得出眼压的实际数字。受检者结膜囊内滴入抗生素眼药水。注：眼压计使用前应先校正；眼压计使用前后与受试眼接触部位应予以表面消毒；检测者不要人为地向受检眼加压。

**2. Goldmann 眼压计** 属压平式眼压计，是目前国际通用的标准眼压计，附装在裂隙灯显微镜上，用显微镜观察，坐位测量。测量时仅使角膜压平而不下陷，眼球壁硬度和角膜曲度对测量结果影响甚小。

**3. 非接触式眼压计** 利用一种可控的空气脉冲进行检测。气流压力具有线性增加的特点，可将角膜中央部恒定面积压平，借助微电脑感受角膜表面反射的光线和压平此面积所需的时间测出眼压计数值。非接触性眼压计的优点是检查时间短，避免通过眼压计与受检者角膜直接接触引起的交叉感染，无须表面麻醉。但由于测量的是瞬间眼压，应反复多次测量取平均值，以减少误差。其眼压的检测范围应在 60mmHg 以内。

## 七、眼球突出检查法

患者采取坐位，头稍后仰，检查者站在患者背后，用双手示指同时提高患者上睑，从后上方向前上方看两眼凸度是否对称。

如需精确测量眼球前后位置是否正常，并记录其突出的程度，可用 Hertel 眼球突度计测量，即将眼球突度计的两端卡在受检者两侧眶外缘，嘱其向前平视，从反光镜中读出两眼角膜定点投影在标尺上的毫米数。我国成人眼球突出度正常为 12～14mm，两眼差不超过 2mm。

## 八、伪盲检查法

受检者由于要达到某种目的，会假装视力减退或丧失。当受检者除视力减退以外，眼部检查均不能查到视力减退的客观依据时，应考虑伪盲或伪弱视的可能。一般伪装单眼盲者多见。

**1. 瞬目试验** 遮盖受检者健眼，用手指或棉棒，在受检者不注意时，做突然刺向盲眼动作，注意不要触及睫毛或眼睑。如为真盲，则无反应，反之则会立即出现瞬目动作。

**2. 同视机检查** 如双眼有同时视功能，即为伪盲。采用视觉诱发电位（visual evoked potential，VEP）检查，根据 VEP 曲线推算受检者视力，可鉴别伪盲。

伪盲常需要与癔病相鉴别。癔病患者有精神因素存在，眼部检查正常，视力下降，但视野改变与行动不相符，且 VEP 正常。

## 九、检眼镜检查法

检眼镜有直接检眼镜和双目间接检眼镜两种，用于检查眼底。检查需在暗室进行，不仅可观察眼底，还可查看角膜、晶状体、玻璃体有无混浊。

（一）直接检眼镜检查

直接检眼镜所看到的眼底像是正像同时放大 16 倍。通常先在小瞳孔下初步观察，若瞳孔过小可在排除青光眼的情况下散大瞳孔检查。

使用方法：示指放在检眼镜的屈光度转盘上，以便拨动转盘调整焦距。检查受检者右眼时，站在其右侧，右手持检眼镜，用自身右眼观察；检查受检者左眼时，站在其左侧，左手持检眼镜左眼检查，用自身左眼观察。

### （二）双目间接检眼镜检查

双目间接检眼镜所看到的眼底像为放大 3~4 倍的倒像，具有立体感。需在散瞳后检查，受检者采用坐位或卧位。其可见范围较直接检眼镜大，能较全面的观察眼底。如辅以巩膜压迫器则可看清锯齿缘，有利于查找视网膜裂孔。双目间接检眼镜检查可较好地发现视网膜脱离、眼底隆起物，或用于直接检眼镜查看眼底困难者等。

检查时调好瞳距，站在受检者头侧，相距约 0.5m。将光源对准受检眼瞳孔，先用弱光观察瞳孔区红光背景下的角膜、晶状体、玻璃体有无混浊。然后检查者用左手拇指与示指持物镜，以环指牵开眼睑并固定于眶缘。物镜常用+20D 凸透镜，较凸的一面朝向受检者，置于被检眼前 5cm 处（+20D 透镜的焦距为 5cm），便可看清眼底后极部的视盘、黄斑等的倒像。检查眼底近周边部时，嘱患者配合头位及眼位转动或中指戴巩膜压迫器协助检查。

## 十、裂隙灯显微镜检查法

裂隙灯活体显微镜（slit-lamp biomicroscope）简称裂隙灯，能观察眼前部各组织的细微病变，如角膜、前房、虹膜、晶状体及玻璃体前 1/3 的情况。若配合前置镜、前房角镜、三面镜及接触镜等，可观察玻璃体后部、眼底及前房角的情况。

裂隙灯活体显微镜检查通常在暗室环境下进行。一般先用低倍镜观察眼前部，必要时用高倍镜。常用的裂隙灯活体显微镜操作方法为直接焦点照明法，即将灯光焦点与显微镜焦点联合对在一起，将光线直接投射在结膜、巩膜或虹膜上，以观察该区病变。如将光线照在透明的角膜或晶状体上，则光学切面呈乳白色，通过此切面可以观察其弯曲度、厚度，有无异物或角膜后沉着物及浸润、溃疡等病变的层次和形态。若将光线调成细小光柱射入前房，可检查前房有无房水闪辉、细胞，以了解房水情况。将焦点向后移动可继续观察晶状体有无混浊，混浊所在的层次以及前 1/3 玻璃体内的病变。

## 十一、前房角镜检查法

我国眼科学会推荐用 Scheie 房角宽窄分类法，此法将房角分为宽角、窄角两型。当眼球处于原位即静态时，能看清房角全部结构者为宽角；否则为窄角。窄角型又分 4 级：窄Ⅰ（NⅠ），即静态下能看到部分睫状体带；窄Ⅱ（NⅡ），即静态下能看见巩膜突；窄Ⅲ（NⅢ），即静态下能看到前部小梁；窄Ⅳ（NⅣ），即静态下能看到 Schwalbe 线。在改变眼球位置或少许施加压力时（即在动态下）可判断房角的开闭。如能看到后部小梁为房角开放；否则为房角关闭。另外通过前房角镜还能观察前房角的色素、异物及其他改变。

# 第二节　眼科特殊检查

## 一、角膜共聚焦显微镜

角膜共聚焦显微镜是利用共轭焦点技术，对活体角膜组织进行无创伤的光学断层扫描成像的仪器。与普通的光学显微镜相比，它具有高分辨率、高放大倍数及无创性等优点，可实时、清晰地观察到角膜各层细胞、神经及胶原组织结构，并可对角膜组织进行三维立体及连续动态观察，尤其在各种角膜疾病的早期诊断，角膜病理、生理学研究中发挥着重要的作用。

正常角膜组织在共聚焦显微镜的表现如下。

**1. 上皮层** 表层鳞状上皮层细胞呈现为较规则的多边形，胞体大，高反光，细胞核清晰。翼状细胞层为多边形细胞，胞体较鳞状上皮细胞小，排列紧密，胞体低反光，细胞边界高反光，细胞核不可见。基底上皮细胞为明暗相间的多边形细胞，胞体低反光，细胞边界高反光，细胞核不可见。

**2. 前弹力层** 表现为无细胞成分的均质中反光，偶见神经纤维丛，部分区域可见少量朗格汉斯细胞。

**3. 基质层** 浅基质层的细胞核呈椭圆形高反光，胞体反光弱，呈网状互相连接，细胞密度较大。深基质层的细胞核呈长圆形，细胞密度较低。

**4. 后弹力层** 无细胞结构，仅能由内皮细胞和后基质细胞共在的界面确认。

**5. 内皮细胞层** 表现为均匀规则分布的正六边形细胞，大小一致，边界清晰，细胞边界呈低反光，胞体呈中高反光，细胞核不可见。

# 二、角膜内皮镜

角膜内皮镜是利用镜面反射的光学原理，通过显微镜放大观察活体角膜内皮细胞形态，并结合计算机技术对采集图像进行数据分析的一种仪器。角膜内皮镜检查有助于虹膜角膜内皮综合征、Fuchs 角膜内皮营养不良及后部多形性角膜营养不良的早期诊断，可用于评估虹膜炎、青光眼、圆锥角膜、眼外伤等疾病对角膜内皮细胞的损伤并指导角膜接触镜材质的选择和佩戴评估等。

正常角膜内皮细胞呈六角形，镶嵌连接成蜂巢状。随年龄增加，细胞密度逐渐降低，面积逐渐代偿性增大。30 岁前，平均细胞密度为 3000～4000 个/mm²，50 岁为 2600～2800 个/mm²，大于 69 岁为 2150～2400 个/mm²。通常认为 700 个/mm² 是维持正常角膜内皮屏障功能所需的最低临界值。

# 三、视 野

视野是指眼向前方固视时所见的空间范围。相对于视力的中心视锐度而言，视野反映了周边视力。世界卫生组织规定视野小于 10°者，即使中心视力正常，也被认定为盲人。

（一）正常视野

**1. 正常视野范围** 单眼正常视野范围为颞侧 90°，鼻侧 60°，上方 60°，下方 70°。双眼视野可在鼻侧叠加，水平范围可达 210°，垂直范围为 130°，双眼颞侧周边分别约 30°，且不重叠。

**2. 生理盲点** 因视盘处无感光功能，故在中心注视点外约 15°，水平偏下约 3°处有一竖椭圆形绝对性暗点，即生理盲点。

（二）异常视野

**1. 中心暗点** 指位于中央注视点的暗点，常见于黄斑病变、视神经炎等疾病。

**2. 哑铃状暗点** 位于中央注视点的暗点与生理盲点相连处，因其形态似哑铃而得名。又称盲中心暗点，多见于视神经炎、青光眼或烟酒中毒性视神经病变。

**3. 旁中心暗点** 指位于中心视野 5°～25°的 Bjerrum 区内，向生理盲点上或下方延伸区域的暗点，多见于青光眼早期。

**4. 弓形暗点** 位于固视点上或下方，与生理盲点相连，并向周边呈弧形扩展，鼻侧宽于颞侧，通常位于 Bjerrum 区，是青光眼视野缺损的典型表现，也可见于视交叉或视盘病变等。

**5. 环形暗点** 上下弓形暗点环绕中央注视区，在鼻侧周边水平合缝相连但不交叉，形成环形暗点。常见于青光眼患者。

**6. 鼻侧阶梯** 鼻侧水平径线处上下方的视野损害不一致，发生错位或缺损程度不一致，形成阶梯状改变。常见于青光眼早期患者。

（三）常用的视野检查法

**1. Goldmann 视野计** 为半球形视屏投光式视野计。半球屏的半径为 30cm，背景光为 31.5asb，视标的大小及亮度都以对数梯度变化。视标面积是以 0.6 对数单位变换，共 6 种模式。视标亮度以 0.1 对数单位变换，共 20 个光阶。

**2. 自动视野计** 为电脑控制的静态定量视野计，其中 Octopus、Humphrey 视野计较具代表性。其有针对青光眼、黄斑疾病和神经系统疾病的特殊检查程序，能自动监控受试者的固视情况，可对多次随诊的视野进行统计学分析，提示视野缺损变化。

# 四、视觉电生理

临床电生理检查包括视眼电图（electrooculogram，EOG）、视网膜电图（electroretinogram，ERG）和视觉诱发电位（VEP）。

（一）视眼电图

视眼电图（EOG）测量视网膜的静息电位。此静息电位的变化表明视网膜光感受器与视网膜色素上皮（retinal pigment epithelium，RPE）的光化学过程，即视网膜外层的功能状态。

（二）视网膜电图

视网膜电图（ERG）通过检测与记录闪光或图形刺激视网膜后的动作电位变化而反映视功能状况。在一定光刺激下，在经角膜接触镜电极、金铂电极等收集到的视细胞和其传递神经元及其他视网膜细胞引起的一次电反应中，a 波为感受器电位，b 波可能来自双极细胞或 Müller 细胞，c 波起源于视网膜色素上皮。振荡电位可能与无足细胞和水平细胞有关。通过改变背景光、刺激光及记录条件，分析 ERG 不同波形变化，可辅助诊断多种视网膜疾病。

（三）视觉诱发电位

视觉诱发电位（VEP）用于测定视神经和视网膜与视皮质之间的视信息传递状况。用专用 EEC 电极记录枕叶视皮质电位，通过一定的刺激，将叠加反应平均后进行分析，是一种较客观的诊断神经节细胞以上神经通路病变的方法。临床应用于判断视神经、视路疾病、鉴别伪盲、检测弱视治疗效果、判断婴儿和无语言能力儿童的视力及预测屈光间质混浊患者的术后视功能等。

# 五、眼底血管造影检查

眼底血管造影检查主要包括以荧光素钠为染料、波长 490nm 的蓝色可见光为激发光的荧光素眼底血管造影（fundus fluorescein angiography，FFA）及以吲哚菁绿（indocyanine green，ICG）为染料、波长 805nm 的近红外光为激发光的吲哚菁绿血管造影（indocyanine green angiography，ICGA）。FFA 与 ICGA 结合起来可对视网膜血管、RPE 及脉络膜血管的病理生理改变作出较全面客观的评价。

（一）FFA 的分期

**1. 臂—视网膜循环时间** 一般为 7～15 秒。颈动脉闭塞疾病可使同侧的臂-视网膜循时间延迟。

**2. 脉络膜循环期**（视网膜动脉前期） 视网膜中央动脉尚未充盈之前的阶段，自肘前静脉注入荧光素后，视盘早期荧光至视网膜动脉层流出现，睫状后短动脉充盈一般比视网膜中央动脉提前

0.5~1.5 秒。脉络膜循环期的荧光表现为视盘朦胧荧光，睫状视网膜动脉充盈及斑驳状脉络膜荧光显露。

**3. 视网膜动脉期** 从视网膜中央动脉开始充盈至任一支视网膜静脉开始出现层流之前的阶段，1~2 秒后视网膜动脉完全充盈。

**4. 视网膜动静脉期** 视网膜动脉完全充盈后到刚有一支静脉出现层流的时间，为 2.5~3 秒。

**5. 视网膜静脉期** 出现第一支静脉层流到各支静脉主干完全充盈一般需 10~15 秒。

**6. FFA 晚期** 注入荧光素后 10 分钟，眼底荧光逐渐减弱或消失，可见微弱的脉络膜荧光和视盘边缘的环状荧光。

### （二）正常荧光表现

**1. 背景荧光** 视网膜动脉充盈后出现的微弱、弥漫的眼底荧光，主要是由染料到达充盈视网膜和脉络膜毛细血管所造成的。

**2. 黄斑暗区** 黄斑区富含叶黄素及 RPE 细胞含色素较多，故背景荧光在黄斑区逐渐淡弱，越接近黄斑中心越暗淡。

**3. 黄斑拱环** 在正常黄斑暗区衬托出单层环状毛细血管网，黄斑中心凹无血管存在，故也称之为黄斑中心无血管区。

**4. 视盘荧光** 动脉前期视盘呈深层朦胧荧光，动脉期至动静期视盘荧光达到高峰，后期视盘边缘见荧光晕轮。

**5. 脉络膜荧光** 一般为眼底最先出现的荧光，通常在视网膜中央动脉充盈前 1 秒出现。由于视网膜色素上皮的色素遮蔽，难以看清脉络膜血管形态，早期脉络膜背景荧光呈斑驳地图状、斑片状不均匀的分布。在鼻侧与颞侧睫状后短动脉鼻侧与颞侧所供应区交界处可见不规则带状无荧光区，称分水岭或分水界带。

### （三）异常荧光表现

**1. 弱荧光**（hypofluorescence） 任何原因使正常眼底荧光强度降低或荧光消失的均称为弱荧光。

（1）阻挡荧光或遮蔽荧光：视网膜前（包括角膜、前房、晶状体、玻璃体）或视网膜内的任何混浊物或病理组织均可使正常视网膜、脉络膜或视盘的荧光减弱或缺损。常见混浊物或病理组织有出血、色素斑块、致密渗出、瘢痕组织、肿瘤、异物及屈光间质混浊、玻璃体积血等。

（2）充盈迟缓和充盈缺损：由于病理原因使视网膜、脉络膜和视神经的血管或其供应区域的荧光充盈不良的称为充盈迟缓，而不充盈、无灌注称为充盈缺损。脉络膜充盈时间>5 秒才充盈者为脉络膜充盈迟缓，视网膜动脉充盈至视网膜静脉完全充盈的时间>15 秒为视网膜动静脉充盈迟缓。此外，视网膜动脉充盈前峰是视网膜动脉充盈迟缓的一个指征，而荧光素从视网膜动脉充盈到静脉出现层流>4 则为视网膜静脉回流迟缓。充盈迟缓和充盈缺损常见于视网膜动静脉阻塞、视网膜血管炎、糖尿病性视网膜病变、脉络膜缺血性疾病、脉络膜视网膜萎缩及缺血性视神经病变等。

（3）逆行充盈：是指当某支动脉阻塞时，其所供应的毛细血管，初期并没有染料灌注，后来因相邻的、由正常开放的小动脉所供应的毛细血管发生荧光充盈，并通过交通支使该处无灌注的毛细血管得到灌注。当这些毛细血管内的压力提高到一定程度，染料便向原来阻塞的小动脉末梢推进。此时可见阻塞动脉的近端主干虽无充盈，而末梢却有染料逆行充盈。这种逆行充盈现象多在静脉期出现。

**2. 强荧光**（hyperfluorescence） 在眼底任何部位出现荧光强度增加，或出现不应有的荧光均称为强荧光。

（1）透见荧光（transmitted fluorescence）：又称窗样缺损（window defect），是指由于 RPE 细

胞色素脱失，原被正常 RPE 掩盖的斑驳状或地图状脉络膜荧光可透过 RPE 脱色素区而显露其形态。尽管 RPE 有色素脱失，但其细胞间紧密联结仍然完整，从而可阻止荧光素渗漏。因此，透见荧光的特点是与脉络膜荧光同步出现，造影期间随脉络膜荧光（或背景荧光）增强而增强，减弱而减弱，但大小形态始终不变。

（2）渗漏（leakage）：任何原因使视网膜血管的屏障功能受损，或 RPE 的紧密联结破坏，或出现异常血管等均可导致荧光素分子渗出。若渗漏出的荧光素于解剖间隙逐渐积蓄起来，则为染料积存；若荧光素渗漏后弥散到周围组织上去，使其染上荧光，则为组织染色或着染。

（四）造影检查注意事项

造影检查前，应详细询问患者有无过敏史及严重高血压、肝肾功能损伤等全身疾病。患者需签署知情同意书，进行皮肤过敏试验。试验结果为阴性，方可进行造影检查。造影过程中，应备有各种抗休克的急救药品和器械，如肾上腺素，抗组胺药、氧气、血压计等。造影可能造成患者皮肤、尿液、黏膜一过性黄染，嘱患者适量多饮水，有助于造影剂从体外排出。

# 六、超声生物显微镜

超声生物显微镜（ultrasound biomicroscopy，UBM）是采用 50～100MHz 的超高频超声探头，观察活体眼前节断面图像的一种影像学检查方法。目前 UBM 的最大分辨率可达 50μm，与低倍光学显微镜的分辨率水平相当，能在活体状态下清晰地显示出角膜、虹膜、睫状体、晶状体赤道部和悬韧带、后房、周边玻璃体、眼外肌止端等结构，极大地提高了眼前段疾病的诊断水平。临床中多用于眼前段生物测量，青光眼房角结构观察，了解眼外伤所致眼前段结构的损伤程度，以及眼前段肿瘤的鉴别诊断等。

# 七、光学相干断层扫描

（一）正常的视网膜黄斑区光学相干断层扫描图像

玻璃体为无反射暗区，与强反射的视网膜表面形成鲜明对比，界限分明。视网膜内界膜、神经纤维层、色素上皮层和脉络膜毛细血管层均为强反射，视网膜内丛状层和外丛状层表现为中等反射。神经节细胞层、内核层、外核层和视细胞内段表现为较弱的反光带。脉络膜表现为不均匀的中低反射，其内见管状暗区，边界模糊。

黄斑中心凹表现为视网膜最薄处，视细胞层增厚，此处无视网膜内层，只有锥细胞及传导纤维、内界面和外界膜，光学相干断层扫描（optical coherence tomography，OCT）可见内核层和内丛状层终止于中心凹旁。

（二）光学相干断层扫描解读

**1. 强反射的病变**

（1）视网膜前膜：与视网膜表面紧密贴附的膜状强反射，视网膜厚度增加，常伴视网膜水肿、黄斑裂孔等。

（2）出血：视网膜内或视网膜下，形态不一，可产生遮蔽效应。

（3）硬性渗出：多位于外丛状层间，常在黄斑区呈簇状聚集。

（4）玻璃膜疣：视网膜色素上皮层不规则小隆起。

（5）色素沉着：视网膜色素上皮肥大、脉络膜痣等

（6）新生血管膜、瘢痕组织：表现为不规则团块状，梭状强反射，可产生遮蔽效应。

（7）有髓神经纤维：视网膜内表面神经纤维层水平反射增强，略增厚。

**2. 弱反射的病变**

（1）液体：黄斑囊样水肿，神经上皮层脱离，浆液性色素上皮层脱离等。

（2）视网膜劈裂：视网膜神经上皮层间被数个囊样暗区分离，呈"桥样"连接。

**3. 组织的形态改变**

（1）组织增厚：视网膜水肿。

（2）组织变薄：视网膜萎缩，如视网膜色素变性、Stargardt 病等。

（3）组织缺失：黄斑全层、板层裂孔、黄斑缺损等。

# 八、光学相干断层扫描血管成像

光学相干断层扫描血管成像（optical coherence tomography angiography，OCTA）是在 OCT 技术基础上衍生的一种非侵入性的新型眼底影像检查技术，可重建视网膜、脉络膜血管的三维结构，并以冠状面的形式逐层呈现眼底血管的影像，是目前眼科最新型诊断工具之一。OCTA 可观察到无灌注区、视网膜新生血管、毛细血管扩张等视网膜血管的变化，还可直观显示脉络膜新生血管及其周围水肿、渗出等改变。此外，OCTA 还可观察到视盘及其周围的血管、血流变化。OCTA 应用于青光眼、视神经疾病等诊断。

（张 红 文 峰）

# 第十一章　眼科研究动物模型

　　疾病动物模型是指医学研究中建立的具有人类疾病模拟性表现的实验动物。在人类医学漫长曲折的发展历程中，实验动物做出了不可磨灭的贡献。目前，动物模型已被广泛应用于生命科学、医学、食品安全和军事医学等领域的探索及生物医药和健康产品的研发。资料显示，在 Pubmed 上检索近 30 年的科研论文，有 2000 多万篇研究是建立于动物模型上的，几乎涵盖了生命科学与医学的所有领域，说明实验动物已成为医药科技创新发展的重要工具。本章主要介绍眼科常用的动物模型。

## 一、干眼动物模型

　　干眼可分为水液性不足型干眼（aqueous tear deficient dry eye，ADDE）、蒸发型干眼（evaporative dry eye，EDE）和混合型干眼。根据干眼的分类，也可将其动物模型进行分类。主要通过手术干预、药物诱导、内源性物质缺乏、诱导疾病状态及多种诱导方法组合等方式来建立干眼动物模型。

### （一）ADDE 动物模型

　　**1. 药物诱导模型**　副交感神经系统通过激活泪腺中的毒蕈碱乙酰胆碱受体参与泪液分泌，阻断乙酰胆碱的作用后，抑制泪液和黏蛋白分泌，导致干眼形成。目前已开发出各种靶向副交感神经通路的干眼动物模型。这些模型多数通过透皮应用、皮下注射等方式持续递送毒蕈碱受体阻滞剂，成功模拟 ADDE 模型。模型动物眼表表现为泪膜破裂时间缩短、角膜荧光染色增加等。常用的药物有 N-乙酰半胱氨酸溶液、苯扎氯铵等。

　　**2. 手术干预模型**　主要通过泪腺切除、泪腺导管结扎或卵巢切除来建立。有研究表明泪腺切除后的小鼠可表现出泪液分泌减少、角膜上皮损害和眼表炎症。通过结扎泪腺的主要导管建立的干眼模型，可以诱导干眼的炎症和增殖过程，表现为模型动物泪液分泌量下降，泪腺组织萎缩，导管数量上升。

　　**3. 外源性因素损害模型**　采用局部放射性泪腺损伤造模，成功抑制泪腺分泌功能，出现角膜损害。小鼠经过蓝光持续照射后角膜出现荧光染色，且炎症因子表达明显增加。

　　**4. 相关疾病所致干眼模型**　非肥胖糖尿病（non-obese diabetic，NOD）小鼠、CBA/J 鼠、Lewis 鼠、自身免疫泪腺炎干眼模型兔都是常用来模拟干燥综合征所致干眼的炎症反应及免疫病理机制的动物。NOD 小鼠的突变品系 NOD.B10.H2b 在 10 周龄时表现为轻度干眼，但在 12 月龄时会出现严重干眼和泪腺炎。

### （二）EDE 动物模型

　　**1. 药物诱导模型**　肾上腺素和异维 A 酸的滴眼液局部使用，能诱导实验动物睑板腺导管上皮的角化和增厚，腺泡数量减少，直至睑板腺结构丧失。另外，可以通过眼表局部给予高渗溶液，人为制造眼表高渗环境，建立 EDE 动物模型。

　　**2. 手术干预模型**　采用机械性方法减少瞬目频率，如用铁夹固定兔眼睑，使泪液渗透压升高和角膜组织脱水，眼表组织干燥失活，角膜上皮细胞坏死缺损，引起角膜上皮屏障功能损害，出现类似于 EDE 的表现。目前手术干预制备 EDE 动物模型的方法较少使用。

**3. 混合型干眼动物模型**　同时具有 ADDE 和 EDE 的病因和表现。因此可以将上述建立 ADDE 和 EDE 动物模型的方法组合，或结合诱导干眼发生的环境危险因素共同作用建立混合型干眼动物模型。例如，药物干预和环境因素结合，皮下注射氢溴酸东莨菪碱联合低湿环境诱导小鼠混合型干眼模型，既能降低小鼠泪液分泌量又能加快泪液蒸发。

干眼的发病机制相当复杂，不同病因可诱导不同类型的干眼动物模型。但目前尚无一种动物模型能准确模拟干眼频繁发生、逐渐恶化、机制复杂的特点。由上可见，当前动物模型可以模拟部分人体发病机制，已成为干眼药物筛选和临床前体内试验研究的重要工具。同时也存在很多不足，比如各种干眼模型的严重程度不一，目前尚无针对动物模型干眼严重程度分级的统一标准。且动物与人类的眼结构存在一定差异，基础研究距临床应用还有一定距离。

# 二、白内障动物模型

随着分子生物学的进步与发展，出现了多种类型的白内障动物模型，常用的动物包括大鼠、小鼠、豚鼠和家兔等。根据白内障形成机制的不同，大致可归纳为先天性和人工诱导性动物模型。

## （一）先天性白内障动物模型

先天性白内障是由染色体变异或基因突变等引起的。在大规模的实验动物群体中偶然发现了自发式基因突变，经过测交、回交等繁育手段保持其常染色体显性遗传或隐性遗传的特性以建立模型。

## （二）人工诱导性白内障动物模型

人工诱导性白内障动物模型是通过某些化学诱导剂、放射技术或外力等人为地造成晶状体损伤而获得的实验模型，主要包括以下几种：硒性白内障，通过给予实验动物灌胃、皮下或腹腔注射不同浓度的亚硒酸钠溶液成功诱导白内障；糖性白内障，采用 D-半乳糖、链脲佐菌素（Streptozocin，STZ）等诱发糖性白内障；紫外线性白内障，采用一定光照强度且恒定的紫外灯照射动物眼球，形成白内障；外伤性白内障，采用针头刺穿晶状体或用针头等利器在晶状体前囊刺划形成创伤，或采用 Nd:YAG 激光损伤晶状体形成白内障。

白内障发病机制复杂，目前尚不明确，研究者根据病因和疾病进程建立的不同类型的白内障动物模型，成为研究白内障发病机制、筛选药物靶点和完善手术方案的重要途径。但由于大部分造模为急性白内障动物模型，并不能完全复制白内障患者的病理及代谢的全部特征，因此建立健全与白内障患者发生发展进程相对一致的动物模型将成为今后研究的重点和方向。

# 三、青光眼动物模型

青光眼是一种以病理性高眼压，视盘凹陷，视神经萎缩和视野缺损为主要特征的常见致盲性眼病。眼压是青光眼唯一可改变的危险因素，所以有大量的青光眼模型是通过阻止房水排出的方法来达到高眼压的效果。同时，青光眼的病程发展最终都以视神经的损害为终点，因此直接损伤视神经或视网膜神经节细胞的动物模型也被广泛应用。

## （一）高眼压模型

**1. 阻塞房角流出通道升高眼压法**

（1）甲基纤维素法：利用不溶的甲基纤维素沉积在前房，阻塞房水流出通道，从而造成眼压升高。通常选择健康家兔为实验动物，麻醉后先抽出少量房水，再向前房注入同等量 1%～2% 的甲基纤维素，注入后眼压在数小时或者数日内升高。待升高的眼压降低至 30mmHg 左右则需再注入同等量的甲基纤维素溶液，可持续 2 周以上，并出现视盘凹陷。反复注射 2～3 次，维持高眼压状态 8 个月以上会出现轻度角膜水肿及角膜增大，视盘凹陷重度扩大。此法可获得长期中等程度的眼压升高兔青光眼模型，并造成视网膜神经节细胞逆向轴浆流转阻滞及细胞密度降低，少见晶体位置改变和炎性渗出。因此常用作高眼压性青光眼动物模型。

（2）α-糜蛋白酶法：通常选择猴或家兔作为实验动物，先抽取 0.2ml 房水，再将 0.2ml 含 75 单位浓度的 α-糜蛋白酶溶液注入眼后房。眼压在注入后数小时至数日内开始升高，平均值为 36.5mmHg，在 1～3 日及 8～10 日可达高峰（90mmHg），持续 6 个月以上，且伴明显视盘凹陷。本模型的形成机制与人类青光眼的临床过程相似，但在造模过程中常常伴发晶体位置的改变和炎症的渗出，影响模型的成功率。

（3）复方卡波姆法：复方卡波姆溶液由 0.3% 卡波姆与 0.025% 地塞米松配制成（加入地塞米松能够增加眼压升高的幅度及延长眼压升高的时间，减轻眼部炎性反应），pH 为 4。注入前房后 pH 升高，卡波姆由液体变为凝胶状，阻塞房角，影响房水流出，致眼压升高。复方卡波姆法具有引起眼压中度、稳定升高，持续时间长等特点，可用于对青光眼性视神经视网膜损害的研究。

**2. 破坏小梁结构升高眼压法**

（1）高渗生理盐水法：将高渗生理盐水注入巩膜表面静脉，通过角膜缘血管网及集合管逆行进入 Schlemm 管，并与小梁网接触，导致小梁网形成瘢痕或者硬化，从而阻碍房水外流，最终导致眼压升高。此模型的机制与人类开角型青光眼病理生理过程相似，可使眼压在 7～10 日中度升高，并且持续时间相对较长，可出现进行性神经节细胞缺失与视神经的退化。

（2）烧灼上巩膜静脉法：通常选用大鼠作为实验动物。手术显微镜下剪开鼠眼结膜，暴露巩膜，烧灼或结扎 2 条上巩膜静脉即可诱发大鼠眼压升高。高眼压状态至少持续 3 个月，平均眼压 35.3mmHg±2.1mmHg（对照眼 15.4mmHg±1.4mmHg），视网膜神经节细胞从高眼压形成后 20 小时开始凋亡，持续 2.5 个月。此模型较全面地展现了青光眼发生的各种病理变化，但眼压升高的过程较快，为急性青光眼模型。

### （二）非高眼压视神经损伤模型

**1. 视网膜缺血/再灌注损伤诱导法**　缺血/再灌注损伤诱导的视网膜神经节细胞凋亡机制目前认为可能与氧化应激和谷氨酸盐的释放有关。选择啮齿动物注射内皮素-1 或强血管收缩剂是常用诱导视网膜缺血的方法，但此模型难以区分是因高眼压还是因视网膜缺血导致的视网膜神经节细胞减少。

**2. 视神经机械损伤诱导法**　视神经损伤模型常用操作方法有视神经离断法和视神经夹伤法，是青光眼相关研究中引起视网膜神经节细胞凋亡的常用模型。通常选择啮齿动物作模型。视神经离断的方法：用显微剪在球后 1～2mm 处剪断视神经后，用部分结膜移植到球后部位使眶内神经完全被分离开，同时避免血管和视网膜的损伤。视神经完全离断后随着神经节细胞的凋亡，视网膜纤维层将会逐渐变薄。视神经夹伤的方法：常用钳子在距离球后视神经 2mm 处进行夹持损伤操作，但是为了视神经损伤程度能达到一致，需注意使用调定合适力度的恒力钳作为工具。视神经机械损伤模型与高眼压模型造成的分子水平改变非常相似，可以模拟青光眼视神经损伤的病理学变化且不会影响到视网膜动脉和静脉的功能。

### （三）自发青光眼动物模型

在自发青光眼动物模型中，DBA/2J 和 AKXD-28 的纯系小鼠最适合进行青光眼的研究。DBA/2J 品系小鼠最早在 3～4 个月时即可出现周边虹膜透光性缺陷，色素弥散及瞳孔边缘因局部聚集充满色素的巨噬细胞而导致虹膜增厚，随着时间的推移变得更加严重。这些异常导致眼压升高，病理变化过程中伴随着与青光眼相一致的视网膜和视神经改变。AKXD28 小鼠品系是由 DBA/2J 和 AKR/J 品系小鼠杂交产生的重组近交系，AKXD28 小鼠会患上与年龄相关的青光眼，有眼压升高和视神经损伤表现。

# 四、葡萄膜炎动物模型

实验性自身免疫性葡萄膜炎模型（experimental autoimmune uveitis，EAU）是研究人类自身免疫性葡萄膜炎乃至自身免疫性疾病的一种动物模型。能够引起葡萄膜炎的眼内组织抗原有十余种，主要包括视网膜抗原和非视网膜抗原。利用这些抗原能诱发动物葡萄膜炎反应，建立 EAU 模型。

## （一）视网膜抗原诱导的 EAU 模型

多种视网膜抗原可诱发以视网膜炎为主要组织病理学改变的 EAU 动物模型，主要包括视网膜可溶性抗原、光感受器间维生素 A 类结合蛋白（inter-photoreceptor retinoid-binding protein，IRBP）、视紫红质和恢复蛋白等。其中，IRBP 是诱导 EAU 模型的常用抗原，存在于光感受器间基质中。经 IRBP 免疫后，实验动物第 13 日症状明显，虹膜、睫状体、脉络膜、视网膜均可见细胞凋亡，以虹膜睫状体最明显。

## （二）非视网膜抗原诱导的 EAU 模型

引起 EAU 的非视网膜抗原主要包括黑色素相关抗原、髓磷脂碱性蛋白（myelin-basic protein，MBP）、晶状体蛋白等。从牛的视网膜色素上皮及脉络膜中提取并纯化出黑色素相关抗原，与弗氏完全佐剂混合后免疫 Lewis 大鼠，可成功诱导出实验性自身免疫性前葡萄膜炎（experimental autoimmune anterior uveitis，EAAU）动物模型，发病迅速，主要为眼前段炎症，多为双眼发病。

EAU 模型是研究人葡萄膜炎发病机制及治疗方案的重要工具。EAU 对揭示眼部炎症机制的研究工作起到了重要的作用。但动物模型与人类葡萄膜炎表现存在差异。动物模型的眼内炎症是由外界因素诱发引起的，正常情况下，机体自身存在调控和修复能力，在动物模型 EAU 中表现为急性自限性炎症病程，且再次诱导出复发性炎症难度很大。而人类葡萄膜炎发生于免疫功能紊乱、缺乏有效自我调控和修复能力的个体上，多表现为慢性复发性炎症病程。

# 五、糖尿病视网膜病变动物模型

糖尿病视网膜病变（diabetic retinopathy，DR）是糖尿病最常见的微血管并发症之一，发病机制复杂，主要病理表现为视网膜毛细血管周细胞丢失、基底膜增厚、内皮屏障功能丧失、血-视网膜屏障破坏等引起视网膜缺血或炎性改变、异常新生血管形成、视网膜血管渗透性增加、神经元和神经胶质异常等。常用的动物包括大鼠、小鼠、猫、犬、猪、家兔、斑马鱼和非人灵长类动物。动物模型包括遗传性和诱导性。

## （一）遗传性 DR 动物模型

为探索 DR 的发病机制及遗传特征，研究者构建了 1 型和 2 型糖尿病诱发的遗传性 DR 动物模型，其中已知的 DR 遗传小鼠模型包括 Ins2Akita、非肥胖糖尿病（non-obese diabetic，NOD）、db/db（Leprdb）等。Ins2Akita 小鼠为 1 型糖尿病动物模型。该小鼠位于 7 号染色体的胰岛素基因 Ins2 发生显性错义突变，导致 proinsulin-2 蛋白错误折叠，从而引起内质网应激和 β 细胞凋亡，病理改变为视网膜血管通透性增加、周细胞丢失和新生血管形成。本模型用于 DR 早期进展以及神经保护类药物的评价研究。NOD 小鼠为自发性 1 型糖尿病模型，病理表现为周细胞、内皮细胞和视网膜神经节细胞（retinal ganglion cells，RGCs）凋亡、视网膜毛细血管基底膜增厚、大血管收缩、退行性变以及微血管异常。db/db（Leprdb）小鼠为 2 型糖尿病的成熟模型，主要是瘦素受体发生突变，病理改变为 RGCs 数量减少、中央视网膜厚度增加、血-视网膜屏障严重破坏、周细胞丢失、RGCs 凋亡以及胶质细胞的激活。一般用于 DR 晚期的研究。

DR 遗传大鼠模型包括 BB（biobreeding，BB）、WBN/Kob、Zucker（zucker diabetic fatty，ZDF）等。BB 大鼠被广泛用于 1 型糖尿病所致的 DR 研究，病理改变为周细胞丢失、毛细血管变性、微动脉瘤，以及自身免疫反应导致的胰腺 β 细胞凋亡。WBN/Kob 大鼠为 2 型糖尿病自发模型，以新生血管形成和视网膜内血管透明化为特征，是了解 DR 进展的理想模型。

### （二）诱导性 DR 动物模型

诱导性 DR 动物模型包括药物诱导、高脂高糖饮食诱导和联合诱导模型。常用的诱导药物有链脲佐菌素（streptozocin，STZ）和四氧嘧啶（alloxan，AXL）。STZ 通过破坏胰腺 β 细胞引起胰岛素合成和分泌减少，造成糖代谢紊乱，进而导致血糖升高。本模型病理改变为血-视网膜屏障破坏、神经胶质细胞凋亡、外核层变薄和感光细胞死亡等，是 DR 早期病理改变的理想动物模型。AXL 和 STZ 机制类似，病理表现为光感受器的破坏和间质水肿、视网膜厚度减小、脉络膜血管数量的减少、内皮细胞和血管壁紊乱。

以上动物模型的成功构建为 DR 发病机制的研究和新型抗 DR 药物的评估提供了良好的平台，但目前尚未发现任何一种动物模型可以完全模拟 DR 患者的所有临床特征及每个阶段的病理生理过程。因此，研究者应结合实验设计和研究目的选择最佳的 DR 动物模型，以便对疾病的认识和防治带来重要的意义和临床指导价值。

# 六、年龄相关性黄斑变性动物模型

年龄相关性黄斑变性（age-related macular degeneration，AMD）在临床上分为干性 AMD 和湿性 AMD。近年来，学者们围绕 AMD 的预防和治疗进行了大量的临床和实验研究，动物模型的建立方法包括药物诱导、光损伤、激光光凝、视网膜下注射生长因子等。

### （一）干性 AMD 动物模型

**1. 药物诱导**　碘酸钠（NaIO₃）是一种无机氧化剂，可引起视网膜的氧化应激反应，先后引起 RPE、感光细胞和内层视网膜的损伤，是目前干性 AMD 研究使用较多的一种药物。大鼠注射 NaIO₃1 日后眼底镜检查和 OCT 图像显示视网膜发生急性水肿；注射 3～7 日后，视网膜水肿消失，厚度变薄，并且 RPE 结构发生由局部损伤到完全消失的变化；28 日后，能观察到明显的内核层变性和脉络膜毛细血管变窄迹象。

**2. 转基因动物模型**　目前针对 AMD 发病机制已开发出一系列相关候选基因的转基因鼠模型。单核细胞趋化因子 2 受体敲除小鼠模型（Cc12⁻/⁻，Ccr2⁻/⁻），有 Bruch 膜增厚、RPE 层和光感受器退化等典型特征。而载脂蛋白 E 基因敲除模型中脂蛋白 E（Apolipoprotein E，ApoE）基因敲除鼠（ApoE7⁻/⁻）的视网膜 RPE 结构和光感受器退化，Bruch 膜厚度改变且有玻璃膜疣形成，均符合干性 AMD 的特征。

**3. 衰老加速动物模型**　衰老加速小鼠（senescence accelerated mouse，SAM）模型最早由 AKR/J 系小鼠进行选择性繁殖而得。小鼠具有提前衰老的特征，总体上表现为老年淀粉样变性、退行性关节炎、骨质疏松症、白内障、听力障碍及与学习和记忆相关的脑萎缩症；在眼部表现为 Bruch 膜增厚、RPE 中色素沉积和基底内褶肿胀，在 10 个月时甚至有脉络膜新生血管（choroidal neovascularization，CNV）形成，表现出 AMD 样病变。

**4. 光损伤模型**　光照产生的视网膜损伤模型与干性 AMD 类似，光感受器外节最先受累。用 400lx 或 800lx 蓝光照射小鼠 2 小时，5 日后出现视网膜电图振幅下降和外核层厚度下降。

### （二）湿性年龄相关性黄斑变性

**1. 激光诱导 CNV 模型**　常用动物种类为猴、家兔、鼠。其中鼠类成本低，容易获得且便于饲养，模型诱导成功率高，造模时间短，光凝后 1 周 CNV 的发生率可达 60%～70%，荧光渗漏在 2～3 周达到高峰。大鼠和小鼠模型诱导 CNV 的成功率无明显差异，但小鼠眼球较小，对激光、造影等实验操作要求较高，更适合基因敲除方面的研究。BN 大鼠为有色素鼠，其视网膜结构和色素成分与人极其相似，因此 BN 大鼠是制作 CNV 模型较为理想的动物。

**2. 视网膜下注射基质胶**　Matrigel 是一种含有胶原、黏蛋白及 bFGF 等生长因子的物质。在视网膜下注射 Matrigel，能有效控制生长因子的缓慢释放，可制作持续时间较长的 CNV 动物模型。注射 Matrigel 后第 4 日可观察到 CNV，并在注射后逐渐增大，大鼠可达 20 日。将血管内皮生长因子（vascular endothelial growth factor，VEGF）及 bFGF 与基质凝胶混合，注射到家兔的视网膜下腔，注射 2 周后便观察到 CNV 及局灶性视网膜变性。视网膜下高荧光、视网膜血管弯曲度增加和视网膜纤维斑等改变在 8 周时依然持续存在。与激光诱导的 CNV 相比，Matrigel 诱导的模型对于无法获得激光光凝的研究人员来说更加方便和可行。

**3. 视网膜下注射生长因子**　用腺相关病毒基因载体编码人 VEGF-156，注入 loxP-STOP 片段灭活 hVEGF-A165 表达的转基因小鼠视网膜下腔。在诱导早期阶段，鼠视网膜厚度和脉络膜新生血管面积增加，其中 75% 的小鼠仅 2 周就形成视网膜下新生血管膜；诱导 12 周后，出现 Bruch 膜破裂。在晚期阶段，脉络膜新生血管发展为视网膜下纤维血管膜，甚至有肿胀的自体荧光巨噬细胞 drusen 样堆积。此模型中，人 VEGF-A165 表达持续数周，因此可作为研究 CNV 早期进展和后期 AMD 进展的理想模型。

啮齿类动物例如小鼠模型已经能够重现 AMD 的许多组织学特征，如 Bruch 膜增厚，drusen 样视网膜下沉积的形成，以及导致补体激活和巨噬细胞或小胶质细胞积累的免疫失调。但啮齿类动物模型的缺点是无黄斑结构，因此对于一些复杂性的疾病进展研究无法实现。而非人类灵长类动物获取成本高，培养疾病的病程和时间长，难以进行操作。动物模型的选择主要由模型的用途所决定，研究人员在选择使用何种动物模型时，实验目标、实验室能力、预算和动物培养设施等因素都非常重要。

## 七、视网膜色素变性动物模型

视网膜色素变性（retinitis pigmentosa，RP）是一组以进行性感光细胞及 RPE 功能丧失为共同表现的遗传性视网膜变性疾病，常累及双眼，造成中央及周边视力的不可逆丧失。引起 RP 的基因异常种类较多，截至目前，已确定有 93 个基因和位点（https：//sph.uth.edu/retnet/，更新于 2023 年 1 月 10 日）与 RP 相关，主要涉及光转导级联、视觉周期和光感受器结构等。RP 的动物模型种类繁多，各具特点，病程长短不一，因此实验中选择合适的动物模型尤为关键。

### （一）自然 RP 动物模型

**1. 遗传型 RP 小鼠模型**　视网膜变性（retinal degeneration，RD）小鼠是一种常染色体隐性遗传的 RP 小鼠，其致病基因为 Pde6b 基因。该基因的突变导致感光细胞中的磷酸二酯酶功能障碍，使得感光细胞外节中的 cGMP 无法水解，浓度升高，使 cGMP 依赖的离子通道持续开放，$Ca^{2+}$ 内流增加，细胞内钙过载而最终导致感光细胞的死亡。RD 小鼠的视网膜视杆细胞在出生后第 4 日开始变性，到 28 日左右时全部消失。慢性视网膜变性（retinal degeneration slow，RDS）小鼠是一种常染色体显性遗传的 RP 小鼠，其致病基因为 peripherin/RDS 基因。该基因的突变会导致正常的感光细胞外节维持膜盘形态及稳定性的蛋白生成障碍而引起病变的发生。RDS 小鼠的视网膜在出生后 7 日即表现出光感受器细胞外节消失，外核层在 2 周时开始缓慢变性，周边视网膜外核层 9 个月时完全消失，中央视网膜外核层 12 个月时完全消失，视网膜电图呈熄灭型。

**2. 遗传型 RP 大鼠模型** 皇家外科学院（Royal College of Surgeons，RCS）大鼠是一种常染色体隐性遗传的 RP 大鼠，其致病基因为编码受体酪氨酸激酶的 Mertk 基因。RCS 大鼠 RPE 细胞内的 Mertk 基因一个位点缺失，使得 RPE 细胞吞噬功能发生障碍，导致视杆细胞外节盘膜不能被吞噬，从而引起光感受器细胞凋亡。RCS 大鼠在出生后第 18 日光感受器开始凋亡，视网膜外核层变薄，3 个月左右时绝大多数的光感受器细胞消失。

### （二）人工 RP 动物模型

**1. 基因工程建立的 RP 模型** 同时存在视网膜色素变性及眼外组织表型的 RP 类型称为遗传型综合征型 RP，而其中发病率最高的是 Usher（USH）综合征。USH2 是最常见的一型，表现为中重度先天性听力丧失、前庭功能正常、青春期后发生视网膜色素变性。目前 USH 小鼠模型中被证实存在明显视网膜变性的是 Ush2a 基因敲除小鼠。这种品系的小鼠在出生后 10 个月时仍有正常的光感受器细胞形态和数量，但在 20 个月时，有一半的光感受器细胞消失，其视网膜功能也明显下降。Pro23His（P23H）视紫红质大鼠模型是人为诱导的突变模型，其致病原因是 RHO 基因的 Pro-23-His 突变，即视紫红质基因中第 23 个密码子发生错义突变，由脯氨酸替代，导致异常蛋白产物的形成，引起光感受器细胞凋亡。虽然 P23H 大鼠在出生后拥有正常的光感受器细胞，但其外节无法发育到正常长度。随着鼠龄的增加，视杆、视锥细胞逐渐消失，视网膜电图幅值也逐渐下降。此外，通过敲除小鼠 Rpgp 基因亦可构建出慢性视网膜变性小鼠模型，其视锥细胞的异位分布在出生后 20 日左右便可出现，而感光细胞的减少则发生在出生后 6 个月左右。

**2. N-甲基-N-亚硝基脲**（n-methyl-n-nitrosourea，MNU）**诱导的 RP 模型** MNU 是含有一个 N-亚硝基的烷化剂，能直接作用于脱氧核糖核酸（deoxyribonucleic acid，DNA），导致 DNA 鸟嘌呤甲基化。其特点是选择性地损伤光感受器细胞，导致细胞凋亡，而对视网膜中其他细胞没有明显影响。这种选择性又取决于 MNU 的使用剂量、使用频率、给药途径及动物的年龄等。给予 50 日鼠龄的仓鼠单次腹腔注射 90mg/kgMNU 便可诱导出 RP 疾病动物模型。造模后第 1 日即可出现光感受器细胞凋亡，第 5 日 Müller 细胞明显增殖，7 日左右视网膜外核层基本完全消失，随之与血管接触的视网膜各层色素上皮细胞发生迁移。由于 Müller 细胞增生，后期神经胶质增生明显，故此种模型的主要表现和病程与人类视网膜色素变性非常相似。目前 MNU 诱导型 RP 已在多种动物中进行了详细的研究，包括啮齿类动物、非人类灵长类、兔和鱼类等。

（梁丽娜）

# 第十二章 眼科常用实验技术

## 第一节 分子生物学研究技术

分子生物学（molecular biology）是在分子水平研究生命现象、生命本质、生命活动及其规律的一门学科。其研究对象是核酸和蛋白质等生物大分子，研究内容包括生物大分子的结构、功能及其在遗传信息和代谢信息传递中的作用和作用规律。以下是一些常见的分子生物学技术。

### 一、核酸的提取与纯化

核酸的提取与纯化技术是从生物样本（如组织、血液、细胞等）中分离出高质量的核酸[DNA或核糖核酸（ribonucleic acid，RNA）]的过程。该技术在分子生物学和遗传学研究中发挥了重要作用，常用于基因组分析和基因表达调控研究。提取过程通常包括准备生物样本、细胞或组织破碎、溶解细胞膜、分离核酸和最终纯化核酸等步骤。实验室中常用的方法包括煮沸法和吸附柱纯化法等。这些步骤和方法的选择取决于样本类型、所需纯度和纯化后核酸的最终应用。

### 二、核酸的鉴定和分析

核酸的鉴定和分析指对提取的 DNA 或 RNA 样本进行定性和定量分析，以确定其质量、纯度和浓度，并进一步应用于各种实验。

#### （一）DNA 的一般分析

**1. 紫外分光光度法** 因 DNA 在 260nm 波长处具有紫外吸收特性（最大吸收峰），故此法快速、简便且不破坏样品，是定量测定浓度较高的纯 DNA 的首选方法。

**2. DNA 电泳分析** 常见的 DNA 电泳包括普通琼脂糖凝胶电泳和聚丙烯酰胺凝胶电泳，用于分析 DNA 的大小、形态和纯度等特性。

**3. DNA 电泳分离片段回收** 在电泳分析后，可以通过切割或提取目标 DNA 片段，进行后续的实验操作，如克隆、测序等。

**4. DNA 限制性内切酶切割分析** 利用 DNA 限制性内切酶将 DNA 切割成特定的片段，从而研究 DNA 的结构和序列。

**5. DNA 的杂交** 包括斑点杂交、液相杂交和原位杂交等方法，用于检测 DNA 序列的相似性、亲缘关系等。斑点杂交常用于检测 DNA 中特定序列的存在，液相杂交和原位杂交则可用于研究 DNA 序列在细胞内的位置和分布情况。

**6. DNA 序列测定** 通过各种测序技术，如 Sanger 测序、下一代测序等，可以确定 DNA 的碱基序列，从而揭示 DNA 的遗传信息和功能。

（二）RNA 的一般分析

**1. 紫外分光光度法** 通过测量 RNA 溶液在 260nm 波长处的吸收情况，可以评估 RNA 的纯度和浓度。

**2. RNA 的电泳分析** 变性凝胶电泳可用于分离和纯化 RNA，分析 RNA 的大小、形态和纯度等特性。

**3. RNA 杂交**（Northern blot） 用于检测 RNA 中特定序列的存在与表达水平。通过电泳分离 RNA，转移到膜上，并使用标记的探针进行杂交检测。

**4. RNA 稳定性和完整性评估** 使用如 Agilent 2100 Bioanalyzer™仪器等工具来评估 RNA 的完整性和质量。

# 三、聚合酶链反应

（一）聚合酶链反应的原理

聚合酶链反应（polymerase chain reaction，PCR）实际上是在模板 DNA、一对寡核苷酸引物和 4 种脱氧核糖核苷酸（dATP、dCTP、dGTP 和 dTTP）存在的条件下，依赖于 DNA 聚合酶的酶促合成反应。通过热变性使 DNA 双链解离为单链 DNA，变性后的 DNA 将作为聚合酶链式反应的模板。合成分别与待扩增双链 DNA 片段两条链的 3'端互补的寡聚核苷酸引物（一般每个引物多于 15 个核苷酸），然后在 45～65℃的温度下将过量的引物加入到少量的 DNA 样品中，这时 DNA 保持单链状态，而合成的特异性引物能够与其互补序列杂交。这些杂交上的寡聚核苷酸将作为引物，参与合成模板 DNA 的互补链。加入 4 种脱氧核糖核苷酸和耐热的 Taq DNA 聚合酶后，DNA 合成反应开始，Taq 聚合酶能在高达 72℃的条件下进行链延伸反应。当反应完成时，将反应混合物加热到 94℃使新合成的 DNA 双链变性，再降低温度。由于过量引物的存在，另一轮的反应又可以进行。这种合成—变性—退火—合成的循环，每次循环的产物可以作为下一循环的模板，经过 25～35 个循环后，介于两个引物之间的特异性 DNA 片段得到大量复制，数量可达 $2 \times 10^6 \sim 2 \times 10^7$ 拷贝。在反应的最初阶段，样品中的 DNA 模板为主要起始模板。随着循环次数的递增，由引物介导延伸的片段急剧增多而成为主要模板，即以起始 DNA 模板扩增的拷贝数以倍数递增，而引物之间的片段以指数递增，所以最终的扩增产物主要为介于两引物之间的 DNA 片段。

（二）几种特殊的 PCR

除了常规的 PCR 技术外，还有一些特殊的 PCR 变体，具有特定的应用和优势。以下是几种特殊的 PCR 技术。

**1. 实时定量 PCR**（quantitative polymerase chain reaction，qPCR） 是一种用于定量测量 PCR 产物数量的 PCR 技术。它结合了 PCR 扩增和实时荧光检测技术，能够实时监测 PCR 反应中的 DNA 合成过程，并在反应进行的同时定量目标 DNA 的初始数量。qPCR 广泛应用于基因表达分析、病原体检测、拷贝数变异分析等领域。

**2. 逆转录 PCR**（reverse transcription polymerase chain reaction，RT-PCR） 是一种用于从 RNA 模板合成 DNA 的 PCR 技术。在 RT-PCR 中，RNA 首先被逆转录酶转录为互补 DNA（complementary DNA，cDNA），然后进行常规 PCR 扩增。RT-PCR 可用于研究基因表达、病毒检测、mRNA 定量等。

**3. 荧光定量 PCR**（real-time quantitative polymerase chain reaction，RT-qPCR） 结合了逆转录 PCR 和实时定量 PCR 技术，用于定量分析 RNA 的表达水平。它可以直接在逆转录 PCR 反应中实时监测 cDNA 的合成，从而快速准确地测量 RNA 的相对数量或绝对数量。

**4. 数字 PCR**（digital polymerase chain reaction，dPCR） 是一种基于分区反应原理的 PCR 技

术，可将 PCR 反应分成许多微小的体积单元，每个单元中只有一个或零个 DNA 分子。通过统计阳性和阴性反应单元的数量，可以准确地计算起始 DNA 模板的数量，从而实现对目标 DNA 的绝对定量。dPCR 适用于稀有基因型检测、拷贝数变异分析、病毒载量测定等领域。

**5. 多重 PCR**（multiplex PCR） 允许在同一反应中同时扩增多个不同的目标序列。通过设计多个引物对，每个引物对特异性地扩增一个目标序列，可以在单个 PCR 反应中同时检测多个基因或突变。多重 PCR 技术在遗传疾病筛查、病原体鉴定等领域具有广泛应用。

# 四、蛋白质印迹法

蛋白质印迹法（Western blotting）是一种常用的蛋白质分析方法，包括 3 个主要步骤。①十二烷基硫酸钠（sodium dodecylsulfate, SDS）-聚丙烯酰胺凝胶电泳将蛋白质按照分子量大小分离。SDS 可以与蛋白质结合，使其呈线性形态，并且掩盖了蛋白质本身的电荷，从而使蛋白质根据其分子量在凝胶中进行分离。②蛋白质转印，即将其从凝胶转移到硝酸纤维素膜上，保持各个蛋白条带的相对位置不变。③固相免疫测定，将特异性抗体作用于转印后的蛋白质，并通过第二种免疫试剂进行检测，如辣根过氧化物酶或碱性磷酸酶标记的抗免疫球蛋白或蛋白 A。这种方法能够高效地检测到 $1 \sim 5 ng$ 的蛋白质，为蛋白质研究提供了有力的工具。

在科学研究领域，免疫印迹法可用于分析蛋白质表达、修饰和相互作用，从而揭示蛋白质功能及其在疾病发生机制中的作用，同时也用于药物研发。在临床诊断方面，免疫印迹法可用于检测肿瘤标志物、诊断免疫相关疾病以及监测药物代谢和靶点蛋白表达。未来，随着自动化和高通量技术的发展，以及多色荧光标记技术的应用，免疫印迹法将继续在蛋白质研究和临床实践中发挥重要作用，为疾病诊断和治疗提供更多可能性。

# 五、基因表达和调控研究相关技术

**1. DNA 导入细胞技术** 用于将外源 DNA 引入目标细胞内。其方法主要包括转染法、电穿孔法、基因枪法和病毒介导法等。在转染法中，化学转染和脂质体转染是常用的方法，通过阳离子聚合物或脂质体将 DNA 运送入细胞。电穿孔法则通过电场作用创造临时微孔，将 DNA 送入细胞质。基因枪法则利用高压气体或粒子束将 DNA "枪"射入细胞。而病毒介导法则利用反转录病毒载体将 DNA 转运至细胞，并利用病毒的复制和表达机制实现基因转导。

**2. DNA 的定点突变技术** 用于有选择性地修改 DNA 序列中的单个碱基或少量碱基，而不影响其他区域。主要包括化学修饰、酶切修复、合成寡核苷酸以及基因编辑等方法。在实践中，常用的方法包括 PCR 法、质粒构建法及基因编辑技术。通过 PCR 法，可以利用特异性引物扩增出含有目标突变的 DNA 片段，然后进行体外重组实现定点突变；而质粒构建法则是在质粒载体上构建带有目标突变的 DNA 序列，进而实现定点突变。此外，基因编辑技术，如 CRISPR/Cas9 系统，通过引导 RNA 和 Cas9 核酸酶的配合，可以直接实现对目标基因的精确编辑和改变。

**3. 具有启动子活性的 DNA 序列的确定** 是基因调控研究和应用的关键一步。通过生物信息学预测和实验验证相结合的方法，可以准确地鉴定具有启动子功能的 DNA 区域。生物信息学预测利用计算工具分析基因组序列，识别潜在的启动子区域和转录因子结合位点，并通过保守性分析来确定这些区域的功能性。实验验证则包括启动子克隆和转录因子结合实验等技术，通过构建启动子驱动的报告基因系统或检测转录因子与 DNA 序列的结合来验证预测结果。

**4. 启动子与调控蛋白结合试验** 是基因调控研究中常用的实验技术，旨在验证基因转录调控的机制。该方法通过设计特定的 DNA 探针，包含目标基因启动子区域的序列，并提取来自细胞或组织的调控蛋白。在实验中，将 DNA 探针与提取的蛋白混合后，通过电泳迁移技术分析 DNA-蛋白复合物的形成情况，进而确认启动子与调控蛋白之间的结合关系。

**5. 甲基化干扰和足迹试验**　利用甲基化特异性的限制性内切酶和 DNA 测序技术，首先通过酶切方法识别 DNA 上的甲基化位点，然后通过测序分析确定这些位点的分布情况。在实验中，DNA 首先被提取，然后经过甲基化特异性酶切和 DNA 片段富集步骤，最后进行高通量测序分析。这项技术的应用包括鉴定 DNA 甲基化位点、探究甲基化与基因表达之间的关系及研究疾病相关基因的甲基化状态。通过甲基化干扰和足迹试验，研究者可以深入了解 DNA 甲基化在基因表达调控中的作用机制，为疾病研究和新药开发提供重要的理论和实验基础。

**6. mRNA 代表性差异展示技术**　用于比较不同条件下基因表达水平的差异。该技术通过将不同样本中的 RNA 提取、反转录成 cDNA，并经过标记后进行 DNA 片段扩增，然后利用差异展示方法（如聚丙烯酰胺凝胶电泳或构建差异性表达基因库）展示不同条件下的基因表达情况。最后，通过分析和鉴定展示的差异带，可以确定差异表达的基因。

**7. 捕获特异性 mRNA 技术**　用于从混合的 RNA 样本中富集或分离特定的 mRNA 分子。该技术利用针对感兴趣的 mRNA 序列设计的寡核苷酸探针或引物，通过与目标 mRNA 的亲和性结合将其与其他 RNA 分子分离。技术步骤通常包括探针或引物的设计、杂交反应、富集或分离及洗脱和纯化等步骤。

**8. 基因表达系列分析**（serial analysis of gene expression，SAGE）　是一项高通量的基因表达分析技术，通过将每个基因的短序列标签转录成 DNA 标签，并利用高通量测序技术进行测序，从而实现对大量基因表达水平的定量和鉴定。其原理包括标签生成、标签连接、串联标签分析、测序和数据分析等步骤。

**9. 高通量测序技术**　是一项革命性的 DNA 测序技术，以其高效率和高速度同时测定大量 DNA 片段的序列而闻名。其原理主要包括文库构建、DNA 扩增、测序反应和数据处理等关键步骤。首先，待测 DNA 样本被转化成文库，其中包含大量的 DNA 片段。接着，这些 DNA 片段通过 PCR 等扩增技术扩增至足够数量。随后，扩增得到的 DNA 模板进行测序反应，通常采用 Sanger 测序、Illumina 测序等技术。最后，对测序数据进行质量控制、序列比对、基因组装和变异检测等分析步骤，以获得准确的测序结果。高通量测序技术在科学研究和临床应用中有着广阔的前景，包括基因组学研究、转录组学研究、变异分析等。

# 六、蛋白质功能和互相作用研究相关技术

**1. 细胞内蛋白质的分布和定位**　细胞内蛋白质的定位是细胞功能和结构调控的关键。在细胞内，蛋白质以不同的方式分布和定位，包括胞质蛋白质、细胞器相关蛋白质、膜蛋白质和核蛋白质等。这些蛋白质的定位是通过信号肽序列、核定位信号（NLS）和核排斥信号（NES）等机制实现的。它们在细胞代谢、信号传导、结构维持和细胞间相互作用等方面发挥着重要作用。研究细胞内蛋白质的定位可以通过免疫荧光染色、蛋白质分离和纯化及生物信息学预测等技术实现。

**2. 蛋白质的糖基化和磷酸化分析**　蛋白质的糖基化和磷酸化是两种重要的后转录修饰方式，它们在细胞内发挥着关键的调节作用。糖基化是指糖类分子与蛋白质共价结合的过程，能够调节蛋白质的稳定性、活性和亲水性，影响其在细胞内的功能和定位。而磷酸化则是指磷酸基团与蛋白质中的氨基酸残基形成磷酸酯键的化学反应，能够调节蛋白质的构象和活性，参与细胞信号传导、细胞周期调控等生物学过程。常用的分析技术包括质谱分析、免疫检测和功能研究等方法。通过质谱分析，可以检测蛋白质样品中的特征峰，识别出糖基化或磷酸化的特异性质谱信号，并确定修饰的位点。免疫检测则利用特异性抗体，如蛋白质印迹法和免疫组化技术，能够检测目标蛋白质及其修饰状态的表达情况和分布。此外，功能研究通过体外磷酸化酶活性测定等方法，可探究蛋白质磷酸化对其功能的影响。

**3. 免疫共沉淀**（coimmunoprecipitation，CoIP）**和层析共分离**　是两种常用的蛋白质相互作用分析技术。CoIP 利用特异性抗体将目标蛋白质及其结合分子从混合物中沉淀下来，然后通过洗涤和洗脱步骤分离出目标蛋白质及其结合分子，最终进行分析。而层析共分离则通过亲和层析柱将特异性配体与目标蛋白质结合，然后洗脱非特异性结合物，从而分离出目标蛋白质及其结合分子。

**4. 分子相互作用仪**　是在研究蛋白质间相互作用过程中至关重要的工具。它通过利用表面等离子共振、生物层析或荧光共振能量转移等技术，实时监测和测量蛋白质相互作用的过程。

**5. 酵母双杂交系统**　是一种被广泛应用于分析蛋白质相互作用的技术。其基本原理是利用酵母细胞中的转录因子分为 DNA 结合域和激活域的特性。通过将目标蛋白的编码序列与这些功能域融合并转染到酵母细胞中，可以实现对目标蛋白与其他蛋白质相互作用的筛选和检测。首先，将目标蛋白的编码序列克隆到酵母双杂交载体中，然后转染到酵母细胞中，使其表达目标蛋白的融合蛋白。然后，通过适当的筛选方法，如选择性培养基或报告基因，筛选与目标蛋白相互作用的蛋白质。最后，通过验证阳性克隆，如进一步的酵母双杂交实验证实相互作用。

**6. 基因敲除和基因沉默技术**　是研究蛋白质功能的重要手段。基因敲除通过完全去除或破坏目标基因，直接影响蛋白质的表达，常借助 CRISPR/Cas9 系统或 RNA 干扰等技术实现。而基因沉默则是通过降低目标基因的表达水平来间接影响蛋白质功能，通常采用 RNA 干扰技术。

**7. RNA 干扰**（RNA interference，RNAi）**技术**　是一种常用的基因沉默方法，在研究蛋白质功能中扮演着关键角色。其原理是通过引入特异性的双链小 RNA（small interfering RNA，siRNA 或 short hairpin RNA，shRNA），与目标基因的 mRNA 序列相互结合，从而介导 RNA 内切酶的降解作用或抑制转录的发生，进而减少目标蛋白的合成。在实践中，RNAi 技术经常通过设计、合成和转染小 RNA 来实现。设计阶段需要精确选择小 RNA 序列，以确保其能够高效地与目标基因的 mRNA 配对。合成阶段通常使用化学合成或体外转录的方法制备 siRNA 或 shRNA。转染小 RNA 到目标细胞后，通过实时 PCR、蛋白质印迹法等技术检测目标蛋白的表达水平，以评估 RNA 干扰的效果。

## 七、组学研究技术

组学研究技术是现代生命科学中的关键工具，它们以其多样性和全面性帮助科学家们深入理解生物体的分子级特征和功能。

**1. 基因组学技术**　通过高通量测序技术和比较基因组学方法，揭示了生物体基因组的结构、功能和变异，从而为了解遗传性状和疾病的发生提供重要线索。

**2. 转录组学技术**　关注基因的转录活动，通过 RNA 测序和微阵列分析等手段，揭示了基因表达的时空动态变化，为理解基因调控网络和细胞功能提供了深入洞察。

**3. 蛋白质组学技术**　致力于研究蛋白的组成、结构和功能，通过质谱技术和蛋白质芯片技术等方法，可以鉴定和定量大量蛋白质，揭示其相互作用和修饰，从而深入理解细胞信号传导和代谢途径。

**4. 代谢组学技术**　关注生物体内代谢产物的组成和变化，通过质谱技术和磁共振技术等手段，可以全面解析代谢组的特征，为疾病诊断和治疗提供新的视角和策略。

这些组学研究技术相互结合，构建了全面的生物信息学框架，为生命科学领域的前沿研究和临床医学的实践提供了强大的支持和指导。

# 第二节　组织形态学研究技术

组织形态学研究技术是一系列用于观察和分析生物组织形态、结构和组成的方法和工具。这些技术涵盖了从宏观到微观的各个层面，涉及整体组织、细胞乃至细胞器的详细结构。在眼科的科研实验中，常用的眼组织学实验技术包括以下方面。

# 一、眼组织学病理基础实验技术

在眼组织病理学领域，基础实验技术主要包括以下步骤：眼球组织取材、眼组织固定、包埋处理、切片、染色、显微镜观察、图像分析。

**1. 眼球组织取材** 动物麻醉后迅速进行，用显微镊固定眼睑暴露眼球，然后使用显微弯剪从穹隆结膜处剪开并环形剪至球后视神经，轻剪断视神经后完整摘除眼球，并浸入生理盐水清洗去杂质。

**2. 眼组织固定** 使用固定液处理取出的眼球组织，以保存组织结构，防止组织降解。常用的固定液有 10%中性甲醛溶液、4%多聚甲醛缓冲液、丙酮、甲醇、95%乙醇固定液、戊二醛等。

固定液的选择应基于组织类型和具体实验需求，以确保最佳地保持细胞和组织的形态结构，同时最大限度地保留抗原的免疫活性。在免疫组化实验中，应避免使用含有重金属的固定液。

**3. 眼组织包埋制作技术** 将固定好的眼组织块嵌入适当的包埋介质中，以便后续的切片工作。根据所使用的包埋介质不同，主要有两种包埋方法：石蜡包埋和冷冻包埋。石蜡包埋使用石蜡作为介质，而冷冻包埋则采用包埋剂（optimum cutting temperature，OCT）作为介质。

**4. 眼组织切片制作技术** 通过切片机将包埋的组织切割成薄片。切片方法分为石蜡切片和冰冻切片。石蜡切片的厚度通常为 4μm，且可在室温下长期保存（最长可达 1 年）。冰冻切片的厚度一般为 8μm，需在低温环境下（–20℃或–80℃）保存。

**5. 染色技术**

（1）苏木精-伊红染色技术（hematoxylin and eosin staining，HE staining）：用于实验前评估组织质量。其原理是苏木素染料与细胞核中的 DNA 结合，使核染成蓝色，而伊红染料则与细胞质蛋白质结合，将细胞质和其他嗜伊红结构染成红色或粉红色，同时特殊物质如钙盐或微生物可被染成其他颜色。其主要步骤包括切片脱蜡至水，苏木素染细胞核，伊红染细胞质，脱水封片和显微镜观察。

（2）免疫组织化学染色技术：通过利用抗原与抗体的特异性结合反应，并结合标记的抗体，实现对组织或细胞内特定抗原的定位和定性分析。其主要特点包括高度的特异性和灵敏度，能够在同一实验中同时检测多个指标，并且能够精确地定位和定性组织或细胞内的抗原。

冰冻切片免疫荧光染色简要流程：从－20℃取出切片，室温平衡后烤片，用磷酸缓冲盐溶液（phosphate buffered saline，PBS）清洗去除 OCT。接着用 Triton X-100 增加组织通透性，牛血清白蛋白（bovine serum albumin，BSA）封闭非特异性抗原。添加稀释后的一抗，4℃过夜孵育，随后 PBS 清洗。加入荧光二抗室温孵育，再次 PBS 清洗。用 4′，6-二脒基-2-苯基吲哚（4′，6-diamidino-2-phenylindole，DAPI）复染细胞核，清洗后用缓冲甘油封片，最后在荧光显微镜下观察。

（3）视网膜铺片免疫荧光染色技术：基本取材方法同前述。将眼球组织切割成数瓣后分离视网膜，用 0.1%Triton X-100 和 8%BSA 溶液室温封闭打孔 1 小时，随后加入一抗 4℃过夜，次日室温平衡后 37℃孵育 3~4 小时，PBS 浸洗 3 次，加荧光标记二抗 4℃过夜，PBS 再次浸洗 3 次，最后用抗荧光淬灭剂封片，荧光显微镜下观察。

（4）特殊染色：如过碘酸-雪夫染色（periodic acid-schiff staining，PAS staining）用于检测多糖类物质，Masson 染色用于检测胶原纤维等，可针对特定的组织结构或化学成分进行染色。PAS 染色常用于诊断糖尿病性视网膜病变，通过显示视网膜血管和细胞内的糖原沉积来帮助识别疾病。它还用于检测角膜病变、视网膜色素变性、葡萄膜炎等疾病中的糖蛋白沉积，以及评估干眼症中角膜上皮细胞的糖原含量。Masson 染色则用于检测眼内胶原纤维，尤其是在角膜瘢痕、视网膜病变和青光眼等疾病中，可以帮助评估纤维化程度和新生血管的形成情况。

**6. 光学显微镜技术**

（1）普通光学显微镜：用于观察和分析染色后的组织切片，可提供关于细胞形态、排列和组织结构的信息。

（2）荧光显微镜：用于观察荧光染色标记的组织或细胞，可用于检测特定蛋白质、核酸或其他分子的分布和表达水平。

# 二、其他病理实验技术

**1. 电子显微镜技术**（electron microscope，EM）　是一种使用电子束代替可见光的显微技术，能够比光学显微镜分辨更小的物体。它的分辨率比传统光学显微镜高得多，可以达到纳米级，为认识组织细胞的微细结构开辟了极其广阔的前景。

由于电子射线的穿透能力较弱，因此需要将生物标本制备成超薄切片，厚度一般在 70nm 左右。超薄切片的制作原理和流程与光学显微镜下的石蜡切片技术相似，主要包括固定、脱水、浸透、包埋、切片和染色等步骤。在电镜样品的制作过程中，从取材开始就有一系列特殊要求。

（1）取材的基本要求：具体如下。①动作迅速：从活体中取出组织后，应在最短时间内投入固定液。②体积要小：组织块的大小一般不超过 1mm×1mm×1mm。如果组织块过大，会影响固定剂的渗透。③选择部位要准确：电子显微镜观察范围有限，取材时需精确选择所需观察的部位。建议先使用光学显微镜进行初步检查和定位。④低温操作：固定液应预先存放在 4℃的冰箱中冷却。

（2）组织固定：固定的方法分为物理和化学两大类。物理方法是采用冷冻等手段保持细胞的结构；而化学方法是用特殊的化学试剂固定细胞的结构。现在通常使用化学方法对组织或细胞进行固定，常用的固定剂有 3%戊二醛和 1%四氧化锇（锇酸）。

（3）包埋：只有制作出硬度适宜的包埋块，才能获得高质量的、连续的超薄切片。常用包埋剂有环氧树脂。

（4）修块与切片染色：对包埋块进行修整，以暴露出组织并制作成锥形，便于后续切片。然后制作半薄切片，厚度 0.5~2μm，用甲苯胺蓝或甲基蓝加碱性复红进行染色，并在光学显微镜下定位。制作切片时，需使用玻璃刀或钻石刀。超薄切片的承载工具为铜网和支持膜。铜网最为常用，支持膜一般是 10nm 厚的聚乙烯醇缩甲醛膜。超薄切片的厚度控制在 50~70nm，并放置在覆盖有支持膜的铜网上。最后，使用醋酸铀和枸橼酸铅进行染色。醋酸铀染色需 10 分钟，枸橼酸铅染色 5分钟，这两种染料共同作用可显著增强切片对比度，便于在电子显微镜下观察。

**2. 分子病理学研究技术**　其融合了分子生物学和病理学的原理，能够在细胞和组织水平上分析基因、蛋白质和其他生物分子的变化。首先，通过核酸提取技术，从组织样本中提取 DNA 和 RNA。随后，利用 PCR 技术扩增目标基因片段，或者进行基因测序，以解读 DNA 序列。该技术可用于检测和定量眼部组织中的特定基因突变和基因表达变化。

**3. 流式细胞术**（flow cytometry，FCM）　是一种在液流中快速检测细胞特性的技术。它通过将单个细胞与特异性抗体结合，对细胞进行多参数定量分析，包括细胞表面标记、细胞内蛋白质表达、细胞周期、DNA 含量等。流式细胞术具有高通量、高灵敏度、高特异性等优点。

**4. 细胞凋亡检测技术**　常用的有 TUNEL 染色法、Annexin V/PI 染色法、含半胱氨酸的天冬氨酸蛋白水解酶（cysteinyl aspartate specific proteinase，Caspase）活性测定和蛋白质印迹法分析等。其中，TUNEL 染色法通过标记 DNA 断裂末端的方法，被广泛用于评估角膜损伤后的角膜细胞凋亡率，以及在视网膜疾病如黄斑变性中检测视网膜细胞的凋亡情况。Annexin V/PI 染色法则通过检测细胞表面磷脂酰丝氨酸的变化，帮助区分不同阶段的凋亡细胞，适用于研究眼部细胞在治疗后的生存状况。此外，Caspase 活性测定和蛋白质印迹法分析则提供了凋亡信号通路活性和相关蛋白表达的定量数据，为理解眼科疾病的发病机制提供重要线索。

# 第三节 组织细胞培养技术

组织细胞培养技术是一种在体外模拟体内环境的方法，通过在无菌、适宜温度和充足营养的条件下，使从体内提取的组织或细胞能够生存、生长、繁殖和传代，同时保持其原有的结构和功能。这一技术被用于研究细胞的生理功能、相互作用及致病机制。

## （一）原代培养技术

原代培养（primary culture）指从动物或人体组织中直接提取细胞，并在体外条件下进行培养。由于原代细胞通常保持其最初的生物学特性，能够更真实地反映体内的生理功能和反应，因此原代培养被广泛应用于细胞基本生理过程、药物反应及疾病模型的研究。其主要优势在于能够保留原始细胞的功能和形态，与体内细胞具有较高的相似性。然而，原代细胞的获取和培养过程较为复杂，且大多数细胞只能存活和传代有限的次数。此外，外界环境（如培养基、温度、氧气浓度等）的变化可能导致细胞特性丧失或发生变化，给研究带来一定挑战。

## （二）连续培养

与原代培养不同，连续培养（immortalized cell lines）采用经过特殊处理（如病毒转化、基因修饰等）获得永生化能力的细胞系。这些细胞系能够在体外长期增殖，并具有在多个传代过程中保持稳定的特性。其主要优势在于增殖能力强，适用于高通量筛选、长期毒性测试等实验，且培养条件相对简单，适合大规模实验。然而，这些细胞在经历了永生化处理后可能会丧失一些原生细胞的特性，故与体内细胞的相似性会降低。因此，在疾病机制或药物反应等研究中可能存在一定的局限性。例如，常用的 RPE 细胞系可通过两种途径获得：一种是从原代培养中自发永生化形成的细胞系，如成人 RPE-19（ARPE-19）细胞系；另一种是通过引入永生化基因获得的细胞系，如 hTERT-RPE1，通过引入人类端粒酶反转录酶（human telomerase reverse transcriptase，hTERT）基因，使细胞获得永生化能力。

## （三）共 培 养

共培养（co-culture systems）是将不同类型的细胞（如上皮细胞、内皮细胞、免疫细胞等）在相同培养条件下共同培养的方法，旨在模拟体内细胞之间的相互作用。通过这种方式，研究人员可以深入探讨细胞间的信号传递、相互作用及其对生理功能的影响。其主要优势在于能够逼真地模拟体内复杂的细胞环境，进而研究细胞间的通信、协作与调控。然而，挑战也随之而来。不同类型的细胞在培养过程中可能有不同的需求，如培养基成分、氧气浓度等，因此需要精确调整培养条件。此外，细胞间的相互作用可能增加实验的复杂性，必须考虑细胞来源和培养环境对实验结果的潜在影响。

## （四）三维组织培养

三维组织培养（3D cell culture）是通过在三维支架或培养基中模拟体内微环境，培养细胞以形成更接近自然状态的组织结构的培养方式。与传统的二维培养相比，三维培养能够更好地再现组织的空间结构、细胞间的相互作用及细胞与基质的互动，从而提供更真实的生理环境。其主要优势在于，细胞在三维环境中的生长模式、基因表达和代谢特性与体内情况更为相似，能够更准确地反映体内组织的结构和功能。然而，三维培养面临的挑战包括操作复杂、需要特定的支架材料或凝胶基质、培养时间较长以及对培养条件的精确控制。此外，三维培养的标准化仍然是一个亟待解决的问题。

（五）类器官

类器官（organoids）是通过体外培养技术，在三维环境中模拟体内器官或组织结构的小型自组装体。它们由干细胞[如诱导多能干细胞（induced pluripotent stem cell，iPSC）、胚胎干细胞（embryonic stem cell，ESC）等]或组织特定的祖细胞在特定的培养条件下生成，具有多层次的细胞结构和部分器官功能，能够模拟真实器官的生物学特性。类器官的主要优势在于它们能够减少或消除传统动物模型中因物种差异导致的实验结果偏差，并且克服了细胞模型在整体性和异质性方面的局限性，可以更真实地模拟原组织器官特异生长方式和形态发生过程，同时具有相同的细胞类型、细胞组成、组织排列方式和部分生理功能。与传统的二维细胞培养系统相比，类器官能更真实地再现复杂的组织结构、细胞间的相互作用及细胞与基质之间的互动，因而是一种具有高度生理相关性的体外模型。在眼科研究中，类器官技术展现出巨大的潜力。

**1. 眼部疾病模型** 类器官技术能够有效模拟眼部组织，如视网膜、角膜、晶状体和眼内其他结构，从而为眼部疾病的研究提供了新的平台。例如，研究人员已经成功地通过类器官技术构建了类似视网膜的三维结构，能够更好地模拟视网膜的生物学特性，包括视网膜细胞类型的多样性和分布。该模型可以用于研究常见眼病如视网膜变性、糖尿病视网膜病变、黄斑变性等的发病机制。

**2. 遗传性眼病的研究** 类器官技术在眼科的另一重要应用是研究遗传性眼病。通过从患者的诱导 iPSCs 中分化出眼组织类器官，研究人员可以模拟疾病的发生过程，进一步了解基因突变如何影响眼部结构和功能。例如，利用类器官技术，可以研究与视网膜色素变性相关的基因突变，或者用于模拟遗传性白内障的发生机制。

**3. 药物筛选和毒理学研究** 类器官模型能够更真实地反映眼部组织的复杂性，因此在眼科药物筛选和毒理学研究中具有重要应用。通过建立眼部类器官模型，研究人员可以在体外评估药物的效能和安全性。例如，类器官可以用于测试新型抗视网膜病变药物、抗青光眼药物，或者用于筛选可能的眼部毒性化合物。这些模型比传统的二维细胞培养模型更能反映药物对眼部组织的影响。

**4. 干细胞治疗和再生医学** 类器官技术为眼科的再生医学提供了新的思路。通过构建功能性的视网膜类器官或角膜类器官，研究人员可以探索干细胞治疗在修复损伤眼组织中的潜力。例如，利用来自患者自身的 iPSCs，能够生成具有功能的视网膜类器官，这为治疗视网膜退行性疾病（如年龄相关性黄斑变性）提供了新的治疗途径。此外，角膜类器官的研究也为角膜移植提供了潜在的替代方案。

**5. 眼科疾病的个性化医学** 类器官可以来源于个体患者的细胞，故研究人员可以根据患者的遗传背景和临床病理特征定制疾病模型，为个性化治疗提供依据。这种个性化眼科疾病模型能够帮助评估不同治疗方案的效果，并预测患者对特定药物或治疗方法的反应，从而为精准医学的实现铺平道路。

**6. 挑战与前景** 尽管类器官技术在眼科领域展现出巨大的应用前景，但仍面临一些挑战。首先，类器官的构建和培养技术仍在不断完善，尤其是在如何精确模拟眼部复杂的微环境和血管化等方面，还需要进一步优化。其次，类器官的标准化和高通量应用也亟待解决。最后，如何将类器官技术应用于临床转化，尤其是在个性化治疗和再生医学中的应用，仍需要更多的研究和临床验证。

（陈　强）

# 下篇　各论　病证篇章

# 第十三章 眼睑病

## 第一节 睑腺炎

### 一、概 述

本病相当于中医"针眼"。针眼病名首见于《证治准绳·杂病·七窍门》。本病又名"土疳""土疡""偷针"，《诸病源候论·目病诸侯》记载了："人有眼内眦头忽结成疱，三五日间便生脓汁，世呼为偷针。"《杂病证治准绳》中提出了"土疳"之名："土疳证谓睑上生毒，俗呼偷针眼是也。"黄庭镜《目经大成》中记载了"偷针"之名，其曰："此症世又呼偷针眼，生外睑弦上，初得但痒而肿，次则结一小核，乃作痛，屡屡不药自消"。

### 二、病 因 病 机

（1）风邪外袭，客于胞睑而化热。风热煎灼津液，变生疮疖。
（2）过食辛辣炙煿，脾胃积热，循经上攻胞睑，致营卫失调，气血凝滞，局部酿脓。
（3）余邪未清，热毒蕴伏。或素体虚弱，卫外不固而易感风邪，常反复发作。

### 三、临 床 诊 断

眼睑皮肤局部红、肿、热、痛，触之有硬结。睫毛根部，近睑缘皮肤或睑结膜面出现脓点。

### 四、鉴 别 诊 断

本病应与睑板腺囊肿相鉴别。睑腺炎病位在睑弦，有局限性红肿、焮痛，病程较短，病势较急。睑板腺囊肿病位远离睑弦，病程较长，一般无红肿、疼痛。

### 五、临 床 治 疗

睑腺炎的治疗原则是未成脓者，应促其消散；已成脓者，当促其溃脓或切开排脓，使其早愈。中医治以疏风清热、泻火解毒、扶正祛邪。本病酿脓之后，切忌挤压，以免脓毒扩散，变生他症。平素应注意眼部卫生，增强体质，预防发病，避免反复发作。

（一）辨证论治

主证：胞睑局部红肿、疼痛，边缘扪及麦粒样硬结，疼痛拒按。

**1. 风热外袭证**

【辨证要点】风热之邪客于胞睑，胞睑红肿而痒，舌苔薄白，脉浮数。

【治法】疏风清热。

【方药】银翘散（《温病条辨》）加减。症偏热重者，可去荆芥、淡豆豉，加黄连、黄芩以助清热解毒。

**2. 热毒上攻证**

【辨证要点】脾胃蕴热，上攻胞睑，阻滞脉络，营卫失调，故胞睑红肿热痛。内蕴热毒，以致口渴喜饮，便秘溲赤，舌红苔黄，脉数。

【治法】清热泻火解毒。

【方药】泻黄散（《小儿药证直诀》）合清胃散（《脾胃论》）加减。若便秘甚，可加大黄、芒硝泻火通腑；口渴引饮者，可加天花粉清热生津，且有助于消肿排脓。

**3. 脾虚夹邪证**

【辨证要点】素体虚弱，卫外不固，针眼反复发作。或原患针眼，余邪未清，脾胃蕴伏之热邪夹风上扰胞睑，针眼红肿不甚，经久难消。面色无华，神倦乏力，小儿偏食，纳呆便结。舌淡，苔薄白，脉细数。

【治法】清散伏热，扶正祛邪。

【方药】清脾散（《审视瑶函》）或四君子汤（《太平惠民和剂局方》）加减。酌加当归、白芍、山楂、神曲、麦芽等，健脾益气、和血消滞，配伍解毒排脓之品，使其标本兼顾，以收扶正祛邪之功。

## （二）中医特色疗法

**1. 中药外熏法** 用金银花、连翘、黄连、野菊花等疏风清热中药水煎剂熏洗眼部。

**2. 针挑法** 在肺俞或膏肓穴附近皮肤面找出红点一个或数个，消毒后，用毫针挑破，挤出黏液或血水。

**3. 放血法** 在耳尖或合谷、太阳穴用三棱针点刺放血，有较好的泻热止痛消肿效果。

# 六、预 后 转 归

本病预后较好，少数小疖肿久不溃破而遗留肿核。

# 七、预 防 调 护

（1）注意眼睑局部卫生，不用脏手或不洁手帕揉眼。

（2）不偏嗜辛辣、肥甘之品，注意调节饮食。

# 八、名医名家学术经验

**亢泽峰教授辨治睑腺炎临床经验**

亢教授认为睑腺炎的病因多为体内正气不足，风热之邪上扰头目，不能驱邪外出。故临床上以扶正祛邪为治疗要点，运用仙方活命饮治疗本病。方中乳香、没药对消化道和呼吸道有较强刺激，应根据患者病情及体质酌情加减用药，避免患者产生不良反应。配合外用眼膏、热敷等治疗，临床疗效甚佳。

# 第二节 睑板腺囊肿

## 一、概 述

本病相当于中医的"胞生痰核""睥生痰核"等。"胞生痰核"首见于《眼科易知》，但对其症记载甚为详尽的是《目经大成·痰核》，其曰："艮廓内生一核，大如芡实，按之坚而不痛，只外观不雅，间亦有生于下睑者……翻转眼胞，必有形迹，一圆一点，色紫或黄"。《证治准绳·杂病·七窍门》将本病称为"睥生痰核"，其曰："乃睥外皮肉有赘如豆，坚而不疼，火重于痰者，皮或色红，乃痰因火滞而结"。

## 二、病 因 病 机

（1）脾失健运，湿痰内聚，上阻胞睑脉络，与气血混结而成本病。
（2）恣食炙煿厚味，脾胃蕴积湿热，灼湿生痰。痰热相结，阻滞脉络，以致气血与痰热凝结于睑内，隐隐起核，发为本病。

## 三、临 床 诊 断

根据患者无明显疼痛、眼睑硬结的症状，可以诊断。反复发作的睑板腺囊肿要进行活检，排除睑板腺癌的可能。

## 四、鉴 别 诊 断

本病应与睑腺炎相鉴别，具体见本书相关内容。

## 五、临 床 治 疗

本病核小者，经治疗可消散；大者或已溃破者，宜给予手术治疗。至于非手术疗法，内服中药主要在于清热化痰散结。

### （一）辨证论治

主证：胞睑内可触及圆形硬核，压之不痛，与皮肤无粘连。胞睑内可见紫红色或黄白色局限性隆起。

**1. 痰湿阻结证**

【辨证要点】痰湿阻滞胞睑脉络，致使气血不行，瘀阻混结于睑内。胞睑内生硬结，皮色如常，按之不痛，与睑皮肤不粘连。舌苔薄白，脉缓。

【治法】化痰散结。

【方药】化坚二陈丸（《医宗金鉴》）加减。

**2. 痰热阻结证**

【辨证要点】痰热相结，阻滞胞睑脉络，郁久热甚。胞睑硬结处，皮色微红，睑里相应部位色呈紫红。舌红苔黄腻，脉数。

【治法】清热散结。

【方药】清胃汤（《症因脉治》）加减。

（二）中医特色疗法

生南星加冰片磨粉，醋调，调匀后涂于患处皮肤。

## 六、预 后 转 归

睑板腺囊肿肿块小者可自行消退、完全消失或者长期无变化；肿块逐渐增大者可自行破溃，皮肤破裂处伤口不齐整可遗留瘢痕。

## 七、预 防 调 护

（1）若为老年患者，术后复发且迅速增大者，须做病理检查以排除肿瘤。
（2）注意饮食调护，食辛辣煎炸品不宜太过。

## 八、名医名家学术经验

**祁宝玉教授诊疗小儿睑板腺囊肿经验**

祁老认为小儿罹患睑板腺囊肿系脾胃运化失职、痰湿内生所致，故提倡以消食导滞、化痰散结为大法，自拟小儿散霰通用方，临床随症加减。方中焦三仙作为君药以消食导滞，皂角刺作为臣药，以收化痰散结之功。全方还配伍应用活血清热的赤芍、金银花为佐，祛风药防风亦佐亦使，引经药桔梗为使。

# 第三节 睑 缘 炎

## 一、概 述

本病相当于中医"睑弦赤烂"。该病名最早见于《银海精微》，又称"风弦赤烂""烂弦风"。《证治准绳》将此病称为"风沿烂眼"，并根据症状分为"风弦赤烂证""迎风赤烂证"。婴幼儿患此病者，《秘传眼科龙木论》称之为"胎风赤烂"。

## 二、病 因 病 机

（1）脾胃蕴热，复受风邪，风热合邪结于睑弦，伤津化燥。
（2）脾胃湿热，外受风邪，风、湿、热邪相搏，上攻睑弦。
（3）外感风邪，心火内盛，风火上炎，灼伤睑眦。

## 三、临 床 诊 断

（1）鳞屑性睑缘炎表现为睑缘刺激感、烧灼、瘙痒、眼部皮肤潮红、畏光、流泪等。眼部检查可见睑缘充血，鳞屑样分泌物，睑板腺口堵塞。
（2）溃疡性睑缘炎表现为眼睑烧灼感、瘙痒及刺激感觉，清晨加重。眼部检查可见睫毛边缘的睑缘红肿，有皮脂样分泌物，可并发秃睫、倒睫，睑缘肥厚变形。

（3）眦部睑缘炎表现为眼外眦角部位有刺激感觉、瘙痒及不适感。眼部检查可见外眦部睑缘和皮肤充血、肿胀，并有糜烂浸渍，严重者内眦部受累。邻近结膜有充血、滤泡。

# 四、鉴 别 诊 断

本病应与病毒性睑皮炎相鉴别。虽然两病均在眼睑部发红赤烂，然而睑缘炎病位局限于睑弦，不波及睑部皮肤。病毒性睑皮炎的病变部位以眼睑及前额皮肤为主，多不累及睑弦，并可出现黑睛生翳。

# 五、临 床 治 疗

本病病势缠绵，须坚持治疗数月才能痊愈，且宜内外合治。

## （一）辨证论治

**主证：**睑弦红赤，肿胀。睫毛根部有鳞屑、脓疱，结痂皮，睫毛脱落稀疏。睑弦肥厚、变形。

### 1. 风热偏盛证

【辨证要点】风盛则痒，风热客于睑弦不散，睑弦红赤，灼热刺痒。风热耗伤津液，睫毛根部有糠皮样脱屑，干涩不适。舌红苔薄，脉浮数。

【治法】祛风止痒，凉血清热。

【方药】银翘散（《温病条辨》）加减。可加赤芍清热凉血；加蝉蜕、蕤仁、乌梢蛇等祛风止痒；加天花粉生津润燥。

### 2. 湿热偏盛证

【辨证要点】风湿热邪上攻睑弦，内热盛。睑弦红赤溃烂，痛痒并作，眵泪胶黏，睫毛成束或脱落。舌红苔黄腻，脉濡数。

【治法】清热除湿。

【方药】除湿汤（《眼科纂要》）加减。

### 3. 心火上炎证

【辨证要点】心火素盛，复受风邪引动，风火上炎，灼伤睑眦。眦部睑弦红赤糜烂，灼热刺痒，甚至眦部睑弦破裂出血。舌尖红，苔薄，脉数。

【治法】清心泻火。

【方药】导赤散（《小儿药证直诀》）合黄连解毒汤（《肘后备急方》）加减。若患处红赤较甚者，可加赤芍、牡丹皮以凉血退赤；痒极难忍者，酌加地肤子、白鲜皮、菊花、防风、川芎以清热凉血，祛风止痒。

## （二）中医特色疗法

（1）中药熏洗：偏风重者，二圣散煎水外洗；偏湿重者，疏风散湿汤外洗；偏热重者，万金膏煎水外洗。

（2）可用鸡蛋黄油膏或铜绿膏外擦。

# 六、预 后 转 归

本病病势缠绵，可波及睑板腺、结膜及角膜，预后一般。

## 七、预防调护

（1）注意饮食调节，勿过食辛辣炙煿之品。
（2）凡屈光不正、视疲劳者应及时矫正，注意用眼卫生及劳逸结合。

# 第四节 病毒性睑皮炎

## 一、概 述

本病属中医眼科"风赤疮痍"范畴。该病名源于《秘传眼科龙木论·风赤疮痍外障》，其曰："风赤生于脾脏家，疮生面睑似朱砂，乌珠洁净未为事"。《世医得效方·眼科》认为本病"若经久不治，则生翳膜"。《医宗金鉴·眼科心法要诀·风赤疮痍歌》记载："风赤疮痍眦睑生，黑睛端好睑烂红。"病毒性睑皮炎（virus palpebral dermatitis）比细菌性感染所致睑皮炎少见，常见的有单纯疱疹病毒性睑皮炎（herpes simplex palpebral dermatitis）和带状疱疹病毒性睑皮炎（herpes zoster palpebral dermatitis）。单纯疱疹病毒性睑皮炎是由单纯疱疹病毒Ⅰ型感染所致的急性眼周皮肤炎症，病毒通常潜伏于人体内。当患者感冒、高热或身体抵抗力低下时，病毒趋于活跃，病变可发生于上、下睑，其中又以下睑多见。带状疱疹病毒性睑皮炎由水痘-带状疱疹病毒感染三叉神经半月神经节或三叉神经第一支所致，发病前常有轻重不等的全身不适、发热等症状，继而在病变部位出现剧烈神经痛。数日后患侧眼睑、前额皮肤和头皮潮红、肿胀，出现透明小疱。本病多发于春秋季节，以成年患者居多。

## 二、病因病机

（1）脾胃蕴积湿热，复感风邪，风湿热之邪循经上犯胞睑。
（2）外感风热邪毒引动心经伏火，风火之邪上攻胞睑，胞睑皮肤溃烂。
（3）脾胃湿热中阻，土盛侮木，脾病及肝，复感风邪，风湿热邪循经上犯于目。

## 三、临床诊断

（1）发病前数日患者自觉额、颞、腮等部有灼痛感，然后出现眼睑皮肤瘙痒、灼热、刺痛以及生水疱。
（2）单纯疱疹病毒致病者，胞睑或额部皮肤出现团簇水疱，数日后水疱化脓，或可破溃糜烂、结痂，同侧耳前可扪及肿核。带状疱疹病毒致病者，患侧眼睑、额部皮肤及头皮出现成簇的水疱，其分布不超过鼻中线。

## 四、鉴别诊断

本病应与睑缘炎相鉴别。虽然两病均在眼睑部发红赤烂，但睑缘炎的病变局限于睑弦，不波及睑皮肤面。而病毒性睑皮炎是以眼睑及前额皮肤的病变为主，一般不波及睑弦。

## 五、临床治疗

本病乃风邪引动，化热化火所致，故治疗以清热泻火除湿为主，佐以除风。

辨证论治

主证：胞睑皮肤肿痒、红赤、灼热，甚至起水疱。

**1. 脾经风热证**

【辨证要点】脾土蕴热，经风热邪气引动，上攻胞睑，故胞睑皮肤肿痒、红赤、灼热，起水疱。风热束表，故伴发热恶寒。

【治法】除风清脾，佐以除风。

【方药】除风清脾饮（《审视瑶函》）加减。若无便秘者，则去方中大黄、玄明粉，加赤芍、牡丹皮以清热凉血；皮肤痒甚者，加蝉蜕、木贼以疏风散邪止痒。

**2. 风火上攻证**

【辨证要点】风邪引动心火，搏结于胞睑，病急而重。风胜而肿，火盛而红赤焮痛，风火燔土而胞睑溃烂。风热引动内火，风火上攻，灼伤肌肤，故胞睑红赤如朱，焮痛难忍。风火燔土而胞睑溃烂，热入半表半里，故发热寒战。

【治法】清热泻火，疏风散邪。

【方药】普济消毒饮（《东垣试效方》）加减。可于方中加生地黄、赤芍、牡丹皮等以加强清热凉血。

**3. 风湿热毒证**

【辨证要点】风湿热毒上攻胞睑，以致红肿焮痛。湿毒盛而致水疱簇生，或生脓疱。脾胃蕴湿，加之风热蒸灼，风湿热邪上攻睑肤，故胞睑红赤疼痛，水疱、脓疱簇生。邪毒化火则溃烂腥臭，渗出黏液。湿困脾胃，故纳呆、口黏。

【治法】祛风除湿，泻火解毒。

【方药】除湿汤（《眼科纂要》）加减。酌加土茯苓、紫花地丁、金银花、蒲公英、苦参等以助除湿清热解毒之力。胞睑皮肤破溃糜烂、极痒者，加地肤子、乌梢蛇、白鲜皮以清利湿热止痒。

**4. 肝脾毒热证**

【辨证要点】脾经风湿热毒内壅，土盛侮木，脾病及肝，故胞睑红赤痒痛，水疱、脓疱簇生。毒邪伤阴，故见患眼碜涩疼痛，畏光流泪，抱轮红赤或白睛混赤，黑睛生星翳或黑睛生翳溃烂。热毒上攻，故口苦、头痛、发热。

【治法】清热解毒，散邪退翳。

【方药】龙胆泻肝汤（《医方集解》）加减。畏光、生翳重者，加木贼以明目退翳。痒痛剧烈者，加地肤子、白鲜皮、金银花、防风以疏风散邪止痒。

**5. 中医特色疗法**

（1）外洗：可用地肤子、苦参、蛇床子等中药煎水外擦局部，以清热解毒，除湿止痛。每日2～3次。

（2）局部敷布滑石粉或精制炉甘石粉，以除湿清热。

# 六、预后转归

本病早期若及时治疗，病变未累及角膜，预后较好。若病变累及角膜，影响视力，预后较差。失治误治可侵及睑深层而成睑脓肿。

# 七、预防调护

（1）适度运动，增强体质，调畅情志，起居有节，避免过劳、睡眠不足等。

（2）清淡饮食，忌食辛辣肥甘厚味。

（3）保持皮肤清洁干燥，及时清除渗液脓液，忌搔抓揉搓。

## 八、名医名家学术经验

**■ 高健生研究员治疗反复发作的单纯疱疹病毒性睑皮炎的经验** ——————

单纯疱疹病毒性睑皮炎常迁延难愈，反复发作。高健生研究员认为本病反复发作缘于机体阴阳平衡失调，气虚阳衰，无力抵抗邪气。他总结临床诊疗经验，自创益气温阳法治疗经久不愈的单纯疱疹病毒性睑皮炎患者，效果显著，不易反复。高健生研究员临床中常用黄芪、白术、防风、淫羊藿治疗此病。黄芪补气升阳，配合防风抵御邪气；白术健脾益气，补充资生气血，以固机体正气；淫羊藿补肾助阳。全方补先天，充后天，固护正气，祛邪外出。

# 第五节 上 睑 下 垂

## 一、概　　述

本病属中医眼科"睊目""侵风""眼睑垂缓""胞垂""睑废"等范畴。中医对此病认识源远流长，早在《黄帝内经》中就有"瞑目""目不开"的记载。本病病名"睊目"首载于《诸病源候论·目病诸候》，书中对其症状进行了形象描述，其曰："其皮缓纵，垂覆于目，则不能开，世呼为睊目，亦名侵风"。而《目经大成·睑废》也对其症状详细进行了记载："视目内如常，自觉亦无恙，只上下左右两睑，日夜长闭而不能开，攀开而不能眨"。

上睑下垂（ptosis）是由于提上睑肌和 Müller 肌功能不全或丧失，上睑部分或全部不能提起的疾病。本病常因提上睑肌或支配提上睑肌的动眼神经分支病变、重症肌无力、先天异常、机械性开睑障碍所致，可为先天性或获得性。先天性病变主要由动眼神经核或提上睑肌发育不良所致，常为双侧，可伴有眼球上转运动障碍。获得性病变主要由动眼神经麻痹、提上睑肌损伤、交感神经疾病、重症肌无力及机械性开睑运动障碍等所致，多有相关病史或伴有其他症状。

上睑下垂是临床上最常见的眼睑疾病之一，一般多为双眼发病。由于研究人群、地理和方法的差异，发病率为 4.7%～13.5%。国内外的数据在人口学分布特征方面无明显差别，获得性上睑下垂在女性中发病率较高，且大多数为老年患者。

## 二、病 因 病 机

（1）先天禀赋不足，命门火衰，脾阳不足，致睑肌发育不全，胞睑乏力而不能升举。

（2）脾虚气弱，清阳不升，睑肌失养，上胞无力提举。

（3）脾虚失运，聚湿生痰，复感风邪客睑，风痰搏结，阻滞经络，胞睑筋脉迟缓而发病。

## 三、临 床 诊 断

（1）自觉上睑垂下，抬举困难，影响视瞻。视瞻时需昂首蹙额，或用手提起，可伴有视一为二、目偏视、神疲乏力、吞咽困难或头晕、恶心、呕吐等症状。

（2）在两眼自然睁开向前平视时，上胞遮盖黑睛上缘超过 2mm，或遮盖部分瞳神，有不同程度的睑裂变窄。

（3）检查

1）使用甲硫酸新斯的明 0.5mg 皮下注射或肌内注射，15～30 分钟后见上睑下垂减轻或消失者，多为重症肌无力眼睑型。需完善胸部 CT，识别是否有胸腺增生或胸腺瘤。

2）完善眶周 CT 等神经影像学检查，明确是否存在可能压迫神经的肿瘤，有助于诊断动眼神经麻痹导致的上睑下垂。

3）完善眶部 MRI，提示神经增厚和眼外肌萎缩的患者，需要进一步检查成纤维细胞生长因子-21 和生长分化因子-15，必要时进行骨骼肌活检。病理切片显示参差不齐的红色纤维和细胞色素氧化酶阴性纤维，都有助于诊断肌源性的上睑下垂。

4）基因鉴定有助于发现遗传因素导致的上睑下垂。

# 四、鉴 别 诊 断

本病可与假性上睑下垂进行鉴别。造成假性上睑下垂的原因多样，眼睑皮肤松弛、眼球内陷、斜视、对侧眼睑退缩、眼睑水肿等多种原因均可引起，与提上睑肌和 Müller 肌的功能不全或丧失所导致的上睑下垂具有本质区别。皮肤松弛多见于中老年人，单纯的矫正会加重上睑下垂。眼球内陷最常见于眼眶的骨折、隐匿性鼻窦综合征、乳腺癌的眼眶转移、眼眶脂肪提肌减少及眼眶内容物的纤维化等，此时假性上睑下垂是眼球内陷导致上睑支撑欠佳。上斜视引起的假性上睑下垂，是缘于麻痹肌的直接对抗肌作用过强引起的，遮盖患眼，健眼原有的神经支配恢复作用，此时假性上睑下垂就会消失。对侧眼睑退缩常见于甲状腺眼病，是由于存在赫林现象，患侧假性上睑下垂。当对侧眼睑退缩被纠正后，假性上睑下垂就会消失。眼睑水肿患者在消肿后上睑下垂会消失，不难鉴别。

# 五、临 床 治 疗

本病分为先天性和后天性。先天性患者，目前多采用手术治疗。后天性患者，可采用健脾益气升提法，具体当辨证用药。

## （一）辨证论治

主证：上胞提举乏力，掩及瞳神。严重者眼球转动不灵，视一为二。

### 1. 脾虚气弱证

【辨证要点】脾主肌肉，脾虚气弱，清阳不升，睑肌无力故上胞下垂。午后阳气渐衰或劳累致气血亏耗，故见晨轻暮重或劳累后加重。眼带失养则眼球转动不灵。脾不转输精气于四肢，故身疲乏力。

【治法】补中健脾，升阳益气。

【方药】补中益气汤（《脾胃论》）加减。上胞下垂严重者，重用方中黄芪以增补气升阳之功。神疲乏力、食欲不振者，加山药、莲子、砂仁以益气温中健脾。

### 2. 风痰阻络证

【辨证要点】脾失健运，蕴生痰湿，复感风邪，风痰交结，阻滞脉络，致眼带失养，弛缓不用，故上胞垂下骤然发生，目偏视，视一为二。痰浊内阻，故泛吐痰涎。风痰蒙蔽清窍，故头晕，恶心。

【治法】祛风化痰，疏经通络。

【方药】正容汤（《审视瑶函》）加减。眼球转动不灵，目偏视严重者，宜加川芎、当归、丹参，以增强益气活血通络之功；若头晕，泛吐痰涎重，加全蝎、僵蚕、竹沥以助祛风化痰。

**3. 命门火衰，脾阳不足证**

【辨证要点】命门乃五脏六腑之本，先天禀赋不足，命门火衰，加之脾阳不足，约束失养，睑肌无力，故胞睑无力难睁。

【治法】温补脾肾，益火助阳。

【方药】右归饮（《胎产秘书》）加减。方中熟地黄、山药、山萸肉、枸杞子培补肾阴。肉桂、附子温肾阳，补命门之火，且助脾之阳。杜仲强肾益精，炙甘草补中益气，加人参、白术则可助附子温补脾阳，共达补命门、助脾阳之功。

## （二）中医特色疗法

针灸治疗：主穴可选百会、阳白、上星丝、竹空、风池。配合攒竹透睛明，鱼腰透丝竹空，太阳透瞳子髎。先天不足、命门火衰者，加关元、肝俞；脾虚气弱者，加足三里、脾俞、三阴交；风痰阻络者，加丰隆、太冲。每日1次，10日为1个疗程。

# 六、预 后 转 归

本病由先天所致者，若药物治疗效果不佳，宜行手术矫正治疗；后天所致者，可内服中药，配合针灸治疗。本病病程漫长，由后天重症肌无力引起者，病情会逐渐发展，严重时可危及生命。

# 七、预 防 调 护

（1）避免过劳，起居有节。
（2）饮食清淡，营养均衡。
（3）调节情志，避免焦急、抑郁等情绪。

# 八、名医名家学术经验

### ⫶ 高健生研究员针对上睑下垂的诊疗经验

高健生研究员熟读经典，于临床中灵活运用，总结出益气升阳举陷和益精升阴敛聚两大治法，认为其是中医眼科的治疗大法之一，故钻研发展此法使其成为眼科学的治疗法则。高健生研究员认为上睑下垂主要责于脾、肾，可表现为气虚、阳虚，病程日久者多挟瘀。治疗上当健脾益气、升阳举陷，方用益气聪明汤、补中益气汤加减。病久者当益气活血、升阳通络，方以补阳还五汤加减。方中均用黄芪，因其能补益中土，温养脾胃。凡中气不振，脾土虚弱，清气下陷者最宜。配伍升麻、蔓荆子、防风等风药，升发脾胃清阳之气，又引甘温之药上升。对于年老或久病患者，注重温补肾阳，方中加用鹿角霜、淫羊藿、附子等药。对于土湿木郁患者喜用仲景的"茯苓—桂枝"配伍，达到温升达郁，疏肝和营之功。

### ⫶ 秦裕辉教授从脾胃论治上睑下垂

秦教授认为胞睑在五轮学说中为肉轮，归属脾脏，脾胃互为表里，故本病当从脾胃论治。在具体论治时需要将患者眼睑的局部症状与全身症状相结合，并详细分析患者体质特征，方能辨析病因病机。邪正盛衰贯穿疾病发展变化的始终，治疗应从整体出发，分清扶正与祛邪的主次关系。处方用药上以牵正散、人参败毒散、补阳还五汤等经典方剂为根基，以补气、祛痰、通络为主，调整患者机体的气血阴阳，使气血充足，脉络通畅，从而恢复胞睑的充养，令眼睑上提，开合自如，目珠转动灵活。

# 第六节 眼睑痉挛

## 一、概　述

本病属中医眼科"胞轮振跳""目瞤""脾轮振跳"范畴，是指眼睑不由自主地牵拽跳动的眼病。"胞轮振跳"病名首见于《眼科菁华录·卷上·胞睑门》，《证治准绳·杂病·七窍门》认为此病是"气分之病"，称之为"脾轮振跳"。《审视瑶函·脾轮振跳症》对其症状进行了详细记载，其曰："此症谓目脾不待人之开合，而自牵拽振跳出也"。《目经大成·目》同样对本病症状有所记载："此症谓目睑不待人之开合，而自牵拽振跳也"。

眼睑痉挛表现为非意志性的强烈闭眼，时间长短不一。本病是由于眼轮匝肌及面神经痉挛引起的功能性神经系统疾病，发病因素复杂，具体的发病机制尚不明确。常见于成年人，上、下胞睑均可发生，但以上睑多见，单双眼均可发病。

## 二、病 因 病 机

（1）肝脾血虚，日久生风，虚风内动，牵拽胞睑而振跳。
（2）久病或过劳等耗伤心脾，致心脾两虚，气血不足，筋肉失养而跳动。

## 三、临 床 诊 断

自觉胞睑不能自控的跳动，频率不定，一般在过劳、久视、睡眠不足、情绪波动时跳动更加频繁，休息后症状可以减轻或消失。可连同半侧面部肌肉及眉毛、口角抽搐跳动。

## 四、鉴 别 诊 断

本病误诊率较高，应与干眼症、慢性结膜炎、重症肌无力、面肌痉挛、抽动障碍相鉴别。本病是眼睑及颜面皮肤频频振跳。干眼症主要临床表现为眼部干涩、发痒、有异物感、视疲劳、视物模糊、畏光、灼痛。慢性结膜炎的临床特点为眼部不适感、有白色泡沫状分泌物、睑结膜充血，局部应用抗生素滴眼液可缓解不适。重症肌无力可表现为上睑下垂及复视，呈晨轻暮重，疲劳试验阳性，胆碱酯酶抑制剂治疗有效。面肌痉挛发病初期通常从眼轮匝肌开始，逐渐累及颊肌、咬肌、口轮匝肌等面神经支配的其他肌肉。抽动障碍主要表现为频繁发作的运动抽动或发声抽动。

## 五、临 床 治 疗

本病轻者可以自愈。若跳动过频，久跳不止者则需治疗，治疗原则为养血熄风。

辨证治疗

主证：胞睑振跳不休，或牵拽眉、额、面及口角抽动。

**1. 血虚生风证**

【辨证要点】肝脾气血亏虚，血虚生风，虚风上扰头面，故胞睑、眉、额、面及口角振跳不休。血虚不能上养头面，故头晕目眩、面色少华。

【治法】养血熄风。

【方药】当归活血饮（《审视瑶函》）加减。若胞睑振跳持续不休者，可酌加僵蚕、全蝎等以增强熄风功效。

**2. 心脾两虚证**

【辨证要点】心脾血虚致气血生化不足，血不养筋，筋肉拘挛则胞睑振跳。劳累后气血亏耗，故振跳加重。心血虚而虚火上扰，故心烦失眠。血不养心则怔忡健忘。脾虚运化无力，故见食少，血虚四肢失于濡养则体倦。

【治法】补益心脾。

【方药】归脾汤（《正体类要》）加减。若伴心烦不眠等症，可加桑椹、龟甲以加强养血补心之功效。

**3. 中医特色疗法**

（1）针灸治疗：本病针用补法，选攒竹、承泣、头维、四白、风池、地仓、颊车、三阴交、血海、丝竹空、足三里等穴，每日或隔日1次，10日为1个疗程。

（2）梅花针：点刺患侧眼睑及眶部，每日或隔日1次，10日为1个疗程。

（3）按摩：轻柔按摩眼睑及眶部，每日或隔日1次，10日为1个疗程。

# 六、预 后 转 归

轻度、偶发或由过劳引起者可不治自愈；若属面神经痉挛则应积极治疗，否则可能会发生㖞斜。

# 七、预 防 调 护

（1）注意休息，保持充足睡眠。

（2）保持轻松愉快的心情。

（3）应忌食辛辣刺激性食品，多食补气养血之品。

# 八、名医名家学术经验

### ⫿ 高健生研究员运用疏肝解郁、祛风止痉法治疗眼睑痉挛

《素问·至真要大论》曰："诸风掉眩，皆属于肝"。高健生研究员认为眼睑痉挛责之于肝，病机为肝经郁热、风邪入络，临床治疗当以疏肝解郁，祛风通络止痉之剂收效，自拟益气镇痉汤。方药组成：黄芪、桂枝、白芍、葛根、附子、全蝎、蜈蚣、炙甘草。方中黄芪益气固表、大补元气，与温通经脉的桂枝合用共为君药；加白芍、葛根取桂枝加葛根汤、黄芪建中汤、黄芪桂枝汤、桂枝加黄芪汤之意，调和营卫、疏通经络、发散邪气，共为臣药；重楼、全蝎、蜈蚣祛风通络止痉；炙甘草调和诸药。诸药合用，达到疏肝解郁、祛风止痉的功效，为治疗眼睑痉挛的经验方，临床效果较好。

### ⫿ 秦裕辉教授从脾胃论治上睑下垂

裘昌林教授认为风性轻扬开泄，易袭阳位。"头为诸阳之会"，受风邪侵袭，伤及经络，气血痹阻，肌肉筋脉失于濡养，而致眼睑痉挛。他赞同《审视瑶函·脾病》的"脾轮振跳，岂是纯风，气不和顺，血亦欠隆"的论述，认为眼睑痉挛病机为肝阳上亢和血虚生风，与肝脾两脏关系密切。《审视瑶函·目睛瞤动》言："目者肝胆，属风木二经，兼为相火。肝藏血，血不足则风火内生，故目睛为之瞤动。"肝藏血，脾为后天之本，气血生化之源，肝脾气血不足，则血虚生风，虚风上扰，故见眼睑痉挛。临床治疗本病多从风论治，运用养血祛风、滋阴潜阳、平肝熄风之法。对于肝脾血虚者，方用四物汤加减。对于肝肾阴虚者，方用左归丸合天麻钩藤饮加减。眼睑痉挛明显者，常加用蝉蜕、僵蚕、全蝎、乌梢蛇等药加强祛风止痉之效。

（宋剑涛 杨 薇）

# 第十四章 泪器病

## 第一节 泪腺炎

### 一、概　述

本病属中医眼科"胞肿如桃""鹘眼凝睛""神目自胀"等范畴。《银海精微》记载了"胞肿如桃"的病因，其曰："此乃脾肺之壅热，邪客腠理，致上下胞睑如桃，痛涩泪出不绝之注桃目"。《秘传眼科龙木论》记载了"鹘眼凝睛"，谓之"此疾皆因五脏热壅，冲上脑中，风热入眼，所以使然"。《证治准绳·七窍门》记载了"神目自胀"，谓之"目珠胀也，有内外轻重不同。若轻则自觉目内胀急不爽，治亦易退……重则变赤。痛胀急重者，有瘀塞之患。瘀滞甚而胀急，珠觉起者，防鹘眼之祸"。

### 二、病因病机

（1）风热之邪客于脾肺之经，或脾肺素有壅热，外邪引动内邪，合而为病，上扰目窠清窍。

（2）情志不畅、起居失常等原因导致气血运行失调，气血瘀阻目窠，积聚成块。

（3）喜食肥甘厚味致痰湿内盛，蕴而化热，郁滞胞睑，形成肿块。

### 三、临床诊断

急性泪腺炎多见于儿童和青年，常为单侧发病。睑部泪腺和眶部泪腺可以单独发病或同时发病，以睑部泪腺单独发病常见，表现为上睑外侧部肿胀、发红、疼痛、流泪，睑缘呈横"S"形下垂。水肿可扩散至颞、颊部，伴耳前淋巴结肿大，有压痛。睑内可扪及硬核样包块，压痛阳性，与眶壁和眶缘无粘连。有时伴发热、头痛和全身不适。分开眼睑可见颞上结膜充血水肿、红色泪腺组织突起，有黏液性分泌物。血常规见白细胞数增加。眼眶CT表现为眶外上方泪腺体积增大，周围软组织有水肿征象。

慢性泪腺炎病情进展缓慢，多为双侧同时或者先后发病。有慢性或复发性上睑红肿，偶有疼痛及复视。上睑下垂，上睑外上方肿胀，一般无疼痛，也可有触痛。上睑外侧眶缘摸到团块，泪腺区触及分叶状，质软肿块，可移动无压痛。慢性泪腺炎眼眶彩超、CT、MRI及彩色多普勒血流显像（color Doppler flow imaging，CDFI）表现为眶外上泪腺体积增大，无周围组织破坏。X线检查可见泪腺区钙化液化等病灶。

### 四、临床治疗

积极查找病因，针对病因治疗。对结核和沙眼性泪腺炎，先用药物治疗原发病。合理使用抗生素治疗，足量、足疗程。局部热敷，结膜囊滴抗生素滴眼液。急性泪腺炎若有脓肿形成，宜做局部切开引流术，切口的位置应选择在脓肿最低点和最容易破溃处。对于慢性泪腺炎，可做泪腺组织活检，病变局限者，做泪腺切除。对泪腺肉样瘤病和良性淋巴上皮病变可全身应用肾上腺皮质激素治疗，一般效果良好。为避免复发，可做放射治疗。中医认为泪腺炎属外眼炎症疾病，宜疏风清热，清热泻火、化痰散结等，方拟羌活除风汤、泻脑汤等加减。中成药可用复方板蓝根颗粒、消炎退热颗粒、芩连片、内消丸、牛黄解毒片等，应根据证型选择应用。

（一）辨证论治

主证：自觉目珠肿胀、涩痛流泪，白睛赤脉隐隐，胞睑内可触及肿块。

**1. 脾肺壅热证**

【辨证要点】风热之邪客于脾肺之经，或脾肺素有壅热，外邪引动内邪，合而为病，上扰于目窠清窍。内有壅热，故胞睑肿赤而硬；气血不行，瘀滞努胀，形成肿块。涩痛流泪、白睛赤脉，舌红苔薄黄，脉浮数，均为风热之象。便秘为内热之症。

【治法】疏风泄热。

【方药】羌活除风汤（《银海精微》）加减。组成为羌活、独活、川芎、桔梗、大黄、地骨皮、黄芩、麻黄、苍术、甘草、菊花、木贼。

**2. 气滞血瘀证**

【辨证要点】气血瘀阻目窠，积聚成块，故可触及肿块。血行不畅，故舌质紫暗，脉涩。

【治法】活血化瘀，行气散结。

【方药】血府逐瘀汤（《医林改错》）加减。组成为桃仁、红花、当归、川芎、生地黄、赤芍、牛膝、桔梗、柴胡、枳壳、甘草。

**3. 痰热互结证**

【辨证要点】痰湿内蕴而化热，郁滞胞睑，形成肿块。舌红苔黄腻，脉滑均为痰热内蕴表现。

【治法】清热泻火，化痰散结。

【方药】泻脑汤（《审视瑶函》）加减。组成为防风、车前子、木通、茺蔚子、茯苓、熟大黄、玄参、玄明粉、桔梗、黄芩（酒炒）。

（二）中医特色疗法

针灸治疗：可选睛明、攒竹、鱼腰、丝竹空、太阳等局部腧穴为主穴，配穴多取自阳明经、太阳经及少阳经，如合谷、尺泽、曲池、委中、太冲、行间等，根据病因病机进行腧穴加减，每日1次，留针30分钟，5日为1个疗程。

# 五、预 后 转 归

急性泪腺炎预后较好。但化脓性感染若引流不畅，可能传入颅内，引起颅内感染。炎症后腺组织萎缩过多，会使泪液分泌减少，可引起干眼及干眼相关的并发症。

# 六、预 防 调 护

（1）针对病因选择合适的预防方式。

（2）注意眼部卫生，平时避免用手去揉眼睛，每日要按时上药做好消毒处理。

（3）慢性泪腺炎可以局部热敷，通常可以每日用40℃左右的湿毛巾局部热敷面部15～20分钟，每日3次。

（4）坚持锻炼身体，可以提高身体免疫力。

# 七、名医名家学术经验

**慈建美教授应用泻脑汤治疗慢性泪腺炎**

　　慈建美教授认为慢性泪腺炎属中医"胞肿如桃"范畴。在临床治疗中，对于辨证属肝郁火盛乘脾，痰湿化热，郁滞胞睑日久的病例，可应用泻脑汤进行治疗。方中大黄、黄芩、玄参、玄明粉清热泻火、软坚散结；芫蔚子、茯苓、车前子、木通有化痰利湿的作用；桔梗引导诸药上行以达病所。全方标本兼治，疗效显著，体现了中医辨证论治的优势。

# 第二节　泪　囊　炎

## 一、概　　述

　　本病属中医眼科"漏睛疮""目脓漏""漏睛脓出外障"范畴。"漏睛疮"首见于金代《疮疡全书》。《医宗金鉴》中对其描述较为详尽："此证生于目大眦，由肝热风湿，病发于太阳膀胱经睛明穴……初起如豆如枣，红肿疼痛，疮势虽小，根源甚深。"《太平圣惠方》提到"脓漏"，俗称"漏睛"。《诸病源候论·目病诸候》谓："风热客于睑眦之间，热搏于血液，令眦内结聚。津液乘之不止，故成脓，汁不尽。"

## 二、病 因 病 机

　　（1）心火亢盛，热毒内蕴，复感风邪。或过食辛辣厚味致脾胃内热，气血凝滞，热盛肉腐成脓而溃。

　　（2）风热外袭，侵及泪窍，热则肿痛，风邪则流泪。

　　（3）感受湿热邪气、饮食不节或脾胃失调，湿热互结，故见局部微肿，泪窍有脓液溢出。

　　（4）年老体弱，正虚邪恋，素流泪，脓液自泪点溢出。

## 三、临 床 诊 断

　　急性泪囊炎临床表现为泪囊区红、肿、热、痛，肿胀蔓延到鼻根部、颊部。疼痛放射至额部及牙齿，触压痛明显。耳前淋巴结甚至颌下淋巴结肿大，伴有全身症状，体温升高。血常规可见白细胞计数升高。

　　慢性泪囊炎临床表现为平时患眼泪溢、溢脓，遇风则加重，视物模糊，内眦角常伴有分泌物存留。长期的泪溢使泪囊部皮肤潮红、糜烂，出现湿疹样皮炎表现。检查可见内眦部结膜充血，眼睑皮肤湿疹，挤压泪囊区有脓性分泌物自泪点流出。泪道冲洗时，冲洗液自另一泪点反流，同时伴有脓性分泌物反流。X线泪道碘油造影、CT及CT泪道造影三维重建检查，可显示泪囊大小、鼻泪管狭窄或阻塞部位及程度。

## 四、鉴 别 诊 断

　　急性泪囊炎应与内眦部囊肿、皮脂腺囊肿继发感染、丹毒、骨膜炎等相鉴别。臼齿脓肿常引起上颌骨骨膜炎，因而与急性泪囊周围炎表现相似。急性泪囊周围炎是指泪囊本身正常，感染从邻近组织扩散至泪囊周围组织。感染常来自筛窦，也可是上颌窦或额窦。红肿等体征与由急泪囊炎引起者相似，但多向眶下缘或面部延伸。若为链球菌感染，则更像丹毒，耳前淋巴结及颌下淋巴结肿大。冲洗泪道通畅。筛窦和额窦急性炎症常累及内眦区域，但是肿胀和压痛区常位于内眦韧带上方，且泪道通畅。鼻窦 X 线和 CT 扫描更能明确诊断。

慢性泪囊炎应与泪囊肿瘤、泪小管炎、细菌性结膜炎相鉴别。泪囊黏液囊肿应与肿瘤、结核、梅毒等相鉴别，影像学检查（CT、MRI）、手术探查和活体组织检查可鉴别。如果继发角膜溃疡，还需要和化脓性角膜炎相鉴别。

# 五、临 床 治 疗

急性泪囊炎的治疗原则：控制感染、局部引流、避免并发症。早期全身用抗生素，一部分病例可能消退。部分患者经泪小管探入泪囊可引流泪囊内脓性分泌物而缓解。若形成脓肿，则需穿刺、切开引流。待急性炎症基本消退后，手术治疗。

慢性泪囊炎的治疗原则：去除泪囊感染灶，建立鼻内泪液引流途径，这仍是现代治疗的基本原则。

## （一）辨证论治

主证：目大眦隆起，红肿疼痛；或素有流泪，压迫睛明穴下方，可见黏脓性分泌物自泪窍溢出。

**1. 热毒壅盛证**

【辨证要点】心火亢盛，热毒内蕴，复感风邪；或过食辛辣厚味致脾胃内热，气血凝滞，热盛肉腐成脓而溃。便秘，舌红苔黄腻，脉数均为热毒壅盛之象。

【治法】清热解毒

【方药】五味消毒饮（《医宗金鉴》）加减。组成为金银花、野菊花、蒲公英、紫花地丁、天葵子。便秘者加黄连、大黄，红肿明显者加牡丹皮、赤芍。

**2. 风热外袭证**

【辨证要点】风热外袭，热甚疮痛，伴有风邪，故见流泪。舌红，脉浮数均为风热外袭的表现。

【治法】疏风清热，祛瘀消滞。

【方药】白薇丸（《审视瑶函》）加减。组成为白薇、石榴皮、防风、白蒺藜、羌活、蒲公英、川芎、皂角刺、王不留行。

**3. 心脾湿热证**

【辨证要点】湿热互结，故见局部微肿，泪窍有脓液溢出。舌红苔黄腻，脉滑皆为湿热之象。

【治法】清心利湿，祛瘀消滞。

【方药】竹叶泻经汤（《原机启微》）加减。组成为柴胡、栀子、羌活、升麻、甘草、黄芩、黄连、大黄、茯苓、赤芍、泽泻、决明子、车前子、淡竹叶。

**4. 正虚邪留证**

【辨证要点】倦怠乏力，面色少华，舌质淡或边有齿痕，脉细数均为正虚表现。局部有邪，故见肿胀或有脓汁。正虚邪留，病情易反复。

【治法】扶正祛邪，消滞排脓。

【方药】托里消毒散（《医宗金鉴》）加减。组成为黄芪、皂角刺、金银花、甘草、桔梗、白芷、川芎、当归、白芍、白术、茯苓、党参。

## （二）中医特色疗法

耳尖放血：在耳尖及耳背面小静脉放血，对于减轻炎症有一定作用。

## （三）抗生素眼液

局部应用，每日 3～4 次，滴药前挤压排空泪囊内分泌物，药液才能被吸入泪囊。

## （四）泪道冲洗

适用于泪囊炎的各种不同时期，主要目的为清除泪囊内存留物。冲洗后加以敏感抗生素液的应用，可达到局部消炎、消肿的目的。

## （五）泪道探通

经过 3～5 次泪道冲洗仍不通，且病程较久，怀疑鼻泪管黏膜增生或管腔有黏液脓性物阻塞者，即可采用一组粗细不等的泪道特制探针进行泪道探通。

## （六）手术治疗

手术治疗的方法包括经泪小管泪道激光成形+泪道置管术、经鼻窥镜泪囊鼻腔造口（吻合）术、泪囊鼻腔吻合术、泪囊摘除术，根据患者的病情进行选择。随着泪道手术微创化的发展，泪囊摘除术应用已越来越少，主要应用于慢性泪囊炎合并泪囊恶性肿瘤患者。

# 六、预 后 转 归

急性泪囊炎或慢性泪囊炎急性发作，若不及时治疗，数日后可形成脓肿。脓肿破溃则常在内眦韧带下方形成泪囊皮肤瘘，如果鼻泪管阻塞或狭窄不解除，泪囊瘘可能长期不愈。泪囊炎感染扩散至泪囊周围组织时，可导致面部软组织感染，再向后可引起化脓性筛窦炎，还可扩散至眼眶，引起眶蜂窝织炎、全眼球炎，甚至进入颅内引起脑膜炎而致死亡。泪囊炎经过及时有效的治疗，绝大多数患者预后良好，少部分患者可能有复发，尤其是合并慢性肥厚性鼻炎的患者。

# 七、预 防 调 护

（1）注意眼部卫生，防止感染病原菌。
（2）对有溢泪甚至溢脓症状的患者和即将行眼部手术的患者，应注意检查是否患有本病，以便早期发现，及时治疗。
（3）有鼻中隔偏曲、下鼻甲肥大或慢性鼻炎者应尽早治疗，及时彻底治疗沙眼、睑缘炎等外眼部炎症，不给细菌以可乘之机。
（4）忌食辛辣刺激性的食物。

# 八、名医名家学术经验

### ⫷ 刘清泉教授应用"清毒排瘀"冲洗液提高鼻腔泪囊吻合术手术成功率 ◀

经鼻内镜行鼻腔泪囊吻合术是目前慢性泪囊炎的主要治疗方法，但术后出现泪囊-鼻腔黏膜瓣下肉芽组织增生是吻合术远期失败的主要原因之一。刘清泉教授认为风、湿、热为慢性泪囊炎的主要致病因素，故治疗需在疏通泪道的基础上，加强清热解毒、疏风利湿。刘教授拟"清毒排瘀"方（组成为天花粉、白芷、鸡内金、皂角、蒲公英），经水提醇沉法制备为冲洗液。在经鼻内镜下行鼻腔泪囊吻合术中，使用中药冲洗液软化吸水性明胶海绵，填入泪囊鼻腔吻合口内，并向明胶海绵内注射中药煎剂。术后随访时均用中药冲洗液冲洗泪道、鼻腔。与单纯手术相比，中药冲洗液的应用能减轻黏膜充血、水肿，减轻创面肉芽组织增生，促进创面黏膜上皮化，减少术后并发症的发生，提高手术成功率。

**娄增新教授应用 KTP 激光泪道成形术联合清肝泻火中药口服治疗慢性泪囊炎**

　　娄增新教授认为慢性泪囊炎多为肝胆火炽证，患者在接受常规磷酸钛氧钾（potassium titanyl phosphate，KTP）激光泪道成形术后，口服龙胆泻肝汤加减方（组成为龙胆、栀子、黄芩、柴胡、生地黄、泽泻、车前子、木通、当归、败酱草、决明子、甘草）4 周。统计发现，中西医结合治疗组的治愈率为 87.76%，高于单纯 KTP 激光治疗组的治愈率 84.3%。

# 第三节　功能性溢泪

## 一、概　　述

　　本病属中医眼科"流泪症""目风""泪风""目泪出不止"等范畴。《诸病源候论》早有"目风泪出"及"目泪出不止"的记载。《银海精微》有"迎风洒泪"及"充风泪出"的论述，并且提出了冷泪及热泪的概念。《证治准绳·七窍门》将冷泪分为"迎风冷泪"及"无时冷泪"。

## 二、病　因　病　机

　　（1）产后或过用目力耗伤肝血，肝血不足，泪窍空虚。又外感风邪，引泪外出，故见流泪。
　　（2）素体脾虚，或者年老脾气虚衰，眼睑约束乏力，眼泪外溢。
　　（3）年老肝肾亏虚，不能约束泪道，一遇风邪，导致泪水溢出。

## 三、临　床　诊　断

　　功能性溢泪的主要临床症状为溢泪、眼红、有异物感、干涩。球结膜松弛者可见松弛结膜堆积在眼球与下睑缘、内眦部、外眦部之间，形成皱褶，突出于眼表，可见泪阜肥大、睑外翻等表现。泪道冲洗通畅。根据临床症状、体征及辅助检查，可作出临床功能性溢泪的初步诊断。

## 四、临　床　治　疗

　　本病临床治疗的目的主要是消除引起溢泪的原因。
　　**1. 泪道泵功能不全**　目前尚无特效治疗方法。需要同患者充分沟通，取得同意后，可进行如下手术：双泪小管置入式人工泪管置入；经皮肤入路或经鼻内镜泪囊鼻腔吻合术；眼睑紧缩术和睑板带状切除术。
　　**2. 球结膜松弛症**　症状不明显的球结膜松弛症无须治疗。症状较为严重者，可给予人工泪液等药物治疗，如果无效，可考虑手术治疗。手术方法共有 5 种：松弛部结膜新月形切除、眼轮匝肌缩短术、结膜缝线固定术、结膜切除羊膜移植术、角膜缘结膜梯形切除术。不同的方法适用于不同的患者。
　　**3. 泪阜肥大**　无溢泪症状者可不予以处理。伴溢泪症状者可手术切除部分肥大泪阜。
　　**4. 下睑松弛**　手术方式的选择取决于下睑显著松弛部位是内眦、外眦，还是中间。手术方法有外眦韧带缩紧术、睑板带状切除术、眼睑外眦带状切除术、眼睑带状切除术、眼睑紧缩术。其中治疗外眦松弛的首选式为睑板带状切除术。下睑紧缩术对缓解大部分患者的溢泪症状疗效较好。

**5. 泪点及眼睑位置异常**　首先是病因治疗，消除引起眼睑痉挛或麻痹的因素，使泪点恢复到正常位置。对于病因治疗无效的痉挛性或麻痹性睑外翻可手术治疗。对于瘢痕性睑外翻，需进行手术矫正。

## （一）辨证论治

主证：迎风流泪，内眦部皮色如常，泪道冲洗通畅。

### 1. 肝血不足，外感风邪证

【辨证要点】产后或过用目力耗伤肝血，故肝血虚衰。面色少华，目干涩，眩晕，舌淡，脉细或弦，均为肝血不足的表现。肝开窍于目，肝血不足，泪窍空虚，有外感风邪，引泪外出，故见流泪。

【治法】补肝养血、祛风邪

【方药】当归养营汤（《原机启微》）加减。组成为防风、白芷、白芍、熟地黄、当归、川芎、羌活。

### 2. 脾气虚衰证

【辨证要点】脾主身之肌肉，脾气虚衰，则眼睑约束乏力，眼泪外溢。纳少，倦怠懒言，大便溏薄，舌淡，苔薄，脉弱等均为脾气虚衰表现。

【治法】益气健脾。

【方药】补中益气汤（《脾胃论》）加减。组成为黄芪、人参、白术、当归、陈皮、升麻、柴胡、甘草。

### 3. 肝肾两虚证

【辨证要点】肾主津液。肝开窍于目，肝为风木之脏。泪为肝液，肝气通于目。肝肾同源，肝肾不足，不能约束泪道，一遇风邪，则导致泪水溢出，故见经常流泪。

【治法】补益肝肾。

【方药】明目地黄丸（《审视瑶函》）加减。组成为熟地黄、生地黄、山药、泽泻、山萸肉、牡丹皮、柴胡、茯神、当归、五味子。

## （二）中医特色疗法

针刺疗法：针刺同侧睛明穴，每日或隔日 1 次。

# 五、预 后 转 归

功能性溢泪原因多种，针对病因及时治疗，多数能取得较好疗效。少部分患者经治疗后效果仍不理想。

# 六、预 防 调 护

（1）根据功能性溢泪患者的病因，针对性预防。改变不正确的从外下方向擦拭眼泪的不良习惯，尤其对于原本就有眼睑外翻伴泪点外翻的患者，擦拭眼泪要从外下向内上方进行。

（2）对于泪道泵功能不全引起溢泪的患者，勤做"闭嘴—捏鼻—轻吸气"动作，可以促进泪液引流入鼻腔。

（3）泪道手术以后，禁止捏鼻鼓气。擤鼻时要用手指按住内眼角皮肤，以防止气流和液体上窜。

# 七、名医名家学术经验

## 刘达理教授应用补中益气法治疗功能性溢泪

刘教授认为脾主肌肉。若脾虚，眼睑肌肉得不到脾胃精气滋养，则会致眼睑松弛。补中益气汤可通过补脾益气，强壮眼睑肌肉而改善溢泪的症状。临床研究发现给予功能性溢泪患者口服补中益气汤配合睛明穴按摩，可使溢泪症状改善，痛苦减轻。

## 方一惟教授应用温养肝肾、祛风止泪之法治疗功能性溢泪

方教授认为肝为风木之脏，肝开窍于目，肝气通于目，泪为肝液。肾者主津液。肝肾同源。若肝肾不足，一方面不能温煦泪道、窍窦，另一方面失于摄纳，泪失约束，风邪外引而泪出。故临床上功能性溢泪多系肝肾亏虚、复受风邪所致。因此，方教授确立了温养肝肾、祛风止泪之法以治疗功能性溢泪，选用白薇丸合菊睛丸加减方。方中五味子、巴戟天、枸杞子、肉苁蓉补益肝肾、涩精止泪，为君药；白薇、蒺藜、防风、羌活祛风透邪；苍耳子、辛夷散风通窍；石榴皮收涩止泪；菊花祛风益阴；甘草调和诸药。诸药合用，肝肾得补、风邪得除，可在临床上取得较好疗效。

（陶 海 冯 俊）

# 第十五章 眼表疾病

## 第一节 干 眼

### 一、概 述

本病属中医眼科"白涩症""干涩昏花""神水将枯"范畴。早在隋代医家巢元方的《诸病源候论》中就有记载"目涩候",其曰:"若悲哀内动腑脏,则液道开而泣下,其液竭者则目涩。又风邪内乘其腑脏,外传于液道,亦令泣下而数欠,泣竭则目涩"。元代医家倪维德在《原机启微》中提出了"白涩""白眼"之名。明代医家王肯堂在《证治准绳》中记载了"干涩昏花"之名,其曰:"目自觉干涩不爽利,而视物昏花也"。明代医家傅仁宇在《审视瑶函》中明确提出了"白涩症",其曰:"不肿不赤,爽快不得,沙涩昏蒙,名曰白涩",亦称其为"神水将枯",其曰:"此症视珠外神水枯涩,而不润莹,最不易识"。清代医家黄庭镜在《目经大成》中也描述了"干涩昏花"。之后规范疾病名称时,将干眼统一命名为"白涩症",沿用至今。

### 二、病 因 病 机

(1)天行赤眼或暴风客热治疗不彻底,余热未清,邪热留恋,隐伏肺脾之络,上犯白睛。

(2)风沙侵袭日久,或久居干燥之所,燥热犯目,耗伤津液,肺阴不足,目失濡养。

(3)久病或年老精亏,或劳瞻竭视,过用目力,耗气伤津,气血亏虚,目窍失养。

(4)饮食不节,嗜食肥甘厚味,脾胃酿生湿热,气机不畅,阻碍津液输布。

### 三、临 床 诊 断

本病的临床诊断可参考《中国干眼临床诊疗专家共识(2024年)》。

### 四、鉴 别 诊 断

本病应与视疲劳、慢性结膜炎、神经痛相鉴别(表15-1)。

表15-1 干眼的鉴别诊断

| 眼表疾病 | 病因 | 主要症状 | 常见体征 | 辅助检查 |
|---|---|---|---|---|
| 干眼 | 泪液的质和量异常或流体动力学障碍 | 眼部干涩感、异物感、烧灼感等 | 泪膜功能异常,眼表细胞染色阳性 | 干眼相关检查 |
| 视疲劳 | 屈光参差,集合调节功能异常,屈光度数欠矫或过矫 | 畏光、酸胀、疲劳 | 眼部体征轻微 | 集合调节功能检查、综合验光检查 |

续表

| 眼表疾病 | 病因 | 主要症状 | 常见体征 | 辅助检查 |
|---|---|---|---|---|
| 慢性结膜炎 | 各种原因引起的结膜组织慢性炎性反应 | 异物感、灼烧感、畏光、流泪 | 结膜有渗出物，乳头或滤泡增生，假膜或真膜，耳前淋巴结肿大等 | 结膜刮片细胞学检查 |
| 神经痛 | 眼表高渗状态，角膜神经损伤 | 眼部症状明显，但缺乏干眼体征 | 角膜知觉过敏 | 共聚焦显微镜检查神经结构 |

# 五、临床治疗

干眼的治疗原则是缓解症状，保护视功能，尽可能去除病因。轻、中度干眼应在缓解症状的同时尽可能去除病因，中医治以清热除湿、滋阴润燥；重度干眼多病因复杂，治疗上主要是保护患者的视功能。重度干眼患者常伴有不同程度的焦虑抑郁情绪。所以在缓解症状的同时，应眼心同治，结合心理疏导，中医治以健脾利湿、养阴清肺、补益肝肾。

## （一）辨证论治

主证：眼干涩不爽，酸困，视物不能持久等。

### 1. 邪热留恋证

【辨证要点】热邪伤阴，余邪未尽，肺脾两经伏热，隐隐可见白睛及睑内有赤丝细脉，迟迟不退。畏光流泪，邪热阻络，血气不通，津液失布，故觉干涩不爽，可伴烧灼感、心烦。

【治法】清热利肺。

【方药】桑白皮汤（《审视瑶函》）或仙方活命饮（《校注妇人良方》）加减。可加金银花、赤芍，以增清热解毒凉血之力。

### 2. 肺阴不足证

【辨证要点】肺主宣降，通调水道，宣降协调，全身气血津液上输于目，目得所养。若肺阴不足，宣降失调，气血津液不能布散眼目，则目窍失养而干涩不适。阴虚则干涩泪少，不耐久视，全身则有干咳少痰、咽干便秘、脉细等肺阴不足之象。

【治法】养阴润肺。

【方药】养阴清肺汤（《重楼玉钥》）加减。可加太子参、五味子以加强益气养阴之效。黑睛星翳者，可加蝉蜕、密蒙花、木贼、菊花以退翳明目。

### 3. 脾胃湿热证

【辨证要点】湿邪阻遏，清气不升，目失濡养，故白睛干涩隐痛。湿热郁于胞睑，水湿聚于睑内发为粟疮。湿热上蒸还可引起白睛淡赤或目眦生眵。口黏口臭，便秘不爽，溲赤而短，舌苔黄腻，脉濡数等皆为湿热内阻，浊气不降之象。

【治法】清利湿热，宣畅气机。

【方药】三仁汤（《温病条辨》）加减。白睛赤脉甚者，可加黄芩、地骨皮、牡丹皮、桑白皮以清热泻肺、凉血退赤。

### 4. 肝血不足证

【辨证要点】肝主藏血，开窍于目。肝血不足，不能上荣于目则目干涩不爽。目失所养，则见视物昏花、视疲劳。肝主筋，肝血亏，筋失所养，则目筋拘急，不耐久视。

【治法】养血润目，疏津解痉。

【方药】养血润目汤加减。眠差者，可加酸枣仁养心补肝、宁心安神。

**5. 肝肾阴虚证**

【辨证要点】肝肾阴血不足，目失所养，故觉眼干涩而频频眨目，不耐久视。目视物则动血，阴亏血少故而久视后诸症加重。阴亏虚火上蒸，可见羞明畏光，白睛隐红，黑睛星翳。

【治法】补益肝肾，滋阴养血。

【方药】杞菊地黄丸（《医级》）或四物五子汤（《审视瑶函》）加减。白睛隐隐淡红者，可加地骨皮、桑白皮以清热退赤；可加白芍、当归养血合营。口干少津甚者，可加五味子、玄参、麦冬、沙参以养阴生津。

## （二）中医特色疗法

**1. 中药熏蒸、热敷**　将野菊花、桑叶、金银花、密蒙花、刺蒺藜等中药熬煮熏蒸双眼，或将上述中药纳入布袋中，开水浸湿后于眼部热敷。

**2. 针灸治疗**　睛明、攒竹、太阳、丝竹空、瞳子髎、承泣、四白等为主穴，配穴多取自阳明经、太阳经及少阳经，如合谷、太冲、三阴交、太溪等，每日留针30分钟，5日为1个疗程。

# 六、预后转归

轻中度干眼预后较好，重度干眼常可累及角膜，造成角膜上皮损伤。

# 七、预防调护

（1）彻底治愈风热赤眼或天行赤眼。

（2）避免熬夜、长时间用眼、风沙烟尘刺激及滥用眼药水。

（3）饮食均衡，少食辛辣炙煿之品。

（4）减轻心理负担，必要时心理专科医师干预。

# 八、名医名家学术经验

### 国医大师唐由之以阴阳为本辨治干眼

　　"查证按脉，先别阴阳。"唐老认为泪为肝之液，泪液分泌少，首先考虑阴液不足，肝肾阴虚。"年过四十，阴气自半。"故老年干眼患者首选明目地黄丸补益肝肾。肺阴虚明显者，可选用清燥救肺汤。青壮年胃火过旺者，可选玉女煎清胃火养胃阴。其次，阳不足则阴液无以化生，且目为上位，阴液也是需要阳气将其向全身及头面部输布的。所以阳虚同样可以致病，临床上不应偏执于补阴。另外，若患者本身阳气及阴液输布的道路不通，如痰、湿、热阻隔三焦，以致上下不通，或外感余邪未尽，经络阻滞不通，也会出现干眼症。前者多见于青壮年男性，多用三仁汤；后者多见于伴有结膜炎的患者，多用桑白皮汤加减。是故干眼病机有三，一是"阴不足"，二是"阳不足"，三是"道不通"，其治法分别为养阴润燥、化痰祛湿、益气升阳。唐老的基本处方中用生地黄滋阴养血；玄参清热养阴、解毒除烦，益水以滋肝木而明目；天冬、麦冬养阴生津，润肺清心；党参、大枣、炙甘草养阴生津健脾；蔓荆子、木贼祛风清肝、明目退翳；丹参凉血散瘀，川芎行气活血，赤芍清热凉血，三药合用清热凉血，以助眼表风邪消散，缓白睛红赤；桂枝、葛根升阳。

### 庄曾渊研究员强调顾护阴津

　　"燥胜则干。"庄老认为干眼属燥证范畴，以阴津亏虚为本，治疗应顾护阴津，宜贯穿治疗始终。临床上多选用甘凉平润之品，如麦冬、沙参、玄参、生地黄、天花粉、枸杞子、百合、玉竹以益阴生津，同时佐以酸甘养阴之药，如白芍、五味子等以酸甘化阴。

**亢泽峰教授"辨病专方"的干眼诊疗思路**

　　亢教授认为干眼大部分辨证为肝血不足，多由竭视劳倦引起。久视伤血，肝血不足，目失其所养而干涩不爽。亢教授自拟养血润目汤，以四物汤补血养血，全蝎、天麻平肝解痉舒筋，山茱萸、延胡索活血行气，升麻、蔓荆子上行头目。诸药共奏养血润目、疏津解痉之功。肝肾精血同源，肝血不足日久常致肝肾亏虚，可予以四物五子汤加减。四物滋养肝血，五子补肾填精，使精血充足，目窍得养。部分患者的症状以烧灼感为主，辨证为热邪上犯，可由肺经风热余邪未尽引起，热伤津液则目涩，予以仙方活命饮加减。方中重用金银花清热解毒为君，归尾、赤芍、乳香、没药、陈皮行气活血通络为臣，配伍白芷、防风外透热邪，皂角刺通行经络，甘草清热解毒。本病亦可由过食肥甘厚味，湿热困脾，津液输布障碍所致，予以三仁汤加减清利湿热、宣畅气机，恢复津液正常输布。

# 第二节　睑板腺功能障碍

## 一、概　　述

　　睑板腺功能障碍（meibomian gland dysfunction，MGD）是一种以睑板腺终末导管阻塞和（或）睑脂分泌的质或量异常为主要特征的慢性、弥漫性睑板腺病变。中医中没有明确对应 MGD 的病名，现代医学中 MGD 和干眼关系密切，都有眼干涩羞明、灼热疼痛、异物感、刺痒难忍、视物模糊等表现，故可属中医眼科"白涩症"范畴。

## 二、病　因　病　机

　　（1）天行赤眼或暴风客热治疗不彻底，余热未清，邪热留恋，隐伏肺脾之络，上犯白睛。
　　（2）风沙侵袭日久，或久居干燥之所，燥热犯目，耗伤津液，肺阴不足，目失濡养。
　　（3）久病或年老精亏，或劳瞻竭视，过用目力，耗气伤津，气血亏虚，目窍失养。
　　（4）饮食不节，嗜食肥甘厚味，脾胃酿生湿热，气机不畅，阻碍津液输布。

## 三、临　床　诊　断

　　本病临床诊断可参考《中国睑板腺功能障碍专家共识：诊断和治疗（2023 年）》。

## 四、鉴　别　诊　断

　　**1. 视疲劳**　由多种原因引起的一组疲劳综合征，常见症状有眼周疼痛、视物模糊、眼睛干涩等。严重者可有头痛、眩晕。但本病泪膜稳定性及泪液渗透压无异常。验光配镜常使症状减轻或消失。
　　**2. 睑缘炎**　是睑缘皮肤、睫毛毛囊及其腺体的亚急性、慢性炎症，可引发干眼，还具有睑缘充血，睫毛根部附着鳞屑、袖套样痂皮等症状。
　　**3. 蠕虫型睑缘炎**　是蠕形螨感染睑缘所致的慢性炎性反应性疾病，常引起干眼，还表现为脱睫、根部红肿、鳞屑黏附等。睫毛镜检或共焦显微镜检查可见蠕虫。
　　**4. 睑缘炎相关角结膜病变**（blepharitis-related keratoconjunctivitis，BKC）　症状包括眼异物感、烧灼感、眼痒等，其睑缘部形态、脂质性状等与 MGD 症状相似。但 BKC 角膜上皮病变、角膜新生血管等症状又可与 MGD 相鉴别。

# 五、临 床 治 疗

睑板腺功能障碍的治疗原则为去除病因、疏通睑板腺开口堵塞、缓解症状，保护视功能。在疏通睑板腺堵塞的基础上，轻、中度睑板腺功能障碍治以疏风清热、化湿；重度睑板腺功能障碍病因复杂，治疗上主要是保护患者的视功能，治以健脾燥湿化痰、滋阴清热、补脾益肾。

## （一）辨证治疗

主证：眼干涩不爽、灼热、异物感、眼痒、畏光、视物模糊、不适感等。

### 1. 风热外袭证

【辨证要点】风热侵袭肌表，客于胞睑，见眼涩、灼热、眼痒等。风热侵袭，卫外功能失常，故见皮肤瘙痒，发热、微恶寒，尿黄，舌尖红、苔薄黄，脉浮数等症。

【治法】疏风清热，辛凉解表。

【方药】银翘散（《温病条辨》）加减。可加赤芍、防风以增疏风清热之力。

### 2. 肝肾阴虚证

【辨证要点】慢病、久病耗伤阴津，或者先天禀赋不足，或房事过度，或过量服用温燥劫阴的药物食物而引起肝、肾阴液亏损，目失濡养，见眼涩，腰腿酸软，耳鸣等症。虚热从中而生，故口咽干燥，潮热、颧红，心烦失眠，舌红少苔，脉细数等症。

【治法】滋阴健脾，益肾养阴。

【方药】六味地黄丸（《小儿药证直诀》）加减。心烦失眠者，可加龙骨、牡蛎以镇静安神；腰腿酸软者，可加盐杜仲补肾强筋骨。

### 3. 脾胃湿热证

【辨证要点】湿邪阻遏，清气不升，目失濡养，故白睛干涩隐痛。湿热郁于胞睑，则水湿内聚睑内，发为粟疮。湿热上蒸可引起白睛淡赤或目眦生眵。口黏口臭，便秘不爽，溲赤而短，舌苔黄腻，脉濡数等皆为湿热内阻，浊气不降之象。

【治法】清利湿热，宣畅气机。

【方药】三仁汤（《温病条辨》）加减。可加黄芩、地骨皮、桑白皮以清热泻肺、凉血退赤。

### 4. 痰湿阻胞证

【辨证要点】素体脾虚或饮食不节损伤脾胃，脾虚运化失司，肾虚不能化气行水，水湿内停，聚湿生痰。故见口黏腻，肢体困重，胃脘痞满，纳呆，头重如裹，小便清，大便溏软，舌淡红，舌体胖大、边有齿痕、苔白厚腻，脉沉滑等症。

【治法】健脾燥湿化痰。

【方药】四君子汤（《太平惠民和剂局方》）合苍附导痰丸（《叶氏女科》）加减。可加黄芪、山药以增健脾燥湿之功。

### 5. 脾胃气虚证

【辨证要点】先天禀赋不足、素体脾胃虚弱，或后天失于调养、久病耗伤脾气，使脾胃运化失司，运化功能失常，气血生化乏源，故目失于濡养，见眼涩、气短乏力，头晕，纳差，大便稀溏，舌有齿痕，舌色淡白、苔薄白，脉细弱等症。

【治法】益气健脾，和胃助运。

【方药】香砂六君子汤（《古今名医方论》）加减。可加厚朴、枳壳、炙甘草以加强益气健脾之力。

## （二）中医特色疗法

### 1. 针灸治疗

睛明、攒竹、太阳、丝竹空、瞳子髎、承泣、四白、风池等为主穴，配穴多取自阳明经、太阳经及少阳经，如合谷、太冲、足三里、三阴交、太溪等，根据病因病机进行腧穴加减，每日留针 30 分钟，5 日为 1 个疗程。

**2. 热敷和按摩** 依次进行眼部中药液熏蒸、中药热奄包热敷、按摩挤压。眼睑的按摩挤压可以行手法、器械操作等；中药熏蒸可选野菊花、桑叶、金银花、连翘、决明子、夏枯草、密蒙花、蒺藜等。

# 六、预 后 转 归

轻中度睑板腺功能障碍者预后较好，重度者可能损伤角膜而影响视功能。

# 七、预 防 调 护

（1）彻底治愈风热赤眼或天行赤眼。
（2）避免熬夜、长时间用眼、风沙烟尘刺激及滥用眼药水。
（3）饮食宜清淡，戒烟酒，忌辛辣，可以自行泡枸杞菊花茶饮用。
（4）保持心情舒畅，调整情志。

# 八、名医名家学术经验

### ⦀ 韦企平教授诊治睑板腺功能障碍相关干眼的经验

　　韦教授在治疗眼表疾病方面主张早期疏风清热、养阴生津，日久扶正为本，重视调理脾胃。韦教授认为目为七窍之宗，位居至高，直接暴露于外，易受风热毒邪侵袭。风热搏结于睑缘，则发本病，治疗当以疏风散热、清热解毒祛邪为先。清热解毒利湿方就是韦教授治疗本病的经验效方，长期应用于临床。

### ⦀ 彭华教授中西医结合诊疗 MGD 的思路

　　彭教授认为西医有其局限性，中西医结合治疗可发挥中医药优势。辨证内服中药调理患者的全身证候，特色外治法加强眼局部治疗。他将干眼的西医临床分型与中医辨证对应，将内调、外治相结合以进行干眼分型的个体化治疗。①蒸发过强型：眼部熏蒸、中药热奄包热敷及按摩治疗。②泪液生成不足型：针刺合用内服中药刺激泪液的产生；③混合型：同时选用上述方法。伴有角膜损害、荧光素染色阳性者，加蝉蜕、木贼、谷精草、密蒙花等退翳明目药内服。

（亢泽峰　孙宏睿　彭　华）

# 第十六章　结　膜　病

## 第一节　细菌性结膜炎

结膜炎中最多发的就是细菌性结膜炎。细菌性结膜炎有超急性、急性、慢性之分。细菌性结膜炎最具代表性的临床表现是结膜充血伴脓性或黏液脓性分泌物增多。某些细菌性结膜炎具有较强的传染性。

## Ⅰ. 急性细菌性（卡他性）结膜炎

### 一、概　　述

由细菌感染引起的急性细菌性结膜炎（acute bacterial conjunctivitis），又称"急性卡他性结膜炎"（acute catarrhal conjunctivitis），好发于春秋季节，可散发，也可于家庭、幼儿园、学校、工厂等集体场所流行。本病潜伏期短，发病急，双眼同时或相隔 1～2 日发病。本病属中医眼科"暴风客热"（《银海精微》）范畴，又名"暴风"（《龙树菩萨眼论》）、"暴风客热外障"（《秘传眼科龙木论》）。

### 二、病因病机

《证治准绳·杂病·七窍门》指出，本病"乃素养不清，躁急劳苦，客感风热，卒然而发也"。骤感风热之邪，风热相搏，客留肺经，上犯白睛而发病。若素有肺经蕴热，则病症更甚。

### 三、临床诊断

（1）初起有干涩、异物感。继而自觉流泪、灼热、刺痛、异物感加重。由于分泌物多，常使上下睫毛粘在一起，早晨起床时睁眼困难。视力一般不受影响，分泌物过多时可有暂时性视物模糊和虹视。

（2）眼睑肿胀，结膜充血，以穹隆部和睑结膜最为显著。结膜表面有分泌物，分泌物先为黏液性，后呈脓性。若为肺炎双球菌、Koch-Weeks 杆菌引起的严重结膜病，结膜表面可覆盖一层假膜，可发生结膜下出血斑点。

（3）实验室及其他检查：发病早期和高峰期分泌物涂片或结膜刮片检查可见中性粒细胞和细菌。细菌培养可见肺炎双球菌、Koch-Weeks 杆菌、流感嗜血杆菌和葡萄球菌等。

### 四、鉴别诊断

本病需与流行性出血性结膜炎鉴别。流行性出血性结膜炎传染性极强，呈暴发性流行。其分泌物为水样，有结膜下出血，睑结膜滤泡增生，伴耳前淋巴结肿大。

# 五、临 床 治 疗

西医治疗以局部应用敏感抗生素为主。中医治疗多为局部外治加上内治和全身外治以祛风清热散邪。

## （一）辨证论治

主证：初起有干涩、异物感，继而自觉流泪、灼热、刺痛、异物感加重。

**1. 风重于热证**

【辨证要点】患眼涩痒交作，灼热感，畏光，结膜充血，黏液性或脓性分泌物增多，眼睑微肿等。可伴有恶风发热，头痛鼻塞，舌质红，苔薄白或微黄，脉浮数。

【治法】疏风散邪，兼以清热。

【方药】银翘散（《温病条辨》）加减。若球结膜充血明显，酌加野菊花、紫草等清热解毒，凉血退赤；若眼痒严重，加蝉蜕、蒺藜等以祛风止痒。

**2. 热重于风证**

【辨证要点】患眼灼热疼痛较重，怕热畏光，分泌物多而黏稠，流泪，眼睑红肿，结膜充血。可兼有口渴，便秘，溲赤，苔黄，脉数。

【治法】清热泻火，疏风散邪。

【方药】泻肺饮（《温病条辨》）加减。球结膜充血水肿明显者，可重用桑白皮，酌加桔梗、葶苈子以利水泻肺消肿；加野菊花、紫草等以清热解毒、凉血退赤。便秘者，加大黄、芒硝等以泻火通腑。

**3. 风热俱盛证**

【辨证要点】患眼灼热疼痛，刺痒较重，恶热畏光，球结膜充血，甚至水肿。兼见恶风发热，头痛鼻塞，口渴，便秘，溲赤，苔黄，脉数。

【治法】祛风清热，表里双解。

【方药】防风通圣散（《宣明论方》）加减。根据恶寒发热的轻重及便秘溲赤的程度加减化裁。若热毒较重，去麻黄、川芎辛热之品；若刺痒较重，加蝉蜕、蒺藜等以祛风止痒。

## （二）中医特色疗法

**1. 熏眼法** 可选用鱼腥草注射液、清开灵注射液等雾化熏蒸治疗，每日2～3次。

**2. 针灸治法**

（1）针刺：合谷、外关、曲池、攒竹、丝竹空、睛明、太阳、瞳子髎、风池等穴，每次选3～4穴，每日针1次，7日为1个疗程。

（2）点刺：眉弓、眉尖、耳尖、太阳放血。

（3）耳针：选眼、肝、目2、肺穴，每日1次。

# 六、预 后 转 归

本病具有自限性，即使不给予治疗也可在10～14日后痊愈，但有时也可能会转为慢性结膜炎，用药后1～3日即可恢复。

# 七、预 防 调 护

（1）为减轻急性期症状，可适当冷敷。

（2）急性期患者需隔离，以免传染，防止流行。

（3）严格消毒患者用过的洗脸用具、手帕及使用过的医疗器皿。

（4）医护人员在接触患者之后必须洗手消毒，以防交叉感染。

（5）在流行季节，可用菊花、夏枯草、桑叶等煎水代茶饮。

## 八、名医名家学术经验

**韦文贵教授"上病下治"治疗急性卡他性结膜炎**

韦老认为急性卡他性结膜炎多为脾肺实热，感受时气邪毒，内外合邪，上攻目窍所致。临证时应以急治其标为原则，上病下治，以生大黄等药泻火解毒通腑为主。待热毒大减，改用疏风清热之法，以肃余邪。此外，对于眼部刺激症状重的患者，予以三棱针耳后静脉放血 3～5 滴，以通经活络、消炎止痛，可减轻症状，缩短疗程。

# Ⅱ. 慢性卡他性结膜炎

## 一、概　述

慢性结膜炎（chronic conjunctivitis）为各种原因引起的结膜慢性炎症，多为双眼发病，以眼干涩不适、轻度结膜充血和少量黏液性分泌物为特征。本病属中医眼科"赤丝虬脉"（《审视瑶函》）范畴，又名"赤丝乱脉"（《证治准绳》）。

## 二、病因病机

（1）脾肺两虚，脾主运化，脾虚则土不生金，肺金化源不足，则气阴俱亏，白睛失润。

（2）肺阴不足，表邪客肺，久而不解，郁而成热。或温热病后，以及暴风客热或天行赤眼治之不彻，邪热留恋等，均可耗阴伤液而致肺阴不足，白睛失润。

（3）饮食不节，嗜好烟酒，偏好炙煿辛燥，致使脾胃蕴积湿热，清阳不升，目窍失养。

（4）肝肾亏虚，阴血不足，目失濡润。

## 三、临床诊断

（1）临床症状轻微或无明显不适，主要有眼痒、异物感、眼干涩和视疲劳。

（2）结膜充血，扩张的血管循行清楚。少量乳头增生和滤泡形成，以睑结膜为主。晨起内眦部有分泌物，白天眦部可见白色泡沫状分泌物。炎症持续日久者，可有结膜肥厚，但无瘢痕和角膜血管翳。Morax-Axenfeld 菌可引起眦部结膜炎，伴外眦角皮肤结痂、溃疡形成及睑结膜乳头和滤泡增生。

（3）实验室及其他检查：分泌物涂片或结膜刮片检查可见嗜中性粒细胞和细菌。细菌培养可见葡萄球菌、卡他球菌、大肠杆菌、链球菌、变形球菌和 Morax-Axenfeld 菌等。

## 四、鉴别诊断

本病应与沙眼相鉴别。沙眼好发于上穹隆结膜、上睑结膜，表现为结膜乳头及滤泡，大小不一，色暗红，血管模糊、有角膜血管翳，慢性进展。预后遗留线状、网状瘢痕。常有后遗症及并发症，危害视力。结膜刮片有沙眼包涵体。

# 五、临 床 治 疗

西医治疗包括病因治疗和局部应用抗生素。中医治疗实证宜疏风清热利湿，虚证宜滋阴降火。

辨证论治

主证：眼痒、眼红、少量分泌物。

**1. 肺经风热证**

【辨证要点】眼内痒涩，有异物感，晨起内眦部有分泌物，白天眦部可见白色泡沫状分泌物。球结膜正常或轻度充血。舌质红，苔薄白，脉数。

【治法】疏风清热。

【方药】桑菊饮（《温病条辨》）加减。眼干涩较重者，加沙参、麦冬等以养阴生津。

**2. 肺胃湿热证**

【辨证要点】眼内痒涩隐痛，有异物感，白天眦部可见白色泡沫状分泌物，较多且黏结。球结膜轻度充血，病程持久难愈。可伴有口臭或口黏，尿赤便溏或秘结不爽。舌质红，苔黄腻，脉濡数。

【治法】清热利湿。

【方药】三仁汤（《温病条辨》）加减。若球结膜充血显著，可酌加黄芩、桑白皮、牡丹皮以清热泻肺、凉血退赤。

**3. 阴虚火旺证**

【辨证要点】眼干涩不爽，不耐久视，球结膜轻度充血，病情迁延。舌红少苔，脉细数。

【治法】滋阴降火。

【方药】知柏地黄丸（《医宗金鉴》）加减。若眼痒干涩较重，酌加当归、蝉蜕、蒺藜等以祛风止痒；球结膜充血者，加地骨皮、桑白皮以清热退赤。

# 六、预 后 转 归

治疗后，大多数患者可以获得较好的预后。对于病情较为严重或反复发作的患者，症状可能长期存在，导致病程迁延。

# 七、预 防 调 护

（1）去除诱因，注意眼部卫生。

（2）彻底治疗细菌和病毒性结膜炎。

（3）积极治疗倒睫、慢性泪囊炎、矫正屈光不正等。

# Ⅲ. 超急性细菌性结膜炎

# 一、概 述

超急性细菌性结膜炎（hyperacute bacterial conjunctivitis）包括淋菌性结膜炎及奈瑟脑膜炎球菌性结膜炎。其中淋菌性结膜炎（gonococcal conjunctivitis）多见，是一种传染性极强、破坏性很大的急性化脓性结膜炎。它是急性传染性眼病中较严重的一种，发病急，进展快，主要症状包括眼睑高度水肿、结膜有大量脓性分泌物，治疗不及时可出现角膜溃疡、穿孔等多种并发症，造成严重视力危害。超急性细菌性结膜炎偶可由奈瑟脑膜炎球菌引起，称为"奈瑟脑膜炎球菌性结膜炎"，处理不当可引起脑膜炎。中医古籍中无本病的相关记载，近代根据其病症特点，将其命名为"脓漏眼"。

## 二、病 因 病 机

本病的病因病机为外感风热邪毒，或眵泪相染，热毒上攻于目，以致邪毒炽盛。

## 三、临 床 诊 断

（1）眼红、眼痛、畏光、流泪、大量分泌物。

（2）初期眼睑和结膜轻度水肿，继而症状迅速加重。眼睑高度水肿，球结膜充血水肿，可有假膜形成。分泌物最初为浆液性，很快转为黄色脓性，量多，不断从睑裂流出，故又称"脓漏眼"。常伴耳前淋巴结肿大和压痛，是引起耳前淋巴结肿大的唯一细菌性结膜炎。

（3）实验室及其他检查：分泌物涂片和结膜刮片检查可见革兰染色阴性双球菌。

## 四、鉴 别 诊 断

淋菌性结膜炎需与急性卡他性结膜炎相鉴别。淋菌性结膜炎患者自觉症状重，脓性分泌物较急性卡他性结膜炎多，常合并角膜浸润、溃疡、穿孔。细菌学检查可找到淋球菌。

## 五、临 床 治 疗

西医治疗以局部治疗和全身用药并重为原则。中医治疗以泻火解毒为主。

辨证论治

主证：眼红、眼痛、畏光、流泪、大量分泌物。

**1. 热毒炽盛证**

【辨证要点】起病急，患眼灼热疼痛，流泪畏光，球结膜高度充血，甚至水肿，分泌物多而黄稠，拭之即有，源源不断。重症者可并发角膜感染，甚至角膜穿孔。舌质红，苔黄，脉数。

【治法】泻火解毒。

【方药】龙胆泻肝汤（《医方集解》）合五味消毒饮（《医宗金鉴》）加减。角膜溃疡者，加白芷、夏枯草、决明子以清热退翳；大便秘结者，加大黄、芒硝以泻热通腑。

**2. 余热未尽证**

【辨证要点】起病数日后，脓性分泌物减少，灼热疼痛减轻，干涩不舒，睑结膜可见滤泡，球结膜充血减轻，角膜留有云翳。舌质红，苔黄，脉细数。

【治法】清热消瘀，明目退翳。

【方药】石决明散（《证治准绳》）加减。宜去方中的羌活、大黄，加川芎、牡丹皮以活血消瘀，加谷精草、密蒙花以增明目退翳之功。

## 六、预 后 转 归

早期干预对转归有决定性作用。如果诊断或治疗延误，感染可迅速扩展至角膜，引发角膜溃疡或穿孔，最终导致严重的视力丧失，甚至永久性失明。

## 七、预 防 调 护

（1）宣传性病防治知识，控制性病传播。

（2）患者需隔离。医生检查患者时，应戴保护眼镜，并在检查后洗手。严格消毒患者及医生用过的器具。

（3）婴儿出生后，应立即常规应用抗生素滴眼液，或涂 0.5%四环素眼膏预防。

# 第二节　衣原体性结膜炎

## 一、概　　述

衣原体性结膜炎即沙眼（trachoma），是由沙眼衣原体（chlamydia）感染引起的一种慢性传染性结膜角膜炎。因其在睑结膜表面形成粗糙不平的外观，形似沙粒，故名"沙眼"。该病名见于《证治准绳·杂病·七窍门》。而《审视瑶函·椒疮症》对其病症及病位均做了描述，其曰："此症生于睑内，红而坚者是。有则沙擦难开，多泪而痛"。历代医家对沙眼并发症的认识先于本病，如早在《外台秘要·卷第二十一》中就载有"倒睫眼"，《秘传眼科龙木论·眼赤膜下垂外障》中载有"赤膜下垂"等并发症。

## 二、病 因 病 机

脾胃积热，复感风热邪毒，内热与外邪相结，壅阻于睑内，脉络受阻，气血失和，发为本病。

## 三、临 床 诊 断

**1. 症状**　急性起病，异物感、畏光、流泪，大量黏液或黏液性分泌物。数周后急性症状消退，进入慢性期，此时可无任何不适或仅觉眼易疲劳。如于此时治愈或自愈，可不留瘢痕。

**2. 体征**

（1）急性沙眼：眼睑红肿，结膜高度充血，乳头增生，睑结膜粗糙不平，上下穹窿部结膜满布滤泡，可合并有耳前淋巴结肿大。

（2）慢性沙眼：结膜充血减轻，乳头增生及滤泡形成，滤泡大小不等，可呈胶样，病变以上、下穹窿及睑板上缘结膜显著，严重者可侵及半月皱襞。可因反复感染，病程迁延。

（3）角膜血管翳：由角膜缘外正常的毛细血管网越过角膜缘进入透明角膜，并逐渐向瞳孔区发展，伴有细胞浸润及发展为浅的小溃疡。细胞浸润严重时可形成肥厚的肉样血管翳。

（4）瘢痕：在慢性病程后期，待活动性病变消退后，病变结膜成为白色瘢痕。

**3. 实验室及其他检查**　结膜刮片检查有沙眼包涵体存在。

## 四、鉴 别 诊 断

（一）结膜滤泡症

本病常见于儿童，双侧患病，无自觉症状。滤泡多见于下穹窿部与下睑结膜。滤泡较小，大小均匀相似，半透明，边界清楚，滤泡之间的结膜不充血，无角膜血管翳，无瘢痕增生。沙眼的滤泡多见于上穹窿部与上睑结膜，混浊不清、大小不等、排列不整齐，并有结膜充血和肥厚等症状。

## （二）春季结膜炎

本病有季节性，主症为刺痒。睑结膜上的乳头大而扁平且硬，上穹窿部无病变，易于鉴别。分泌物涂片中可见嗜酸性细胞增多。

# 五、临 床 治 疗

沙眼的治疗当内外兼治。轻症可局部点眼药治疗，重症则点眼配合内治，必要时可配合手术治疗。对其并发症与后遗症，轻者可在治疗本病时兼顾之，重者则需根据病情另行处理。

## （一）辨证论治

**主证：**异物感、畏光、流泪，大量黏液或黏液性分泌物。

**1. 风热客睑**

【辨证要点】眼痒涩不适，羞明流泪，睑内微红，有少量红赤颗粒。舌红，苔薄黄，脉数。

【治法】疏风清热。

【方药】银翘散（《温病条辨》）加减。

**2. 脾胃湿热**

【辨证要点】眼涩痒痛，眵泪胶黏，睑内红赤，颗粒较多，病情缠绵不愈。舌红，苔黄腻，脉濡数。

【治法】清热祛湿，除风消滞。

【方药】除风清脾饮（《审视瑶函》）加减。

**3. 血热壅滞**

【辨证要点】胞睑厚硬，睑内颗粒累累，疙瘩不平，红赤显著。眼睑重坠难开。眼内刺痛灼热，沙涩羞明，生多流泪。黑睛赤膜下垂。舌红，苔黄，脉数。

【治法】凉血散瘀。

【方药】归芍红花散（《审视瑶函》）加减。

## （二）中医特色疗法

（1）外用药熏洗患眼。龙胆草、秦皮、红花、生地黄等，水煎，滤渣，熏洗及热敷患眼，每日3次，每次30分钟。熏洗时注意勿烫伤皮肤。

（2）热敷。每日3次，每次30分钟，可缓解病情。

（3）若颗粒累累者，可用黄连制灯心草或海螵蛸棒摩擦。

# 六、预 后 转 归

本病预后情况因感染轻重及是否反复感染而有所不同。对于症状较轻、未发生反复感染的患者，一般数月可痊愈，结膜可能遗留瘢痕或无明显瘢痕。对于反复感染的患者，病程可达数年至十多年，最后出现广泛瘢痕，不再具有传染性。但常伴有严重的并发症和后遗症，常使视力减退，甚至失明。

# 七、预 防 调 护

（1）大力开展卫生宣传教育，把本病的危害性、传染途径、诊断与治疗方法向群众宣传，进行群众性的普查和防治。

（2）改善环境卫生和个人卫生，提倡一人一巾，水源充足的地方提倡流水洗脸。患者的洗脸用具要与健康人分开,尤其是服务行业的洗脸用具,必须严格消毒后使用,以免引起交叉感染。重症椒疮患者不宜去游泳场馆游泳及公共浴池洗浴。

（3）饮食宜清淡,忌辛辣刺激,戒除烟酒嗜好。

# 第三节 病毒性结膜炎

## 一、概　述

病毒性结膜炎（viral conjunctivitis）是一种常见的由病毒引起的结膜炎症,可由多种病毒引起。不同患者之间的临床表现有很大不同,主要与个体免疫力及致病病毒的毒力有关。因感受疫疠之气,急发白睛红赤,继之黑睛生翳的眼病,又名"大患后生翳""暴赤生翳"。本病病名首见于《古今医统大全·眼科》,其曰:"患眼赤肿,泪出而痛,或致头额俱痛,渐生翳障,遮蔽瞳人,红紫不散"。

## 二、病 因 病 机

外感疠气,内兼肺火亢盛,内外合邪,肺金凌木,侵犯肝经,肺肝火炽,上攻于目而发为本病。

## 三、临 床 诊 断

（1）异物感、疼痛、畏光、流泪、水样分泌物、眼睑水肿、球结膜水肿、睑球结膜严重充血、耳前淋巴结肿大与压痛等症,并发浅层点状角膜炎。

（2）分泌物涂片染色镜检可见单核细胞数增多;培养分离出病毒;有伪膜形成时,中性粒细胞数增加。新生儿结膜炎应进行结膜刮片检查,以鉴别衣原体、淋球菌等感染。

（3）裂隙灯检查可见角膜上皮下和浅基质层点状浸润;分泌物涂片染色镜检可见单核细胞数增多;病毒培养有腺病毒 8 型、19 型、29 型和 37 型。

## 四、鉴 别 诊 断

**1. 流行性出血性结膜炎**　由 70 型肠道病毒（偶由 A24 型柯萨奇病毒）感染引起,潜伏期短,一般在 18～48 小时（病程短,一般为 7～15 日）。除具有结膜炎一般性症状和体征外,主要特征为结膜下出血呈片状或点状,从上方球结膜开始向下方球结膜蔓延。少数人发生前葡萄膜炎,部分患者还有发热不适及肌肉痛等全身症状。

**2. 急性细菌性结膜炎**　又称"急性卡他性结膜炎",临床表现为患眼红、有烧灼感,或伴有畏光、流泪。结膜充血,中等量黏脓性分泌物,夜晚睡眠后,上下睑睫毛常被分泌物粘在一起。结膜囊分泌物细菌培养阳性。

## 五、临 床 治 疗

西医治疗以局部用药为主。中医治疗以肺肝同治、泻火退翳为主。

（一）辨证论治

**主证**:异物感、疼痛、畏光、流泪、水样分泌物、眼睑水肿、球结膜水肿、睑球结膜严重充血、耳前淋巴结肿大与压痛等症。

**1. 风热外袭证**

【辨证要点】疬气初感肺金，引动肝火，上犯白睛及黑睛，故见白睛红赤浮肿、黑睛星翳稀疏等眼症。全身症状及舌脉为疬气侵袭之象。

【治法】疏风清热，退翳明目。

【方药】菊花决明散（《原机启微》）加减。宜去方中之羌活，常加蝉蜕、蒺藜以祛风退翳。白睛红赤浮肿明显者，加桑白皮、金银花以清热泻肺。

**2. 肺肝火炽证**

【辨证要点】素体肺热较盛，肺金凌木，侵犯肝经，肺肝火炽，上攻于目，故见白睛混赤、黑睛星翳簇生。口苦咽干，便秘溲赤及舌脉均为肺肝火炽之象。

【治法】清肝泻肺，退翳明目。

【方药】修肝散（《银海精微》）或洗肝散（《眼科全书》）加减。常于方中加密蒙花、谷精草，以增疏风清热退翳之功。白睛混赤甚者，宜去方中川芎、红花，加牡丹皮以增强凉血退赤之功。

**3. 阴虚邪留证**

【辨证要点】热邪伤津，余邪未尽，故见白睛红赤渐退，但目珠干涩，尚有黑睛星翳。舌红少津，脉细数为阴虚邪留之症。

【治法】养阴祛邪，退翳明目。

【方药】滋阴退翳汤（《眼科临症笔记》）加减。常于方中加北沙参、天冬以助养阴生津。黑睛有翳、羞明者，宜加石决明、谷精草、乌贼骨以清肝明目退翳。

## （二）中医特色疗法

**1. 滴眼液** 鱼腥草滴眼液，每日6次，症状严重者可每小时2次。亦可选抗病毒滴眼液，配合抗生素滴眼液滴眼。若黑睛星翳簇生，可配用促进黑睛表层愈合的眼药。

**2. 洗眼法** 选用大青叶、金银花、蒲公英、决明子、野菊花等清热解毒之品，煎汤洗患眼，每日2~3次。

# 六、预后转归

应警惕腺病毒性角结膜炎的发生，当发生腺病毒性角结膜炎时，角膜可出现弥散的斑点状上皮下浸润，影响视力。病情控制后减少糖皮质激素滴眼剂的滴眼频度。不能突然停药，以免复发。另外，还要注意激素的不良反应。

# 七、预防调护

（1）本病为接触传染，其传染性强，易流行，故应注意隔离。

（2）严格消毒患者用过的洗脸用具、手帕及使用过的医疗器皿。

（3）医护人员接触患者后必须洗手消毒，以防交叉感染。

（4）保持局部清洁，患眼严禁遮盖。

# 八、名医名家学术经验

### 陈宝明"火郁发之"治疗病毒性结膜炎

陈宝明认为其病因病机多为郁热，故其治疗当本《黄帝内经》"火郁发之"之意，以宣郁泄肺为主。通过多年临床实践，自拟麻夏石甘汤，用治本病，疗效颇佳。

# 第四节 过敏性结膜炎

## 一、概　　述

　　过敏性结膜炎（allergic conjunctivitis）是由接触药物或其他抗原过敏而引起，分迟发型和速发型两种。速发型过敏的抗原有花粉、接触镜等，迟发型过敏的抗原有各种药物，如阿托品、新霉素、广谱抗生素及缩瞳剂等。本病常双眼发病，其病程可长达数年或数十年之久，随年龄增长逐渐减轻或痊愈。本病属中医眼科"目痒"的范畴。《眼科菁华录·时复之病》中所载的"时复症"与"目痒"相似，其曰："类似赤热，不治自愈，及期而发，过期又愈，如花如潮，久而不治，遂成其害。"

## 二、病 因 病 机

　　（1）风邪外袭，邪气往来流行于睑眦腠理之间而发痒。
　　（2）脾胃蕴积湿热，复感风邪，风热湿邪上壅于目所致。
　　（3）肝血亏少，血虚风动而作痒。

## 三、临 床 诊 断

　　（1）双眼极度瘙痒，并有畏光、烧灼感等刺激症状。
　　（2）速发型眼睑皮肤红肿，并有小丘疹、渗出和睑缘炎等。睑球结膜充血、球结膜乳头增生、滤泡形成，以下睑为重，有少量浆液和黏液性分泌物。角膜炎不常见，极个别严重病例可出现角膜实质性损害及虹膜炎。停用致敏药物后，症状和体征可自行消失，不留瘢痕，若再次用药可复发。
　　（3）实验室及其他检查：结膜囊分泌物涂片可见变性上皮细胞和少量多核和单核细胞。

## 四、鉴 别 诊 断

　　本病需与细菌性结膜炎相鉴别。细菌性结膜炎因结膜感染细菌而起，起病急，异物感、灼热感、疼痛等症状明显，且眼睑肿胀、结膜充血明显。过敏性结膜炎以眼痒为主，甚至奇痒难忍。过敏性结膜炎常既往可能有反复发作，常年或季节发作。细菌性结膜炎结膜刮片检查见大量中性粒细胞，而过敏性结膜炎发现嗜酸性粒细胞或嗜酸性颗粒。

## 五、临 床 治 疗

　　西医治疗为清除过敏原、局部短期可应用糖皮质激素。中医治疗以疏风、清热、止痒为主。

（一）辨证论治

主证：双眼极度瘙痒，并有畏光、烧灼感等刺激症状。
**风热外袭证**
【辨证要点】眼部奇痒难耐，灼热畏光，分泌物少，黏稠如丝。睑结膜充血、水肿，或破溃流水。球结膜充血，睑结膜可有乳头、滤泡。舌红，苔黄，脉数。
【治法】清热、疏风、止痒。

【方药】羌活胜风汤（《原机启微》）加减。若眼睑皮肤湿烂、痒甚，加白鲜皮、地肤子、茵陈、乌梢蛇以增疏风除湿止痒之功。球结膜充血明显者，加桑白皮、连翘、牡丹皮等以清热泻肺、凉血退赤。

### （二）中医特色疗法

局部中药洗眼或湿冷敷：可用艾叶、苦参、蛇床子、地肤子各 15g，煎水，过滤澄清，作湿冷敷或加冷开水至 1000ml 洗眼。

# 六、预后转归

**1. 春季角结膜炎**　有自限性，发病5～8年后或青春期后期常自行缓解，少数患者可转为慢性。常见的并发症有角膜上皮受损，若角膜细菌感染、角膜混浊，可引起圆锥角膜。极少数患者由于眼睑对角膜的摩擦，导致角膜变薄而出现角膜膨胀。并发症损坏角膜，则影响视力。

**2. 巨乳头性结膜炎**　治疗过程中症状和体征消退缓慢，但一般预后良好，很少出现视力受损。

**3. 特应性角结膜炎**　病程迁延，病情顽固，可见结膜角膜瘢痕形成，常危害视力。大多于 50 岁后病情趋于稳定。

# 七、预防调护

避免接触过敏原，立刻停用致敏药物。

# 八、名医名家学术经验

### Ⅲ 陈达夫六经辨证治疗目痒

陈达夫认为春季卡他性结膜炎属于太阳里实证。湿热夹风邪为患，湿热蕴蓄，日久则易感虫。白睛污秽呈黄红色为湿热之征，湿热蕴蓄脾肺经络则乳头受累。灼热、羞明、流泪为热象，奇痒为有风之证据。日久感虫，则气轮生膜翳。治则宣化湿热，祛风杀虫。方用三仁汤加味。

### Ⅲ 高健生研究员益气升阳法治疗过敏性结膜炎

高老认为本病病机为脏腑经络先有蓄热，热闭于内，于春夏或夏秋之交，腠理疏松之际，外感风寒，热为寒气郁结不通，久之寒亦化热。其本质为"寒包火"，日久寒热相持，故病情复杂难治。治疗上高老受刘完素治湿热痢"以辛苦寒药治之，或微辛热佐之"的启示，拟川椒方。方中荆芥、防风祛风止痒，驱邪外出；知母清热降火，清中有润，可防风药性燥伤阴；川芎味辛性阳，上行头目，为血中之气药，祛风，治目赤肿痛；川椒味辛性热，温中散寒，除湿止痒。在祛风清热滋阴的同时，加用川椒，临床可取得满意的疗效。

### Ⅲ 亢泽峰教授基于"伏邪眼病论"辨治过敏性结膜炎

亢教授认为过敏性结膜炎的发生发展与伏邪密切相关。该病以体内脏腑气血虚损为基础，内伏湿热、肝风，每遇风邪、过敏原等侵袭而触发。其症状反复，多有热象，治疗每当过用苦寒清热之品，更致邪气难除，引起邪气内伏。故在疾病未发，无明显症状时，正不足，邪亦虚，伏邪轻微，潜藏于内，不足以致病，可用玉屏风散、四物汤等，或补益肺脾，或养血补肝，及时鼓舞自身正气，驱邪以治未病。发病之时，正邪交争，此时正气相对较盛，应以祛邪为主，可用消风散、银翘散、除湿汤、凉膈清脾饮等，或祛风止痒，或清热利湿，酌情辅以扶正。疾病迁延者，不可只知其外感，应兼顾体内伏邪，尽除邪气。遇病情反复者，治疗应清透内外合邪。考虑久病难愈多因湿为患，可在疏风清热、祛除外邪的基础上，加少量川椒，以解玄府湿郁内伏。

# 第五节 结膜下出血

## 一、概 述

球结膜下出血（subconjunctival hemorrhage）常由球结膜下血管破裂或血管壁渗透性增加所引起。一般单眼发病，可发生于任何年龄组。本病属中医眼科"白睛溢血"范畴，又名"色似胭脂症"（《证治准绳》）。

## 二、病 因 病 机

（1）热客肺经，肺气不降，迫血妄行而外溢白睛。

（2）素体阴虚，或年老精亏，虚火上炎，灼伤脉络致血溢络外。

此外，剧烈呛咳、呕吐致使气逆上冲，酗酒过度而湿热上熏，以及妇女逆经和眼部外伤等，均可导致血不循经，目络破损而外溢白睛。

## 三、临 床 诊 断

（1）出血常积聚成片状，局部或弥漫整个睑裂部。初期呈鲜红色，以后逐渐变成棕黄色。

（2）白睛浅层下出现点、片状出血斑，边界清楚，甚者遍及白睛。初期色鲜红，逐渐变成棕黄色，最后吸收消退。

## 四、临 床 治 疗

西医以治疗原发病为主。中医治疗以清肺散血、滋阴降火为原则。

辨证论治

主证：结膜下出血，自觉症状常不明显。

**1. 热客肺经证**

【辨证要点】热客肺经，肺失清肃，热邪迫血妄行，故见白睛血斑鲜红。全身症及舌脉均为热客肺经之象。

【治法】清肺凉血散血。

【方药】退赤散（《银海精微》）加减。可选加丹参、赤芍、红花、郁金以活血化瘀。

**2. 阴虚火旺证**

【辨证要点】阴虚不能制火，火旺则更伤真阴。虚火灼络，血溢络外，故见白睛溢血，反复发作。全身症及舌脉均为阴虚火旺之象。

【治法】滋阴降火。

【方药】知柏地黄丸（《医宗金鉴》）加减。夜梦多者，加酸枣仁、五味子以养心安神；出血量多者，加丹参、赤芍以养血活血化瘀。

## 五、预后转归

本病预后较好，多数可自行吸收。

## 六、预防调护

（1）少食辛辣肥甘之品，以防湿热内生。劳逸结合，少熬夜伤阴。避免用力过猛或眼外伤。

（2）如有高血压及心脑血管疾病应及时处理。

（唐犀麟）

# 第十七章 角膜病

## 第一节 细菌性角膜炎

### 一、概 述

细菌性角膜炎（bacterial keratitis）是由于细菌感染所致的角膜感染疾病，是化脓性角膜炎的最常见病因。本病起病急、病情多变，严重者可影响视力甚至失明。本病属中医眼科"凝脂翳"范畴。

### 二、病 因 病 机

（1）黑睛外伤，风热邪毒乘虚袭入，黑睛被染。或素有漏睛，邪毒已伏，更易乘伤客目而发病。

（2）外邪入里，蕴遏化热。或嗜食辛燠，脏腑热盛，肝胆热邪上灼，熏灼黑睛。

（3）久病体虚，正气不足，外邪滞留，致黑睛溃陷而成。

（4）因花翳白陷、聚星障等病情迁延，复加邪毒，恶化而成。

### 三、临 床 诊 断

（1）发病急，常在角膜外伤 24～48 小时后发病。自觉症状明显，眼红眼疼，眼睛有异物感、烧灼感、刺痛、磨痛，眼球转动时更加明显。

（2）眼睑红肿痉挛，睫状或混合性充血。多数细菌性角膜炎形成化脓性角膜感染灶。多数损伤处会出现上皮溃疡，溃疡下致密的灰黄色浸润灶边界模糊，周围组织水肿。浸润灶迅速扩大，坏死组织脱落，形成溃疡。

（3）病原学检查：细菌病原学检查是细菌性角膜炎病因学诊断的金标准，必要时可进行细菌培养来明确病因。

### 四、鉴 别 诊 断

本病需与真菌性角膜炎、病毒性角膜炎和阿米巴性角膜炎相鉴别（表17-1）。

**表 17-1　细菌性角膜炎的鉴别诊断**

| 疾病 | 病因 | 病程 | 常见体征 | 辅助检查 |
|------|------|------|----------|----------|
| 细菌性角膜炎 | 由细菌感染引起，常见致病菌有金黄色葡萄球菌、表皮葡萄球菌、铜绿假单胞菌 | 起病急，病情多变。一般感染后 24～48 小时后发病 | 角膜出现上皮溃疡，溃疡下致密的灰黄色浸润灶边界模糊，周围组织水肿。浸润灶迅速扩大，坏死组织脱落，形成溃疡 | 角膜细胞刮片学检查及培养、角膜共聚焦显微镜检查 |

续表

| 疾病 | 病因 | 病程 | 常见体征 | 辅助检查 |
|---|---|---|---|---|
| 真菌性角膜炎 | 多见于植物性外伤，尤其是从事农业劳作的相关人员 | 起病较缓，一般感染后3~5日逐渐起病，多在1~2周内形成典型病灶 | 病灶形状多不规则，病灶边缘常可有毛刺样或羽毛状改变 | 角膜细胞刮片学检查及培养、角膜共聚焦显微镜检查 |
| 病毒性角膜炎 | 发病多与感冒、疲劳、局部及全身免疫力下降等因素有关 | 易反复发作，病程迁延 | 病灶为非化脓性，表现为树枝状、地图状、边缘性溃疡以及盘状角膜水肿等 | 角膜细胞刮片学检查、病毒免疫学检测（免疫荧光法、病毒相关血清学检测及细胞培养） |
| 阿米巴性角膜炎 | 起病缓慢，常在暴露于危险后1周或以上逐渐起病。病情进展缓慢，反复迁延 | 早期表现类似病毒性角膜炎，为非化脓性病灶。少数患者可出现角膜放射性神经炎，伴有明显眼疼 | 少数患者可形成角膜环形浸润，进展期患者角膜环形浸润边缘区会出现沟状溶解 | 角膜细胞刮片学检查及培养、角膜共聚焦显微镜检查 |

# 五、临床治疗

根据有危险因素、急性起病和病情发展迅速，以及角膜化脓性病灶形成的特点，即可确立细菌性角膜炎的临床诊断。诊断一经确立，应立即给予患者有效治疗，尽早干预。

## （一）辨证论治

主证：羞明疼痛流泪，或眵多黏稠，视物模糊甚至视物不见等。

### 1. 风热上犯证

【辨证要点】风热上犯袭目，风热壅盛，结聚黑睛，故黑睛生翳，如覆薄脂。头痛目痛，畏光流泪、抱轮红赤及舌红苔薄黄，脉浮数均为风热上犯之象。

【治法】祛风清热，退翳明目。

【方药】新制柴连汤（《眼科纂要》）加减。若见结膜混合性充血、分泌物多、色黄黏稠，可加金银花、蒲公英、千里光等以清热解毒，加红花以活血散瘀。

### 2. 里热壅盛证

【辨证要点】外邪入里化热，或脏腑素有积热，里热炽盛，上攻黑睛，壅结热毒，蓄腐为脓，故见黑睛翳陷深阔、凝脂大片、黄液上冲。热毒壅盛，熏蒸于目，故见白睛混赤浮肿、头目剧痛、眵泪凝脂色黄或黄绿等实热眼症。发热口渴、溲赤便秘及舌红苔黄厚，脉数有力均为热盛腑实之象。

【治法】泻火解毒，退翳明目。

【方药】四顺清凉饮子（《审视瑶函》）加减。分泌物呈黄绿色，常加金银花、野菊花、紫花地丁、败酱草、千里光、蒲公英以清热解毒。眼部红肿疼痛较重者，可加水牛角、牡丹皮、玄参、乳香、没药以凉血化瘀。口渴便秘明显者，可加生石膏、芒硝、天花粉，以增清热生津、泻火通腑之功。

### 3. 正虚邪恋证

【辨证要点】病情迁延，久病必虚，无力抗邪，余邪未尽，故见黑睛溃陷、凝脂减薄、抱轮微红等日久不敛之眼症。体倦便溏及舌红脉细数，或舌淡脉弱均为气阴两虚之象。

【治法】扶正祛邪，退翳明目。

【方药】托里消毒散（《校注妇人良方》）加减。可酌加蝉蜕、木贼、海螵蛸以增强祛风退翳之功效。

### （二）外治

**1. 点眼** 急性期可选择 2 种或 3 种广谱强效抗生素联合滴眼，如左氧氟沙星滴眼液、妥布霉素滴眼液，待细菌培养结果明确后选用敏感的抗生素滴眼液滴眼。必要时可应用散瞳类滴眼液或眼用凝胶，如 1%硫酸阿托品滴眼液或眼用凝胶，以防瞳神干缺。

**2. 熏洗及热敷** 可用清热解毒类药物水煎熏眼。或过滤药汁，待微温时冲洗眼部。或以毛巾浸泡后热敷眼部，每日 1～3 次。

**3. 手术** 药物治疗不能控制炎症时建议手术治疗。

## 六、预 后 转 归

轻中度细菌性角膜炎预后较好，严重者可累及角膜全层乃至穿孔，造成角膜损伤、眼内炎等，最终失明。

## 七、预防与调护

（1）积极预防角膜外伤，注意劳动保护。佩戴接触镜者需注意佩戴卫生。

（2）处理角膜异物时，应注意严格无菌操作，防止角膜感染。

（3）对绿脓杆菌感染所致的住院患者，应实行床边隔离，防止交叉感染。

（4）食饮有节，劳逸结合，忌食辛辣刺激之物，保持二便通畅。

## 八、名医名家学术经验

### 清肝明目法治疗肝经风热型细菌性角膜炎

唐丹燕认为细菌性角膜炎属中医眼科"凝脂翳"范畴。有学者提出，治疗本病首先要泻火通腑、养阴清热，再调理脾胃，同时还要运用风药驱散风邪，起到通玄府而发散郁结、退翳明目的作用。唐丹燕根据多年的临床研究发现，细菌性角膜炎属肝经风热型的患者较多。她根据该证临床特征自拟清肝明目汤，由羌活、防风、黄连、车前草、石决明、地黄、当归、赤芍、蝉蜕、密蒙花、苍术、菊花、甘草组成。方中地黄、当归、赤芍活血养阴；黄连、车前草、菊花清热明目；羌活、防风驱散风邪；石决明、蝉蜕、密蒙花作为退翳药物，有凉散风热的作用，在细菌性角膜炎浸润期使用，可促进浸润消退，不留瘢痕。全方共奏祛除邪气、消退翳障之功。

### 临床按发病初期、中期及晚期结合各期病情轻重辨证施治

喻京生教授认为细菌性角膜炎的辨证应以分期论治为主。外感风热，初期临床症状轻者，治法当以祛风清热为主，方药常选羌活胜湿汤或新制柴连汤加减等。临床症状重，风热壅盛者，则应以祛风清热解毒为主，常选用银翘散合五味消毒饮为主方进行加减。黑睛（角膜）内应肝，若邪入里化热，治以清肝泻火解毒，选方以四顺清凉饮子等为代表方。方中常加入清热解毒之金银花、蒲公英、野菊花等药物。必要时亦可加入丹参以凉血活血。若患者口渴明显，加天花粉以增清热生津之功。病程日久正虚邪实，应治以补虚泻实，退翳明目。其中，偏阴虚者选用滋阴退翳汤加减；偏气虚者选用托里消毒散加减；气阴两虚者，则可选十珍汤加减。同时，喻教授注重在疾病进展的不同时期合理应用退翳中药，如木贼、蝉蜕等，随症加减。

# 第二节　真菌性角膜炎

## 一、概　　述

真菌性角膜炎是一种由真菌感染角膜引起的化脓性炎症，致盲率极高。本病属中医眼科"湿翳"范畴。病名首载于《一草亭目科全书》。

## 二、病 因 病 机

中医认为，本病多为湿毒之邪乘伤侵入，湿热郁遏化热，湿热上熏黑睛而致。

## 三、临 床 诊 断

（1）起病缓慢，早期仅有异物感，后逐渐出现眼痛、畏光、流泪、视力下降等症状，有黏性分泌物，病程较长。

（2）角膜病灶干燥致密，白色不规则浸润，有伪足、卫星灶、免疫环、内皮斑、前房积脓等。

初起角膜溃疡较浅，主要表现为角膜溃疡表面由菌丝和坏死组织形成边界清的灰白色较隆起病灶的苔被。外观干燥而粗糙，欠光泽，表面微隆起，病灶表面的坏死组织易于刮除。溃疡周围可出现树枝样浸润，形成伪足，或在主要感染灶周围出现灰白环形浸润免疫环。溃疡边界因菌丝伸向四周，形成伪足。有时在其外周分布有结节状或分枝状"卫星"病灶。角膜内皮出现灰白斑块状沉着物，且伴有前房积脓。

（3）角膜刮片、涂片检查是早期快速诊断真菌感染的有效方法。真菌培养是明确诊断真菌性角膜炎的最可靠依据。激光共聚焦显微镜可动态观察真菌感染角膜组织中菌丝和孢子的情况，用于病原学诊断。

## 四、临 床 治 疗

本病病程较长，且易反复发作，中西医结合治疗可提高疗效，有效缩短病程，减少复发。在西医抗真菌治疗的同时，可给予中医清热祛湿辨证治疗。

### （一）辨证论治

主证：羞明磨涩流泪，眼胀，视物模糊甚至视物不见等。

**1. 湿重于热证**

【辨证要点】黑睛外伤，湿毒初侵，湿遏化热，但湿重于热，故黑睛生翳，形圆微隆而色灰白，抱轮微红，疼痛亦轻。脘胀纳呆、口淡便溏及舌淡，苔白腻而厚，脉缓均为湿重于热之象。

【治法】祛湿清热。

【方药】三仁汤（《温病条辨》）加减。泪液黏稠者，可加黄芩、茵陈以清热利湿。口淡纳呆较重者，常加茯苓、白术、苍术以健脾燥湿。

**2. 热重于湿证**

【辨证要点】湿热邪毒内蕴，郁久化热，热重于湿，熏灼黑睛，故黑睛生翳隆起，状如豆腐渣，干而粗糙，眵泪黏稠，磣涩疼痛。便秘溺赤及舌红，苔黄腻，脉濡数均为热重于湿之象。

【治法】清热祛湿。

【方药】甘露消毒丹（《医效秘传》）加减。黄液上冲较甚者，可加薏苡仁、桔梗、玄参以清热解毒排脓。大便秘结者，可加芒硝、生石膏以泻热通腑。

（二）外治

**1. 点眼** ①抗真菌类滴眼液：可选用 0.25%两性霉素 B 滴眼液、0.2%氟康唑滴眼液、5%那他霉素滴眼液或 1%氟胞嘧啶滴眼液。一般 2 种或 2 种以上药物联合应用。早期高频率使用，每小时1 次，依病情进展逐渐减量，维持至炎症控制后 2～3 周。疗程通常需要 2～3 个月。病情严重者，可结膜下注射或角膜基质内注射抗真菌药。②散瞳类滴眼液或眼用凝胶：可选用 1%阿托品滴眼液或眼用凝胶防止虹膜粘连。严重真菌感染者可联合口服或静脉滴注抗真菌药物。

**2. 熏眼、洗眼** 可用苦参、白鲜皮、车前草、金银花、龙胆草、秦皮等水煎，待温度适宜时熏眼或洗眼，每日 2～3 次。

**3. 手术治疗** 可及时行病灶切除术、结膜瓣遮盖术、羊膜移植术、板层角膜移植术、穿透角膜移植术等。

# 五、预 后 转 归

（1）受各种因素影响，包括角膜侵犯的范围、患者的健康状况、培养确诊的时间和病原菌的毒力。

（2）轻度的感染和早期的治疗有较好的预后。如果感染扩散到巩膜和眼内，很难控制感染。

（3）约 1/3 的真菌性角膜炎药物不能控制或导致角膜穿孔。

# 六、预 防 调 护

（1）积极预防和避免角膜外伤，尤其是在秋收季节，严防农作物或植物擦伤角膜。

（2）眼部外伤后，不可长时间滥用抗生素、糖皮质激素等，以防真菌继发感染。

（3）及时治疗本病，积极控制病情发展，预防并发症的发生。

# 七、名医名家学术经验

**ⅢⅢ 李传课认为本病以湿热为主** ━━━━━━

临床分为两型论治：①湿重于热，治以祛湿清热，药用苍术、藿香、厚朴、茯苓、薏苡仁、防风、茵陈、黄芩、陈皮、羌活。②热重于湿，治以清热化湿，药用苦参、栀子、黄芩、藿香、佩兰、茵陈、滑石、薏苡仁、大黄、连翘、金银花。

**ⅢⅢ 柏超然将本病分为四型论治** ━━━━━━

①翳腐色白，湿遏上焦，治以芳香化湿法。药用藿香叶、佩兰叶、陈皮、法半夏、大腹皮、厚朴、荷叶，梅雨季节加香薷。②腐翳黄浊，湿侵上中焦，治以祛风退翳法。药用羌活、独活、防风、苍术、细辛、生甘草、生姜，梅雨季节加香薷、大豆黄卷。③腐翳黄厚，伴黄液上冲，湿毒内蕴，治以清消化脓法。药用蜜麻黄、生石膏、杏仁、生甘草、玄明粉（分冲）、生大黄粉（分冲）、枳实、厚朴。④腐翳白厚，黄液不消，湿毒已成寒包火，治以回阳化湿法。药用桂枝、白芍、淡附片、党参、茯苓、甘草、生大黄、蜜麻黄、熟地黄、白芥子、鹿角片、皂角刺。

# 第三节　单纯疱疹病毒性角膜炎

## 一、概　　述

单纯疱疹病毒性角膜炎（herpes simplex virus keratitis）是由单纯疱疹病毒（herpes simplex virus，HSV）引起的严重的感染性角膜疾病。临床特点为潜伏感染和复发性，发病率有上升趋势。目前尚无有效控制复发的药物，反复复发将会使角膜混浊不断加重，最终致盲。因本病角膜风轮有星翳，或聚或散，成簇排列，故被中医称为"聚星障"。一旦星翳破溃，融合成片，呈树状的图像，则又被中医称为"花翳白陷"。

## 二、病 因 病 机

（1）外感风热，上犯于目，邪客黑睛，致生翳障。

（2）外邪入里，邪遏化热。或素体阳盛，肝经伏火，内外合邪，肝胆火炽，灼伤黑睛。

（3）恣食肥甘，脾胃受损，酿蕴湿热，土反侮木，熏蒸黑睛。

（4）素体阴虚，正气不足。或热病之后，津液耗伤，则阴津亏乏，复感风邪致病。

## 三、临 床 诊 断

本病临床表现较为复杂，分为原发性感染和继发性感染。

**1. 原发性感染**　人类通过直接接触而感染 HSV。常见于幼儿。

**2. 复发性感染**　根据病变的特点分为上皮型和基质型，其中包括树枝状和地图状角膜炎，非坏死性、坏死性角膜基质炎和内皮炎等。

（1）上皮感染型：角膜上皮微囊泡、树枝状角膜溃疡、地图样角膜及边缘性角膜溃疡，或少量角膜薄翳。

（2）基质型：免疫性角膜基质炎（局灶性基质水肿与浸润，或伴后弹力层皱褶、新生血管增生）和坏死性角膜基质炎[睫状充血、角膜基质浸润及坏死灶，并伴角膜上皮大片缺损或溃疡，和（或）见新生血管]。

（3）内皮炎型：盘状角膜内皮炎、弥漫性角膜内皮炎及线状角膜内皮炎。

（4）神经营养性角膜病变：迁延性角膜上皮缺损或角膜溃疡，症状与体征分离。

（5）上述 2 种或 2 种以上类型同时存在：在上皮型、基质型及内皮型反复发作及治疗过程中，可能发生神经营养不良性角膜病变。

此外，还可以通过免疫学检查、血清学检测、分子生物学检测及病毒培养（病因学诊断的金标准）进行诊断。

## 四、鉴 别 诊 断

**1. 药毒性角膜病变**　本病有不合理长期用药史。其病灶多先开始于角膜下方周边部，临床表现为角膜上皮点状或片状剥脱，一些患者可表现为假性树枝状角膜溃疡或旋涡状上皮病变。

**2. 卡他性角膜炎**　病变多局限于周边角膜区域，病灶多为圆形、弧形或椭圆形，新生血管多位于浅层。本病抗生素联合糖皮质激素治疗效果明显。

# 五、临 床 治 疗

目前西医治疗主要是局部使用抗病毒药物，根据病情联合糖皮质激素、修复角膜药物、免疫抑制剂等。基质型或内皮炎型单纯疱疹病毒性角膜炎治疗病程较长，采用中西医结合治疗可缩短病程，控制疾病发展，减轻角膜组织损伤。

## （一）辨证论治

主证：羞明畏光、碜涩疼痛，视物模糊或视力下降，易复发，难以治愈，病程较长等。

### 1. 风热犯肺证

【辨证要点】风热之邪初犯于目，病情轻浅。角膜骤生细小星翳、抱轮微红的眼症及恶风发热，鼻塞，口干咽痛，舌红苔薄黄，脉浮数等为风热侵犯。

【治法】疏风清热，退翳明目。

【方药】银翘散（《温病条辨》）加减。若睫状体充血，眼痛明显，加板蓝根、大青叶、菊花、紫草，以增加清热解毒之功。加柴胡、黄芩以增祛肝经风热之功。眼睑红肿畏光流泪明显者，可加蔓荆子、防风、桑叶以清肝明目。

### 2. 肝胆火炽证

【辨证要点】肝胆火毒炽盛，邪深毒重，角膜受灼。角膜生翳、扩大加深、呈树枝状或地图状等眼症及口苦咽干，舌红苔黄，脉弦数为肝胆火炽之征。

【治法】清肝泻火，退翳明目。

【方药】龙胆泻肝汤（《医方集解》）加减。若大便秘结，加大黄、芒硝以通腑泄热；便通则去大黄、芒硝。若病灶色黄，团聚一片，加金银花、蒲公英、千里光等以清热解毒。

### 3. 湿热蕴蒸证

【辨证要点】湿热内蕴，熏蒸角膜，泪热胶黏，抱轮红赤，角膜生翳如地图状，或角膜深层圆盘状混浊，病情缠绵，反复发作。头重胸闷，口黏纳呆，便溏及舌红苔黄腻，脉濡数为湿热内蕴之征。

【治法】清热除湿，退翳明目。

【方药】三仁汤（《温病条辨》）加减。若病灶色污秽，兼见胸闷恶心，咳嗽有痰，加黄芩、川贝以清热化痰。

### 4. 阴虚邪留证

【辨证要点】素体阴虚，或久病伤阴，阴虚无力抗邪，或时感风邪，故角膜生翳，时愈时发，迁延不愈。口干咽燥，舌红少津，脉细或细数为阴虚邪留之征。

【治法】滋阴祛风，退翳明目。

【方药】加减地黄丸（《原机启微》）。气阴不足、眼干涩者，可加党参、麦冬以益气生津。虚火甚者，睫状体充血较明显，可加知母、黄柏以滋阴降火，可加菊花、蝉蜕等以增退翳明目之功。

### 5. 正虚邪恋证

【辨证要点】素体阴虚，或久病伤阴，阴虚无力抗邪，或时感风邪，致角膜生翳，时愈时发，迁延不愈。少气懒言，疲乏无力，舌淡红苔薄白，脉沉细弱为正虚邪恋之征。

【治法】益气扶正祛邪，退翳明目。

【方药】角膜安方加减。角膜安方为亢泽峰教授多年临床经验方，临床在防治复发性单纯疱疹病毒性角膜炎取得较好疗效。眼睑红肿畏光流泪明显者，可加蔓荆子、桑叶以清肝明目。

## （二）点眼

上皮感染型角膜炎以局部抗病毒药物治疗为主。免疫性基质型角膜炎轻度给予局部抗病毒药物，同时给予激素治疗。坏死性基质炎在溃疡愈合前局部慎用激素滴眼液，可选用免疫抑制剂滴眼液，并加促进角膜溃疡修复药物治疗，同时给予抗生素药物预防继发性细菌感染。患者病情严重时，应联合口服抗病毒药物或静滴抗病毒注射液全身用药，注意检测患者肝肾功能。

当药物不能控制病情时建议行手术治疗。

## 六、预后转归

如病毒性角膜炎治疗及时，可使病变停留在某一阶段，轻者仅留薄翳；重者角膜瘢痕，严重影响视力。

## 七、预防调护

病毒性角膜炎的特点是反复发作，伴随每次发作视力就下降一点，最后导致失明。因此，做好日常预防，防止或减少复发是关键。一旦复发，要及早治疗，早期治疗可以使视力得到保护；要正规治疗，以抗病毒治疗为主，角膜营养治疗为辅；要锻炼身体，增强体质，提高免疫力；治疗用药要连续、有效、科学，不要症状一缓解就停止用药。不要饮酒，酒精会使眼血管扩张充血，使病毒蔓延，加重病情；忌食羊肉、牛肉。

## 八、名医名家学术经验

### Ⅲ 庞赞襄治疗病毒性角膜炎的临床经验

庞老提出本病临床属肺阴不足，津液缺少，风邪侵目；或肝火内炽，外受风邪，风热相搏，上攻于目；或脾胃虚寒，运化失职，寒邪凝滞，阳气下陷；或脾胃失调，风邪易侵，邪火上乘于目。故把本病分为4个证型，分别为肺阴不足，外挟风邪型；肝火内炽，风邪外侵型；脾胃虚寒型；脾胃失健，外挟风邪型。常以养阴清热汤、钩藤汤、健脾温化消翳汤、归芍八味汤加减治疗。

### Ⅲ 韦文贵从肝热辨治病毒性角膜炎

韦教授认为本病因病机属于肝肺热盛，外感风邪，内外合邪，上攻目窍，或阴虚肝旺，风邪外侵，风热交织，上乘目窍。麻疹、肺炎等热性病后，阴分津耗，热毒内炽，感受风邪，均可导致本病。治疗原则均以祛风清热、滋阴活血、退翳明目为主。

### Ⅲ 亢泽峰治疗复发性单纯疱疹病毒性角膜炎临床经验

亢教授认为单纯疱疹病毒性角膜炎病因病机为正气本虚，致病毒外邪侵入，伏于体内，蕴成宿根，毒邪新感则引动伏邪再发，使原来的病理过程再度活跃，甚至症状更甚，即"邪热内伏，正虚邪恋"。治以扶正祛邪、益气托毒、明目退翳，拟方角膜安。该方能够有效地治疗复发性单纯疱疹病毒性角膜炎，能够明显延长潜伏感染期、降低复发率，能够减轻角膜病变程度与角膜组织的损害，缩短病程，提高视力。同时，亢教授完成了所有新药临床前研究，研制出芪金退翳颗粒。

## 第四节 角膜基质炎

### 一、概 述

角膜基质炎是以细胞浸润和血管化为特点的角膜基质非化脓性炎症，通常不累及角膜上皮和基质浅层。本病属中医眼科"混睛障"范畴。临床表现以黑睛深层出现一片灰白翳障，混浊不清，漫掩黑睛，视力障碍为特征。

## 二、病 因 病 机

（1）风热外袭，上扰目珠，侵犯黑睛。

（2）脏腑热盛，肝胆热毒，循经上攻，火郁经脉，气滞血瘀，赤白相间，漫掩黑睛，混浊不清。

（3）素体亏虚，脾胃虚弱，运化无力，内生湿热，熏蒸于目，上损黑睛。

（4）邪毒不解，久伏体内，耗损阴液，水不制火，虚火上炎，目窍不利。

## 三、临 床 诊 断

（1）患者主诉有怕光、流泪、眼痛、异物感和视力减退等症状。眼睑常处于痉挛状态，难以自行睁开。视力轻度到重度下降，有睫状充血等。

（2）角膜上皮一般完整但常常处于水肿状态。角膜混浊一般从边缘部开始，逐渐向角膜中央扩展，内皮层伴有或不伴有 KP。随着基质层炎症反应的加重，角膜基质层和上皮层水肿加剧，常呈毛玻璃样外观，前房反应也可加重，新生血管常侵入基质层内。炎症高潮时，角膜因肿胀而变得很厚，但特征是不形成溃疡。根据炎症严重程度，整个病变可能局限于角膜周边部，也可能向中央发展波及整个角膜。如果在几周甚至数月之后不进行治疗，基质的炎症和血管化将达到高峰，然后消退，逐渐地形成血管闭塞和永久性角膜瘢痕。

（3）实验室检查

1）血清学检查：康华反应、荧光密螺旋体抗体吸附试验（fluorescent treponemal antibody absorption test，FTA-ABS）或梅毒螺旋体血凝试验（treponema pallidum hemagglutination assay，TPHA）阳性。

2）结核菌素（old tuberculin，OT）试验：结果呈阳性，或胸部 X 线检查发现肺部结核病灶。

## 四、鉴 别 诊 断

**1. 泡性角膜炎** 好发于儿童及青年期，临床表现为：①不同程度的角膜刺激症状。②病变位于中央者，视力下降。③反复发作，此起彼消的角膜浅层圆形灰白色浸润点，可破溃形成溃疡，预后残留带有新生血管的菲薄瘢痕组织。严重者可引起穿孔。

**2. 感染性角膜炎** HSV 引起的坏死性角膜基质炎应与感染性角膜炎相鉴别。坏死性角膜基质炎表现为溃疡、坏死、浓密的基质浸润。感染性角膜炎发病前多有角膜外伤史。

**3. 病毒性角膜内皮炎** HSV 引起的角膜内皮炎应与 HSV 引起的免疫性角膜基质炎相鉴别。两者免疫反应发生的部位不同，检查可见免疫性角膜基质炎的角膜基质以浸润为主而角膜内皮炎的角膜基质以水肿为主，应注意鉴别。

**4. 角膜斑翳** HSV 引起的免疫性角膜基质炎在临床上多表现为慢性、迁延性，易与角膜斑翳相混淆。此类疾病以基质混浊为主，活动期眼部炎症相对缓和，易被误认为是病变静止期，而延误治疗。

## 五、临 床 治 疗

首先针对病因治疗，在局部激素治疗的同时，给予辨证论治。本病初期多由肝经风热引起，治疗视其不同证型，分别用疏风清热、清肝泻火等法；病变发展，肝胆热毒较重，治宜泻肝解毒；湿热内蕴者，治宜清热化湿；久病不愈，阴虚火旺者，治宜滋阴降火。若病情反复发作，经久不愈者方可从虚论治，但肝经湿热所致的缠绵不愈，则当清利湿热，严禁滋补。退翳明目法的应用需贯穿始终。

## 辨证论治

主证：黑睛生翳，羞明流泪，视力下降等。

### 1. 肝经风热证

【辨证要点】风邪上犯于目，故黑睛生翳混浊，抱轮红赤，眼痛头痛。鼻塞流泪，舌红，苔薄黄，脉浮数表现均为肝风上犯之象。

【治法】疏风清热，退翳明目。

【方药】羌活胜风汤（《原机启微》）加减。若为梅毒引起者，重加土茯苓以解毒驱梅。白睛红赤明显者，可选加赤芍、丹皮以凉血清热，加金银花、蒲公英以清热解毒。热邪甚者，加山栀子、黄连以加强清热之效。

### 2. 肝胆热毒证

【辨证要点】肝热上犯，黑睛漫珠混浊，白睛混赤，赤白混杂翳障。胆热内郁，则口苦咽干。便秘尿赤，舌红，苔黄腻，脉弦数均为肝胆热毒之象。

【治法】清肝解毒，明目退翳。

【方药】银花解毒汤（《中医眼科临床实践》）加减。热毒甚者，加野菊花、土茯苓以清热解毒。黑睛肿胀灰白色混浊者，可加车前子、茺蔚子以利水消肿。口渴欲饮加生石膏、知母。黑睛赤脉瘀滞甚者，可加当归尾、赤芍、桃仁、红花以活血化瘀。便秘者，加玄明粉以助大黄通腑泻下。

### 3. 湿热内蕴证

【辨证要点】湿热上熏于目，黑睛混浊，肿胀增厚，抱轮红赤，羞明流泪。湿热中阻则头重眼胀纳少胸闷。舌苔黄腻，脉濡数均为湿热内蕴之象。

【治法】清热化湿，明目退翳。

【方药】甘露消毒丹（《医效秘传》）加减。黑睛肿胀明显者，可于方中加车前子、薏苡仁以利水渗湿。食少纳呆者，可加陈皮、枳壳以理气调中。瘀滞甚者，加赤芍、桃仁、红花以活血化瘀。大便秘结者，加大黄、芒硝以通腑泄热。若湿热日久，阴津受伤，出现既有湿热，又有阴虚之证者，去木通、滑石，加生地黄、麦冬、石斛以养阴，或改用甘露饮以滋阴利湿。

### 4. 阴虚火旺证

【辨证要点】病程迁延，阴血亏虚，日久不愈，或反复发作，黑睛混浊、干涩隐痛、抱轮微红。口燥咽干、五心烦热、舌红少苔，脉细数均为阴虚火旺之象。

【治法】滋阴降火，明目退翳。

【方药】海藏地黄散（《审视瑶函》）加减。若见腰膝酸软，心烦失眠，遗精梦泄，可改用知柏地黄丸（《医宗金鉴》）。咽干或干咳者，加沙参、百合以养肺阴。翳厚者，加菊花、谷精草以退翳。

### 5. 脾虚气弱证

【辨证要点】病程日久，气血亏虚，双目失养，故黑睛灰白色混浊增厚、抱轮微红、视物不清。肢酸乏力，纳呆便溏，舌质淡胖有齿痕，苔薄白，脉细均为脾虚气弱之象。

【治法】健脾益气，明目退翳。

【方药】参苓白术散（《太平惠民和剂局方》）加减。

## 六、预 后 转 归

本病病程长，易反复发作，经年累月反复加重，最后大部角膜受累。病情轻者，积极治疗，可以不留翳障；重病者，留有厚薄不等的宿翳，影响视力。若失治，可伴发瞳神干缺，甚至失明。

## 七、预 防 调 护

（1）积极锻炼身体，增强体质，提高抗病能力。饮食注意营养，忌辛辣腥发之物。

（2）本病病程较长，需医患配合，耐心调治。应定期随诊，坚持治疗，局部按时点药。患者多有畏光，可戴深色墨镜。饮食要清淡富有营养，少食辛辣煎炸之物，以免助火生热。

## 八、名医名家学术经验

### ⦚ 庞赞襄强调清热解毒

庞老在《中医眼科临床经验·下篇》中强调本病治疗以清热解毒为主，散除肝经郁热，清解毒邪，使毒邪外泄；或用滋阴养肺之品，使津液得养，郁热消除。方选调经退翳汤，由银柴胡、黄芩、赤芍、白菊花、当归尾、桃仁、红花、木通、木贼、地骨皮、香附、蔓荆子、生地黄、甘草组成。水煎服，每日1剂。适用于混睛障瘀血阻络证。

### ⦚ 张皆春诊疗混睛障经验

张皆春在《眼科证治》中强调混睛障初起风热偏盛，白睛混赤，刺痛流泪，羞明难睁，秽浊翳障逐渐蔓延，赤脉由四周渐侵风轮，病情处于发展阶段者，治宜清肝泄肺，祛瘀除风，退翳明目。后期邪退正衰，秽浊赤障渐退，风轮表面逐步恢复光泽，病情趋向恢复阶段者，治宜润肺养肝，明目退翳。方选滋阴退翳汤，由酒生地黄、当归、酒白芍、麦冬、天花粉、木贼、谷精草、玄参组成。水煎服，每日1剂。适用于混睛障后期邪退正衰者。

（亢泽峰 宋 柯）

# 第十八章 巩膜炎

## 一、概　念

巩膜炎，或称深层巩膜炎，属中医眼科"火疳"（《证治准绳》）之重症范畴。"火疳证，生于睥眦气轮，在气轮为害尤急。盖火之实邪在于金部，火克金。"西医学上，巩膜炎指巩膜基质的炎症，以眼痛、眼红和视力减退为主要临床特征。本病多见于中青年，女性明显多于男性，双眼发病占 50% 以上。该病病情严重，属眼科急症，且病情顽固，易反复发作，并发症较多，如硬化性角膜炎、葡萄膜炎和青光眼等。严重者可发生巩膜葡萄肿，甚至穿孔。

## 二、病 因 病 机

**1. 肺热亢盛**　肺热亢盛，气机不利，以致气滞血瘀，故从肺之本位白睛而发。

**2. 心肺热毒**　热毒火邪，蕴结肺经，肺失肃降，热势无从宣泄，郁而化火，上逼白睛发病。

**3. 血热壅滞**　女子行经，血热上逆，壅阻白睛。

**4. 肺虚阴伤**　肺热久则伤阴，阴伤则虚火上炎，煎灼肺之血络，故而白睛结节肿痛，久而不消，或反复发作，治之难彻。

## 三、临 床 诊 断

巩膜炎因病变部位、类型和性质的不同，临床表现和预后均有较大的差异。

### （一）临床表现

**1. 前巩膜炎**（anterior scleritis）　病变位于赤道之前，临床更为常见，分为弥漫性、结节性和坏死性三种类型。

（1）症状：疼痛、眼红和视力下降是前部巩膜炎的主要症状。疼痛为持续性，夜间加重，并向周围放射，病变位于直肌附着处时，眼球运动可使疼痛加剧。合并角膜炎和葡萄膜炎时，可引起不同程度视力下降。

（2）体征

1）结节性前巩膜炎（nodular anterior scleritis）：约占巩膜炎的 44%。病变区巩膜紫红色充血，单个或多个炎性结节样隆起，质硬，推之不动，压痛明显。结节性巩膜炎多伴有表层巩膜炎。

2）弥漫性前巩膜炎（diffuse anterior scleritis）：本病预后较好，约占巩膜炎的 40%。巩膜弥漫性充血，球结膜水肿。病变可累及一个象限或整个前部巩膜。

3）坏死性前巩膜炎（necrotizing anterior scleritis）：临床少见，但最具破坏性，常伴有严重的自身免疫性疾病。早期表现为局限性炎性浸润斑块，病灶边缘炎症重于中央，急剧充血，血管迂曲阻塞，典型表现为局限性片状无灌注区。随着病情发展，可形成大面积巩膜坏死，严重者可累及整个前部眼球。

**2. 后巩膜炎**（posterior scleritis） 病变位于赤道后方，多单眼发病，多无明显外部体征，具有一定隐蔽性。

（1）症状：以疼痛和视力下降为特征。疼痛程度不一，与前部巩膜炎症程度有关。

（2）体征：眼睑及球结膜水肿，眼球压痛，眼球轻度突出，复视。眼后节检查可见视盘水肿隆起、静脉血管扩张、视网膜/黄斑渗出及脱离、视网膜/脉络膜皱褶以及视网膜血管阻塞等。

（二）实验室检查

血常规、红细胞沉降率、结核菌素皮内试验。免疫指标包括类风湿因子、免疫复合物、抗核抗体等。

（三）影像学检查

B 超、CT、MRI 对后巩膜炎诊断有重要意义，表现为后部巩膜增厚。后巩膜炎 B 超表现为后部巩膜弥漫型或结节型增厚。炎症导致球后筋膜囊水肿时其低回声区可与视神经无回声区相连，呈"T"形征。眼底荧光血管造影特点是动脉前期脉络膜背景荧光呈斑驳状，有多数点状强荧光，静脉期染料渗漏，点状强荧光的范围逐渐扩大，融合成片状或多湖状，晚期染料渗入视网膜先形成荧光素积存。

# 四、鉴 别 诊 断

本病应与眶蜂窝织炎、眶炎性假瘤、穿孔性巩膜软化症相鉴别。

**1. 眶蜂窝织炎** 本病主要与后巩膜炎相鉴别。本病是以眼球突出、运动受限和疼痛为特征的眶内软组织急性感染性病变。眼球向正前方突出，伴有眼睑和球结膜高度充血、水肿。常伴有高热、寒战等全身症状，中性粒细胞升高。CT、超声波及血常规检查有助于诊断。

**2. 眶炎性假瘤** 本病表现类似后巩膜炎，急性发作，症状包括疼痛、眼睑水肿、上睑下垂、结膜充血与水肿、眼球运动障碍。部分患者眶缘可触及结节状肿物。CT 检查有助于鉴别诊断。

**3. 穿孔性巩膜软化症** 坏死性巩膜炎如炎症征象不明显则为穿孔性巩膜软化症，女性多见，常累及双眼，并有长期类风湿性关节炎病史。患者疼痛不明显，主要表现为进行性巩膜变薄、软化和坏死。轻微外伤或眼压升高可致巩膜穿孔。

# 五、临 床 治 疗

巩膜炎是一种严重眼病，病因复杂，病情顽固，常需中西医结合治疗。西医针对病因进行相应治疗。局部或全身应用糖皮质激素或免疫抑制剂进行抗炎治疗。对坏死、穿孔的部位可试行巩膜加固术或异体巩膜移植术等。中医药能有效减轻症状，缩短病程，减少复发。由于热毒壅盛、脉络瘀滞是本病主要病机特点，故治疗时应重视清热解毒、凉血散瘀法的应用。

辨证论治

主证：眼痛流泪，前部巩膜局限性隆起、压痛、色泽暗红，结膜充血水肿。

**1. 肺热亢盛证**

【辨证要点】白睛为气轮，在脏属肺，肺热亢盛，则气机不利，气不行则血不通，久而成瘀，致使病发于肺之本位白睛处而有紫红结节，伴眼红流泪。肺与大肠相表里，肺热伤津则肠燥便秘，热壅于肺，咽喉不利，则咽痛咳嗽等。舌红脉数均为肺热所致。

【治法】清热泻肺，利气散结。

【方药】泻肺汤（《审视瑶函》）加减。疼痛明显者，加赤芍、红花、郁金以化瘀散结止痛；

热甚者，加连翘、生石膏等以加强清热之功。

**2. 心肺热毒证**

【辨证要点】心肺热毒结聚，目络壅阻，气血壅滞不行，热势无从宣泄，郁而化火，上逼白睛，故见结节高隆，脉络紫赤怒张。舌红苔红，脉数有力为实热之象。

【治法】泻火解毒，凉血散结。

【方药】还阴救苦汤（《原机启微》）加减。临证时，上方可去苍术、升麻等以防辛温助火，加石膏、金银花增强清热泻火之功。

**3. 血热壅滞证**

【辨证要点】妇女经期血热，迫血上逆，壅阻白睛，故白睛紫赤，灼热疼痛，舌红少苔，脉数。血随经期而有轻重之别，故病易消易发，不留瘢痕。

【治法】疏风清热，凉血散瘀。

【方药】四顺清凉饮子（《审视瑶函》）加减。方由当归、龙胆、黄芩、桑白皮、车前子、生地黄、赤芍、枳壳、川黄连、木贼、柴胡、炙甘草组成。

**4. 肺虚阴伤证**

【辨证要点】病久则伤阴，阴伤正亏，邪留不去，故白睛症情虽轻，但白睛结节也难消退，病常反复发作。咽干口燥，便秘不爽，舌红少津，脉细数均是阴虚内热之征。

【治法】养阴清热，兼以散结。

【方药】养阴清肺汤（《重楼玉钥》）加减。火旺者，加知母、地骨皮、连翘以清降虚火。结节日久不消者，加郁金、赤芍、夏枯草以祛瘀散结。

# 六、预后转归

早期经规范治疗后，大多数巩膜炎患者都能治愈，且视力的预后状况良好。但如果治疗不及时，可能会让病情反复发作，给病患带来很大的困扰。

# 七、预防调护

（1）忌辛辣炙煿之品，清淡饮食，保持心情舒畅并戒烟酒。
（2）局部热敷，避免潮湿，注意寒暖适中，减轻眼部症状，缩短病程。

# 八、名医名家学术经验

### 陆南山从肝论治巩膜炎

陆教授认为此白珠俱青之症，多为肝气郁结，邪入厥阴。而厥阴属肝，为藏血之脏，如邪入厥阴，则血滞而不通，不通则痛，故该病多为血滞而痛之证。以活血止痛、祛风清热为治则，药用全当归与川芎活血止痛，细辛、白芷祛风止痛，羌活治风湿痹痛，蒺藜平肝明目，夏枯草清肝火、散郁结。

### 韦文贵基于火热之邪治疗巩膜炎

韦教授指出本病主要是肺、肝、心三经火邪，夹风、瘀滞为患。轻者为心肺火郁而滞结；重者肝肺实火上蒸，络脉瘀滞而成。本病好发于阴虚火旺者。他概括本病病机为"热""火""瘀""风"，以"热""火"为主。治以清热泻火（或平肝泻火）、活血化瘀为主，辅以祛风止痛。对热伤阴津者，需适加滋阴生津之品。

（张　红）

## 第十九章　晶　状　体　病

## 一、概　　述

晶状体病的主要病变在于晶状体透明度和晶状体位置的改变。当晶状体位置发生改变时，可能会引起晶状体异位和脱位。根据脱位程度的不同，治疗方法也会有所不同。轻度的晶状体异位可不必手术，所引起的屈光不正可以使用镜片矫正，而严重的晶状体脱位常需要手术治疗。

晶状体透明度的改变，常引发白内障。白内障有很多种类型，如年龄相关性白内障、先天性白内障、糖尿病性白内障、并发性白内障、激素性白内障、外伤性白内障等。年龄相关性白内障又称老年性白内障，属中医眼科"圆翳内障"范畴，是临床上最常见的白内障类型。该病常用的治疗方式是手术，中医药治疗重点在于早中期干预。

## 二、白内障的临床治疗

### （一）中成药

石斛夜光丸适用于阴虚火旺之证，杞菊地黄丸适用于肝肾阴虚之证。

### （二）针刺疗法

选穴睛明、球后、鱼腰、合谷、足三里、三阴交，每日或隔日1次，每次2～3穴，8～10次为1个疗程。只适用于未成熟期白内障，宜与内服药物配合使用。

### （三）外治法

局部滴用珍珠明目液或麝珠明目液等。

### （四）中药代茶饮

用菊花、枸杞子、甘草、蒲公英、决明子、黄芩等，开水冲泡饮。

### （五）中医适宜技术

**1. 伴有干眼的白内障患者**　参考干眼治疗。

**2. 伴有糖尿病的老年性白内障患者**

（1）耳部艾灸，每次30分钟，每日1次；刮痧，每次30分钟，2～3日1次；穴位按摩，每次30分钟，每日1次。取穴包括神门、交感、膀胱、肾、脾、脑清、内分泌。

（2）耳穴压豆：取穴包括神门、交感、膀胱、肾、脾、脑清、内分泌等，每次选取3～5穴，用王不留行籽贴于穴位上。用示指和拇指的指腹置于患者耳廓的正面和背面，相对压迫贴于耳朵的穴位上，做左右或圆形移动，至患者出现较明显的胀痛等感觉，持续对压20～30秒。

（3）穴位按摩：每次30分钟，每日1次。取穴包括神门、交感、膀胱、肾、脾、脑清、内分泌。

**3. 合并高血压病的白内障患者** 针刺疗法：取穴合谷、太冲等，垂直进针 0.8~1 寸，行泻法，以任督二脉为中心，捻转时作用力切线的方向离心，施术 1 分钟；取穴曲池、足三里，垂直进针 1 寸，行补法，以任督二脉为中心，双手拇指捻转时作用力切线的方向向心，施术 1 分钟。留针 30 分钟，每日 1 次，于术前治疗 2 周。

**4. 合并青光眼、视神经损伤的白内障患者** 参考青光眼、视神经损伤治疗。

**5. 白内障术后** 耳穴压豆：取穴包括肝、脾、肾、目 1、目 2 等，每次选取 3~5 穴，使用指腹轻轻按压，每日 4~6 次。

# 三、白内障的预防调护

## （一）饮食

多食含维生素 A、维生素 B、维生素 C、维生素 D 的食物，少食辛辣香燥、油腻难化之品。食疗中药有山药、党参、莲肉、龙眼肉、菟丝子、茺蔚子、女贞子、枸杞子、决明子、青葙子等。

## （二）生活方式

戒烟。避免紫外线照射及服用糖皮质激素等。避免强烈精神刺激或过度劳累。参加适当的文化娱乐活动。

（王　珍）

# 第二十章　玻璃体疾病

## 第一节　玻璃体混浊

### 一、概　述

　　玻璃体混浊是指玻璃体腔内原无色透明胶质体发生改变，导致玻璃体液化和坍塌，形成云状或尘状、絮状等形态的飘浮混浊物。患者会注意到眼前有飘浮物，称为飞蚊症，多见于老年人和高度近视患者。本病属中医眼科"云雾移睛"（《证治准绳》）范畴，又名"蝇翅黑花"（《银海精微》）、"眼见黑花"（《太平圣惠方》）、"蝇影飞越"（《一草亭目科全书》）、"眼见黑花飞蝇"（《东医宝鉴》）等。

### 二、病　因　病　机

　　玻璃体混浊多因肝肾亏损，阴精不足，神膏失于五脏六腑精气之濡养所致。或脾胃虚弱，气血不足，养目之源匮乏，导致神膏混浊。或痰湿内蕴，郁久化热，湿热浊气上泛，目中清纯之气被扰。

### 三、临　床　诊　断

　　（1）眼前有黑点或丝状物飘动，在明亮处或白色背景衬托下更明显。若飘游物停留在视线中央，可影响视力。

　　（2）液化区呈黑色空间，无反光面，有少量纤细的透明纤维随眼球运动而飘动。非液化区可发生收缩或移位，重叠而成小片状或膜状混浊物，薄而松弛如绸带。

　　（3）眼科检查：具体如下。①裂隙灯检查：可见液化区呈黑色空间，无反光面，有少量纤细的透明纤维随眼球运动而飘动。非液化区可发生收缩或移位，重叠而成小片状或膜状混浊物，薄而松弛如绸带。②直接检眼镜检查：可见点状、丝状或絮状物飘浮。③B型超声扫描检查：可见玻璃体内出现白色球样、结晶样、线样或棉絮样小体。

　　（4）散瞳查眼底后根据玻璃体改变排除玻璃体炎症等其他疾病后即可诊断。

### 四、鉴　别　诊　断

本病应与玻璃体炎、白内障相鉴别。

**1. 玻璃体炎**　玻璃体内混浊伴细胞浸润，可伴眼前节及后节的炎症反应。

**2. 白内障**　两者均可出现眼前有黑影遮挡。主要区别在于病位不同，玻璃体混浊病位在玻璃体，黑影在眼前飘动，其移动方向和眼球转动方向不一致。白内障病位在晶状体，黑影移动与眼球转动方向一致或不随眼球转动。

# 五、临 床 治 疗

本病治疗的关键在于控制原发病，主要运用碘剂治疗。对于新发生的玻璃体混浊，可口服卵磷脂络合碘片，或应用氨碘肽滴眼液滴眼。YAG 激光治疗可改善生理性玻璃体混浊的临床症状，通过激光的气化作用，混浊物可不同程度地崩解离散，使患者的视觉干扰得到减轻或消除。若玻璃体混浊物体积过大，病程较长（一般 6 个月以上），可行经睫状体平坦部切除玻璃体手术治疗。

### 辨证论治

**主证：**眼前黑影飘动，如蚊翅，或如环状、半环状，或伴闪光感等。

**1. 肝肾亏损证**

【辨证要点】肝肾两亏，精血虚衰，神膏失养，故见眼前黑影飘动，视物昏蒙、眼干涩易疲劳。可伴见头晕耳鸣，腰酸，遗精滑泄。舌红，苔薄，脉细。

【治法】补益肝肾。

【方药】明目地黄丸（《审视瑶函》）加减。若玻璃体混浊较重，酌加牛膝、丹参以助补肝肾、养血活血。虚火伤络者加知母、黄柏、墨旱莲以养阴清热凉血。

**2. 气血亏虚证**

【辨证要点】久病气血亏损，气虚不能生血，血虚不能化气，神膏失于濡养，故眼前黑影飘动，时隐时现，不耐久视，睛珠涩痛。伴见面白无华，头晕心悸，少气懒言。唇淡舌嫩，脉细弱。

【治法】益气补血。

【方药】八珍汤（《瑞竹堂经验方》）或当归补血汤（《内外伤辨惑论》）加减。八珍汤气血双补，适用于眼前黑影飘动，视物昏花，不耐久视之气血两亏者。当归补血汤重在养血滋阴且清虚热，适用于眼前黑影飘动，时隐时现，睛珠涩痛之血虚生内热者。气虚甚者，加黄芪以助补气。

**3. 湿热蕴蒸证**

【辨证要点】形体肥胖，或素嗜肥甘，脾胃湿热内蕴，浊邪上泛，故眼前黑影为尘絮状，视物昏蒙。伴见胸闷纳呆，头重神疲，苔黄腻，脉滑等湿热蕴蒸之象。

【治法】宣化畅中，清热除湿。

【方药】三仁汤（《温病条辨》）加减。食少纳呆者加白术、山药、白扁豆以健脾益气。混浊物呈絮状者，加浙贝母、苍术。心烦口苦、苔黄腻者，酌加黄芩、栀子、厚朴以助清热除湿。

**4. 气滞血瘀证**

【辨证要点】情志不舒，肝郁气滞，致脉络瘀阻，血溢络外，滞于神膏，故眼前团块状或红色、灰白色飘浮物混浊，可伴胸胁胀痛。舌有瘀斑，脉弦涩。

【治法】行气活血。

【方药】血府逐瘀汤（《医林改错》）加减。混浊物鲜红者，宜去桃仁、红花而酌加生蒲黄、生三七，以止血化瘀。混浊物呈灰白色者，可加三棱、莪术、鳖甲、牡蛎以助化瘀散结。久瘀伤正者，应选加黄芪、党参等以扶正祛瘀。

# 六、预 后 转 归

若眼前黑影短期内增加或"闪光"频发时，应详尽查眼底，防止视网膜脱离。

# 七、预 防 调 护

（1）调畅情志，避免急躁、沮丧。

（2）高度近视者应避免过用目力和头部震动。

（3）玻璃体混浊由出血引起者，饮食宜清淡，忌食辛辣炙煿之品。

## 八、名医名家学术经验

### 唐祖宣教授治疗玻璃体混浊经验

唐教授指出目不明古今治疗多以滋养肝肾为主，然阴不足者，实是坎阳不足，要阳中求阴。水中阳精不能上达，肾藏元阴元阳，不得偏颇，中气衰，脾土不升则木郁血病，目受血则能视，木郁血病则不能视。乌肝汤实为此而设，可为临床治疗玻璃体混浊提供借鉴。

### 叶河江教授从胆论治玻璃体混浊

叶教授认为治疗玻璃体混浊时，一方面应邪祛正安以固其源，另一方面应利胆化浊以通其窍道，使精微物质得以上养神膏。临床运用温胆汤加减治疗，每获良效。

# 第二节　玻璃体积血

## 一、概　述

玻璃体积血（vitreous hemorrhage）是指由眼内组织疾病或眼外伤所致眼内血管破裂出血，使血液进入玻璃体腔内，导致视功能障碍的常见疾病。本病属中医眼科"云雾移睛"《证治准绳》、"暴盲"《证治准绳》、"血灌瞳神"《证治准绳》、"血贯瞳神"《眼科菁华录》、"血灌瞳人内障"《眼科纂要》等范畴。

## 二、病　因　病　机

情志内伤，肝气郁结，肝失调达，血行不畅，脉络瘀滞，久则脉络破损而出血。或肝肾阴亏，虚火上炎，血不循经而溢于络外。或劳瞻竭视，致脾虚气弱，血失统摄，血溢络外。或过食肥甘厚味，痰湿内生，痰凝气滞，血脉瘀阻，迫血妄行。或撞击伤目、手术创伤，血络受损等因素致病。

## 三、临　床　诊　断

（1）有无眼病或全身病，以及是否有外伤史；眼前有暗影飘动或遮挡；视力下降严重者仅见光感。

（2）出血量少者，玻璃体内可见尘状、块状、片状、絮状的黄色或红色混浊灶。大量积血时，检眼镜下玻璃体仅见红光反射或无红光反射，眼底看不清。

（3）并发症：玻璃体积血久不吸收，容易引起增殖性玻璃体视网膜病变。

（4）眼科检查：①散瞳前裂隙灯检查虹膜以排除虹膜新生血管。测量眼压。双眼散瞳间接检眼镜检查。②眼部B超检查可见玻璃体腔内有均匀点状回声或斑块状回声。陈旧性积血者回声不均匀。③若眼底可见，FFA可有助于发现病因。

## 四、鉴　别　诊　断

本病应与退行性玻璃体混浊、炎症性玻璃体混浊相鉴别。

**1. 退行性玻璃体混浊**　常见于高度近视或视网膜色素变性者，多双眼发病，病程长，视力逐渐下降。检眼镜下玻璃体可见絮状、条状混浊。

**2. 炎症性玻璃体混浊**　常因葡萄膜炎、眼内炎及眼球穿通伤后感染引起。检眼镜可见玻璃体呈灰白色点状、线状或絮状混浊。若玻璃体腔充满脓液，瞳孔区则呈黄白色反光。

# 五、临 床 治 疗

出血早期以中医治疗为主，"急则治其标"，先以止血为先；出血稳定后，以活血祛瘀为主，同时治疗原发病。若积血量大，难以吸收，为避免增殖导致牵拉性视网膜脱离，应选择手术。术后配合中药治疗，以助视功能修复。

（一）辨证论治

主证：眼前暗影遮挡，视力剧降，重者仅存光感，玻璃体积血。

**1. 络损出血证**

【辨证要点】视力突然下降，眼前有暗影飘动，色较鲜红。伴心烦胁痛，口干便秘。或头晕腰酸，潮热盗汗。或少气懒言，肢倦乏力。舌红或兼少苔，脉数或细数。或舌淡苔白，脉缓无力。

【治法】凉血止血。

【方药】宁血汤（《中医眼科学》1986 年）加减。血色偏暗者，可加蒲黄、三七以化瘀止血。热盛者，加大黄炭、藕节以增凉血止血之效。气虚者，加黄芪、党参以补气止血。

**2. 气血瘀结证**

【辨证要点】眼前暗影遮挡，视力剧降（多由外伤或视网膜中央静脉栓塞引起），兼见头目作痛或情志不舒，烦躁易怒，或眼底出血日久不散。舌质暗红，脉弦或涩。

【治法】行气通滞，活血化瘀。

【方药】血府逐瘀汤（《医林改错》）加减。积血日久不散者，可酌加鳖甲、苏木、瓦楞子、三棱、莪术以破血散瘀。瘀久化热者，加栀子、黄连以清肝泻火。气虚者，加黄芪、陈皮以补气祛瘀。

**3. 痰浊瘀阻证**

【辨证要点】眼前暗影兼见头重头晕，烦躁胸闷，痰稠口苦。舌暗红，苔黄腻，脉弦滑。

【治法】化痰散结，活血祛瘀。

【方药】涤痰汤（《济生方》）合桃红四物汤（《医宗金鉴》）加减。积血成块者，加地龙、麝香、牛膝、桔梗以增通络化痰之效。

**4. 脾不统血证**

【辨证要点】眼底见各种形态之出血，兼见神疲纳少，舌质淡嫩，苔薄，脉细弱。

【治法】健脾摄血。

【方药】归脾汤（《济生方》）加减。加阿胶、三七、鸡血藤以助止血化瘀之效。

（二）专方专药

复方血栓通胶囊可活血化瘀、益气养阴，适用于血瘀兼气阴两虚证。活血明目片可凉血止血、滋阴化瘀、养肝明目，适用于阴虚血瘀证。

# 六、预 后 转 归

如发现玻璃体积血浓厚，看不清视网膜时，应行眼部 B 超检查，以排除视网膜脱离、肿瘤或年龄相关性黄斑变性。若玻璃体内积血日久不消，体积较大且严重影响视力时，需择期行玻璃体切割术。

## 七、预 防 调 护

（1）寻找病因，积极治疗原发病。
（2）出血早期适当卧床休息，必要时包扎双眼。
（3）饮食宜清淡，忌食腥发辛辣炙煿之品。

## 八、名医名家学术经验

### ⩗ 韦企平教授强调重视病因

　　韦教授认为原因不明的玻璃体积血一定要查找病因。一眼发病，看不到眼底时，健眼可协助诊断，如糖尿病眼底出血、高血压、血管炎等。看不到眼底时，应测量眼压，行眼 B 超及 UBM 检查，以排除视网膜脱离或睫状体脱离，以便及时手术处理，避免延误治疗。

### ⩗ 彭清华教授提出活血利水的治疗法则

　　针对玻璃体积血之血水互结证或血瘀水停证者，彭教授根据多年临床经验提出活血利水的治疗法则，处方由活血化瘀药、活血止血药和利水渗湿药按病机、病症的差异组成。

### ⩗ 罗燕教授治疗玻璃体积血经验

　　罗教授认为玻璃体积血为眼科急症、难治病症。无论由何种病因引起，病机均为血溢于脉外，络脉瘀阻，气血运行受阻，有形之病理产物聚集于神膏，阻滞神光发越之通路而使患者出现视力骤降的症状。为恢复行气、摄血之功效，故予以温阳通络方，可起温阳化气、活血通络之功效。

## 第三节　玻璃体后脱离

### 一、概　　述

　　玻璃体后脱离（posterior vitreous detachment，PVD）是指玻璃体后皮质与视网膜的分离，多见于玻璃体液化者。本病属中医眼科"云雾移睛"《证治准绳》范畴。

### 二、病 因 病 机

　　本病多因肝肾亏损，阴精不足，瞳神失于五脏六腑精气之濡养。或脾胃虚弱，气血不足，养目之源匮乏。或眼外伤，损伤脉络而致。

### 三、临 床 诊 断

　　（1）眼前有飘浮物（蜘蛛网样、飞虫样、点状，随眼球飘动），视物模糊伴闪光感。眼前闪光常见于暗照明下，多位于颞侧。
　　（2）一个或多个分散的浅灰色的玻璃体混浊物，常呈环形（即 Weiss 环），悬浮于视盘之前。当眼球运动时，玻璃体内混浊的飘浮物来回移动。可合并玻璃体积血，周边视网膜或视盘边缘出血，前玻璃体出现色素细胞，视网膜裂孔或脱离。

（3）眼科检查：间接检眼镜或巩膜压陷。散瞳查眼底以排除视网膜裂孔和脱离。

## 四、鉴别诊断

本病应与玻璃体炎、偏头痛、早期视网膜脱离、生理性飞蚊症相鉴别。

**1. 玻璃体炎**　PVD 合并前玻璃体色素细胞时，需与非色素性细胞相鉴别。玻璃体炎的玻璃体细胞分布于前部和后部玻璃体，可为双侧，为非色素性细胞，可合并葡萄膜炎病史。

**2. 偏头痛**　可见锯齿型多颜色的闪光，遮挡视力，持续约 20 分钟，可伴或不伴有头痛，眼底检查正常。

**3. 早期视网膜脱离**　眼底检查可见病变区域之视网膜呈灰白色隆起，可发现裂孔。

**4. 生理性飞蚊症**　患者除感觉眼前有暗影飘动外，眼部无其他病理性体征。

## 五、临床治疗

PVD 无特殊治疗。如在玻璃体后脱离过程中伴发周边部视网膜裂孔，应及时行激光或手术等治疗。

## 六、预后转归

（1）告知患者如飘浮物或闪光增加，或在视野中出现持续不退的帘幕或阴影时及时复诊，防止视网膜脱离的发生。

（2）视网膜裂孔激光或冷凝治疗后应继续复查，直至裂孔周围出现色素反应。

（3）如未发现视网膜裂孔，若有轻度玻璃体积血或点状视网膜出血时，应在 2 周、4 周、3 个月及 6 个月时复查。

## 七、预防调护

本病的预防调护同玻璃体混浊。

（周　剑　罗现科）

# 第二十一章 青光眼

## 第一节 闭角型青光眼

### 一、概　述

从发病过程来看，闭角型青光眼属中医眼科"青风内障""绿风内障""黄风内障"范畴，分别与急性闭角型青光眼前驱期、急性期、绝对期的表现相吻合。急性闭角型青光眼的间歇期、慢性期和慢性闭角型青光眼属中医学"青风内障"范畴。《太平圣惠方》首提"青风内障"之病名，《秘传眼科龙木论》在此基础上对该病进行了详细阐释。王肯堂所著的《证治准绳》云："青风内障证，视瞳神内有气色，昏蒙如青山笼淡烟也。然自视尚见，但比平时光华，则昏矇日进，急宜治之。"此外，古代医家亦称本病为"青风"。清代医家黄庭镜所著的《目经大成》云："青山之笼淡烟者，青风也。"书中提出的"青风"即"青风内障"。"青风内障"与"绿风内障"、"黄风内障"、"黑风内障"和"乌风内障"五种病症，因共同有疼痛和善变似风的特点，日渐演变成内障，故统称为"五风变内障"，沿用至今。

### 二、病　因　病　机

（1）初期多情志不舒，肝气郁结，气火郁结。或肝胆火盛，热急生风，风火攻目。或嗜食肥甘，脾虚生痰，痰火郁结。或肝胃虚寒，清阳不升，阴邪上逆。以上均可导致目中玄府闭塞，神水瘀滞，引发本病。

（2）病程日久，脏腑损伤，真阴亏耗，水不涵木，阴不制阳，阴虚阳亢，上扰头目，则神水壅塞目窍，反复发作。

（3）突发性的情志变化、过度劳倦等是本病的直接诱因。

### 三、临　床　诊　断

本病的临床诊断可参照《中华医学会中国青光眼指南（2020年）》。

### 四、鉴　别　诊　断

本病应与虹膜睫状体炎、青光眼睫状体炎综合征、恶性青光眼、开角型青光眼相鉴别（表21-1）。

表 21-1　原发性闭角型青光眼的鉴别诊断

| | 主要症状 | 常见体征 | 辅助检查 |
|---|---|---|---|
| 虹膜睫状体炎 | 急性发病以眼红、眼痛、畏光、视物模糊为主要症状，或见眼前黑点或黑影。慢性发病则症状不明显，但易并发青光眼或白内障等并发症，严重影响视力。本病常反复发作 | 急性者可见睫状充血或混合充血，尘状 KP、前房积脓、房水闪辉、虹膜充血、水肿、瞳孔缩小、对光反射迟钝。晶状体表面常有色素沉积，可见玻璃体细小尘埃和絮状混浊，慢性者可无充血或有轻度充血，细点状或色素状 KP，房水闪辉，虹膜可与周围组织粘连。或见瞳孔膜闭，阿托品散瞳后可见瞳孔呈梅花状、梨状或不规则外观，可见晶状体、玻璃体混浊。一般情况下眼压正常 | 血常规、生化检查、C 反应蛋白、抗 "O" 及类风湿因子检测、人类白细胞抗原（HLA）检测、OCT、FFA、ICGA |
| 青光眼睫状体炎综合征 | 一般为单眼发病，且同一眼反复发作，偶有双眼受累。无明显自觉症状，视力轻度减退，偶视物模糊 | 可出现角膜水肿，灰白色、羊脂状 KP，房水闪辉，前房可见浮游物。眼压升高，可高达 40～60mmHg，房角开放 | 房角镜或 UBM 检查、视野、眼底照相、眼压测量 |
| 恶性青光眼 | 又称睫状环阻滞性闭角型青光眼。一般发生在青光眼滤过术后，眼压急剧升高 | 眼压升高，晶状体虹膜隔向前移，全部前房明显变浅，甚至消失 | UBM 检查、眼压测量 |
| 开角型青光眼 | 早期几乎无症状。病情进展到一定程度，患者视物模糊，眼胀，头痛，可伴或不伴鼻根部疼痛，甚者出现雾视、虹视等。晚期可有行动不便及夜盲 | 前房中深，眼压升高，房角始终开放 | 房角镜或 UBM 检查 |

# 五、临 床 治 疗

　　降低眼压，保护视功能是青光眼的治疗总原则。急性闭角型青光眼的急性发作期，患者眼压往往高达 50mmHg 以上。急则治标，应当以缩小瞳孔、开放房角、控制眼压、减少组织损害为要。对于急性闭角型青光眼非急性发作期和慢性闭角型青光眼患者，降低眼压仍然是首要的治疗措施，可根据患者具体情况，选择药物、激光、手术等治疗方式，同时可配合中药治疗，以提高疗效。

（一）辨证论治

　　**主证**：眼胀头痛，目珠坚硬，瞳神散大，视物昏蒙。

**1. 肝郁气滞证**

　　【辨证要点】肝郁气滞，日久化火，气火上逆，目中脉络不畅，故而头目胀痛，目珠胀硬，口苦。气机不畅，则情志不舒，胸闷嗳气，胁肋胀痛。肝气犯胃，故食少纳呆，呕吐泛恶。舌质红苔薄，脉弦为肝郁气滞之象。

　　【治法】疏肝理气，降逆和胃。

　　【方药】逍遥散（《太平惠民和剂局方》）加减。

　　组成：柴胡、当归、白芍、茯苓、白术、薄荷、煨生姜、甘草。若气郁化火，可选用丹栀逍遥散加减。

**2. 肝胆火炽证**

【辨证要点】肝开窍于目,头颞部属胆经,肝胆风火相煽,上攻于目,导致目中玄府闭塞,神水瘀积,故头痛如劈,目珠胀硬欲脱,黑睛雾状混浊,视力骤降,抱轮红赤,白睛混赤水肿。风性开泄,火性升散,故瞳神散大。气火上逆,胃气失和,故恶心呕吐,溲赤便结。舌质红苔黄,脉弦数为肝胆火旺之象。

【治法】清热泻火,凉肝熄风。

【方药】绿风羚羊饮(《医宗金鉴》)加减或羚羊钩藤汤(《通俗伤寒论》)加减。组成为玄参、防风、茯苓、知母、黄芩、细辛、桔梗、车前子、羚羊角、大黄、竹茹、姜半夏。

**3. 肝胃虚寒证**

【辨证要点】平素脾阳不足,则脾胃气血化生不足,血虚不能养肝,目窍失荣,故目珠胀痛,瞳神散大,视物昏蒙,头痛及巅顶。肝急刑脾,则食少,干呕吐涎。神疲、四肢不温为气血不足之表现。舌质淡苔白,脉弦细为肝胃虚寒之象。

【治法】温肝暖胃,降逆止痛。

【方药】吴茱萸汤(《审视瑶函》)加减。组成为吴茱萸、川芎、炙甘草、人参、茯苓、白芷、陈皮、半夏、郁金、香附。

**4. 气虚血瘀证**

【辨证要点】病程日久,病势缠绵,正气虚衰,精血不足,行血无力,目失所养,神水滞涩,故目珠胀痛,视物模糊,视野缩小。神失所养,则乏力懒言。血不荣筋,见肌肤甲错。舌暗边有瘀斑,苔薄,脉细涩为气虚血瘀之象。

【治法】益气养血,活血化瘀。

【方药】补阳还五汤(《医林改错》)加减。组成为黄芪、当归尾、赤芍、地龙、川芎、桃仁、红花。

**5. 肝肾阴虚证**

【辨证要点】病至后期,肝肾精血亏虚,目窍失养,故目珠胀硬,视野缩小,视力下降,渐至失明,双目干涩。头晕耳鸣,腰膝酸软,五心烦热均为精血不足之表现。舌红少苔,脉沉细数为肝肾阴虚之象。

【治法】补益肝肾,活血明目。

【方药】杞菊地黄丸(《医级》)加减。组成为枸杞子、菊花、熟地黄、山茱萸、山药、泽泻、牡丹皮、茯苓。

（二）中医特色疗法

**1. 针灸治疗** 主穴选用风池、睛明或上睛明、承泣、太阳、百会等。实证配穴选用行间、大敦、光明、太冲等;虚证配穴选用肝俞、肾俞、三阴交、足三里等。每日1次,10日为1个疗程,完成3个疗程,疗程间隔3～5日。

**2. 中药离子导入** 根据病情选择血栓通注射液,或维生素$B_1$、维生素$B_{12}$等药物。采用电离子导入,每日1次,10日为1个疗程。

**3. 局部穴位注射** 根据病情选择复方樟柳碱、神经生长因子、维生素$B_{12}$等药物。选取太阳穴,每日1次或隔日1次,10日为1个疗程。

# 六、预 后 转 归

本病重在早期发现、早期诊断、早期治疗、定期随访。若治疗及时,随访到位,视功能得以保存;若治不及时或失治误治,终将失明。

# 七、预 防 调 护

（1）按时足量点用降眼压滴眼液。定期随访，针对目标眼压及时调整治疗措施。

（2）规律作息，调畅情志，适量运动。

# 八、名医名家学术经验

### 庞赞襄强调青光眼的治疗应疏肝解郁

庞老认为本病多因七情过激，思虑过度，肝经郁热，玄府郁闭，水道不利，神水瘀滞或肝经虚寒，脉络不通或肾虚火旺，扰动内风，气血不和，神水瘀阻所致。在治疗本病时，庞老认为中药可以清肝解郁，启闭玄府，利水通络，散结通利，常用泻肝解郁、利水通络之法，以泻肝解郁汤化裁。青光眼急性发作，眼压较高者，配合滴眼药、针刺疗法降低眼压；肝胃虚寒者，可用吴茱萸汤加减温通经脉。

### 韦文贵正邪为本辨治青光眼

韦老认为青光眼发病与邪、正两方面因素有关。外邪以风、火、痰、湿为主，正气不足以肝肾阴虚或脾虚气弱为主。阴虚者多火，气虚者多痰。本病的治疗首先要分缓急、明虚实。发病急速，病情严重多属实证；发病迟缓，病情较轻多为虚证。实证一为肝经风热而发，以偏正头痛方、风热头痛方加减为主；二为肝经郁火上冲而起，以龙胆泻肝汤、防风通圣散加减为主。虚证一为肝肾不足，阴虚火旺所致，以青光眼三方、杞菊地黄汤加减；二为脾虚气弱所致，以调中益气汤、和胃止呕方、吴茱萸汤加减。

### 张丽霞调律和态辨治青光眼

张丽霞教授认为本病核心病因病机为"律态失和"，玄府闭郁，眼压升高，并将其病理过程分为节律失衡、气血失衡、筋膜失衡、精血失衡四个阶段。结合"六经病欲解时"调整人体昼夜节律及气血阴阳，她主张在不同阶段治以顺时调律、和顺气血、柔筋舒膜、补益精血，使得阴平阳秘，律态和稳，气血调和，筋膜舒展，精血充盈，玄府开通，目至稳态。基于此，张教授研制出2个有效验方，即益气明目颗粒和滋肾活血颗粒，可提升视功能、降低眼压。使用"厥阴病欲解时"的主方乌梅丸可改善眼压节律紊乱，提升视功能，缓解睡眠及情绪障碍，使共病同治，律态和稳。

# 第二节 原发性开角型青光眼

## 一、概 述

原发性开角型青光眼属中医眼科"青风内障""青风""青风障症"范畴。本病首见于《太平圣惠方·治眼内障诸方》，其曰："青风内障，瞳人虽在，昏暗渐不见物，状如青盲"。王肯堂所著的《证治准绳·杂病·七窍门》则进一步对本病的症状做了较详细的描述，其曰："青风内障证，视瞳神内有气色，昏蒙如晴山笼淡烟也。然自视尚见，但比平时光华，则昏蒙日进"。该书同时强调："急宜治之……不知其危而不急救者，盲在旦夕耳。"明代杨希洛等整理的《明目至宝》云："内障者，胆上有膜，胆汁热枯，用药调理，唤作青风内障。"该书提出其病在目，其腑属胆，明确了此病与胆腑之间的关系。此外，古代医家亦称本病为"青风"。元代危亦林所著的《世医得效方》言："此眼不痛不痒，瞳人俨然，如不患者。但微有头旋及见生花，或劳则转加昏蒙。"其对本病症状的描述，与青风内障几近相同。清代医家黄庭镜《目经大成》云："青山之笼淡烟者，青风也。"该书提出的"青风"即"青风内障"，之后人们将"青风内障"这一病名沿用至今。

## 二、病 因 病 机

（1）先天禀赋不足，命门火衰，不能温运脾阳。水谷不化精微，生湿生痰，痰湿流窜目中脉络，阻滞目中玄府。玄府受损，神水运行不畅而滞留于目。

（2）肝郁气滞，气郁化火，致目中脉络不利，玄府郁闭，神水瘀滞。

（3）久病肝肾亏虚，目窍失养，神水滞涩。

## 三、临 床 诊 断

本病临床诊断可参照《中华医学会中国青光眼指南（2020年）》。

## 四、鉴 别 诊 断

本病应与闭角型青光眼鉴别。

**1. 病史** 根据病史发作的状况和特点综合分析。

**2. 眼前部表现** 角膜小（10.5mm以下）者、前房浅（小于2.5mm）者及虹膜呈膨隆者多为闭角型。前房正常，虹膜平坦者为开角型。

**3. 前房角** 开角型房角较宽，无粘连，眼压升高时，房角仍开放。闭角型房角都是狭窄的，眼压升高时，房角关闭，眼压下降又可重新开放，而见到小梁网眼。如果为慢性闭角型，则房角大部分或全部粘连。

**4. 眼压描记** 开角型青光眼，眼压升高或降低时房水流畅系数一般影响小。闭角型则房角关闭，眼压高，C值低；开角型则房角开、眼压低，C值高。

**5. 眼压与眼底** 眼压很高，常达7.98kPa（约60mmHg），而眼底视盘正常者则为闭角。开角型青光眼要到晚期眼压才能达到较高水平，且多有视盘凹陷扩大，或者眼压水平不高，仅在3.99kPa（约30mmHg）左右。

## 五、临 床 治 疗

开角型青光眼的治疗原则是尽早诊治，控制眼压在安全水平，保护视功能，延缓视野和视盘的继续损害。本病初中期为实证，治疗以行气疏肝、化痰利湿为主；后期为虚实夹杂证，治宜补益肝肾，兼以活血明目。需要注意的是，在本病的整个过程中，多兼有血瘀水停的病机，治疗时应加用活血利水药。眼压高者，配合降眼压药物，若药物治疗无效者，须手术或激光治疗。

（一）辨证论治

主证：时有视物昏蒙，目珠微胀，轻度抱轮红赤，或瞳神稍大，眼底视盘杯盘比大于0.6，或两眼视盘杯盘比差值大于0.2。可见视野缺损，甚或呈管状。或有虹视，眼压升高。患病日久，视物不清，瞳神稍大，视野缺损或呈管状，视盘苍白。

**1. 肝郁气滞证**

【辨证要点】肝郁气滞，日久化火，气火上逆，目中脉络不畅，故头目胀痛，心烦口苦。舌红苔黄，脉弦细为气郁化火之象。

【治法】疏肝解郁，活血利水。

【方药】逍遥散（《太平惠民和剂局方》）加减。组成为柴胡、当归、白芍、白术、茯苓、薄荷、煨生姜、炙甘草。加香附行气以助解气郁，加川芎、丹参以活血祛瘀，加车前子以利水明目。

**2. 肝郁化火证**

【辨证要点】情志刺激，肝郁气滞，气郁化火上逆，致目中脉络不利，玄府郁闭，神水瘀滞，故出现头目胀痛、虹视，心烦口苦。舌红苔黄，脉弦细数为肝郁化火所致。

【治法】疏肝清热，活血利水。

【方药】丹栀逍遥散（《内科摘要》）加减。组成为柴胡、当归、白芍、茯苓、白术、甘草、薄荷、生姜、牡丹皮、栀子。

**3. 痰湿泛目证**

【辨证要点】先天禀赋不足或久病耗气伤阳，脾阳失于温养，气机凝滞，水湿运化无力，痰湿犯目，有碍神光发越，故眼胀时作，目珠逐渐变硬。头晕目眩、恶心欲呕及舌脉表现为痰湿之象。

【治法】温阳化痰，利水渗湿。

【方药】温胆汤（《三因极一病证方论》）合五苓散（《伤寒论》）加减。组成为陈皮、半夏、茯苓、甘草、枳实、竹茹、桂枝、白术、茯苓、猪苓、泽泻。

**4. 痰火上扰证**

【辨证要点】痰火升扰，流窜经络，扰清明，蒙清窍，气血运行不畅，故头眩目痛。痰火内扰，心神不宁，胃失和降，故心烦而悸，食少痰多，胸闷恶心。口苦舌红，苔黄而腻，脉弦滑或滑数。

【治法】清热祛痰，和胃降逆。

【方药】黄连温胆汤（《六因条辨》）加减。组成为黄连、半夏、陈皮、茯苓、甘草、枳实、竹茹。

**5. 肝肾亏虚证**

【辨证要点】病至后期，肝肾精血亏虚，目窍失养，故神光衰微，视盘苍白。头晕失眠，腰膝无力，舌淡苔薄，脉细沉无力为精血不足之表现。阴损及阳，则面白肢冷，精神倦怠，舌淡苔白，脉细沉。

【治法】补益肝肾，活血明目。

【方药】加减驻景丸（《医方类聚》）加减。组成为楮实子、菟丝子、枸杞子、车前子、五味子、当归、熟地黄、花椒。

**6. 阴虚阳亢证**

【辨证要点】劳倦太过，阴血亏虚，水不涵木，肝风上旋，以致头痛目胀，眼压偏高，瞳神略有散大。阴虚血少，瞳神失养则视物昏蒙。心烦面赤，舌红少苔，脉弦细皆由阴虚血少，水不制火所致。

【治法】滋阴潜阳。

【方药】平肝息风痰（《眼科证治经验》）加减。组成为石决明、龙骨、牡蛎、磁石、白芍、赭石、夏枯草、车前子、泽泻、五味子、灯心草、川牛膝。

（二）中医特色疗法

**1. 耳穴压豆** 可选耳穴目1、目2、眼降压点、肝阳1、肝阳2等，每周贴1次（贴后5日后取下，休息2日后换一耳再次贴上），贴后每日早、中、睡前自行按压3次，每次10~20下，使之产生酸、麻、痛、热的感觉。

**2. 针灸治疗** 可选睛明、上睛明、风池、太阳、四白、合谷、神门、百会等局部腧穴为主穴，配穴多取自阳明经、少阳经及厥阴经，如曲池、外关、行间、太冲、丰隆、足三里等，根据病因病机进行腧穴加减。每日 1 次，留针 30 分钟，5 日为 1 个疗程。

## 六、预 后 转 归

早期开角型青光眼预后较好，晚期开角型青光眼可致视神经萎缩，甚至失明。

## 七、预 防 调 护

（1）积极参加青光眼普查。

（2）若已确诊为本病应积极治疗，定期观察和检查视力、眼压、视野等情况。

（3）劳逸结合，保持心情舒畅，生活作息规律。

（4）饮食有节，保持大便通畅。

## 八、名医名家学术经验

### ⚕ 张怀安教授从肝论治原发性青光眼的临床经验

张怀安以疏肝解郁、疏散风热为主的方剂回光汤（山羊角、玄参、知母、龙胆、荆芥、防风、制半夏、僵蚕、菊花、细辛、川芎、茯苓、车前子）治疗各种类型的青光眼，可清肝热、散风火，使湿热去目窍通而目光恢复。

### ⚕ 彭清华应用活血利水法治疗青风内障的临床经验

彭清华采用活血利水法，自拟青光安颗粒剂（主要由黄芪、生地黄、茯苓、地龙、红花组成）。研究证明该颗粒剂对实验性高眼压大鼠视网膜神经节细胞代谢有改善作用，对抗青光眼术后患者视功能有保护作用，对慢性高眼压兔视网膜超微组织结构也有保护作用。

### ⚕ 孙河教授应用疏肝通窍法治疗青风内障的临床经验

孙河创立疏肝通窍法，自拟通窍明目Ⅳ号，包含柴胡、牡丹皮、当归、路路通、茯苓等药。同时，孙教授自拟以疏肝通窍法为治则的针刺组穴，包括球后、窍明、风池、百会、光明、行间等，用于青光眼视神经保护治疗。他提出肝郁是青光眼发病的根本病因，玄府闭塞是发病的病理机制。故以疏肝通窍法为治疗方略，针药并用，保护青光眼发病后的视神经损害。

### ⚕ 亢泽峰教授基于瞳神络病理论体系治疗青风内障

瞳神络病理论体系是在结合目络自身特点的基础上，将全身辨证与目络辨证相结合的体系。其本质是通过调和脏腑、疏通气血、补虚泻实来恢复目络稳态，保证瞳神功能。瞳神络病的病机大要可概括为"虚""滞""寒""热"，分别对应目络空虚、目络结滞、寒侵目络、热蕴目络。中医治法以辨证论治为基础。基于瞳神络病的客观存在，各种通络法的应用价值自当不容忽视。更重要的是结合患者的实际情况，提高辨证能力，灵活恰当、随症加减地运用通络法。

# 第三节　高 眼 压 症

## 一、概　　述

古代医家对高眼压症的命名是以其病因和临床表现的特点为依据的。高眼压症与青风内障相似，同属中医眼科"青风内障"范畴。"青风内障"首见于《太平圣惠方》，其曰："青风内障，瞳人虽在，昏暗渐不见物，状如青盲"。葆光道人所著的《秘传眼科龙木论》、王肯堂所著的《证治准绳》在此基础上对此病发病初期症状及后期演变进行了较为详细的阐述。明代杨希洛等整理的《明目至宝》云："内障者，胆上有膜，胆汁热枯，用药调理，唤作青风内障。"该书提出其病在目，其腑属胆，明确了此病与胆腑之间的关系。

## 二、病因病机

（1）肝郁气滞，肝失疏泄，气机郁闭，郁久化火，神水瘀滞于目。

（2）脾失健运，脾虚生湿，上泛目窍，流窜目中脉络，阻塞目中玄府，玄府受损，神水运行不畅滞。

（3）因病情缠绵，久则肝肾不足耗气伤阴，气阴两虚，目窍失养神水滞涩。

（4）病久不愈，气血亏虚，血运乏力，血脉瘀滞，目窍失养。

## 三、临床诊断

本病临床诊断可参照《中华医学会中国青光眼指南（2020年）》。

## 四、鉴别诊断

本病应与开角型青光眼、闭角型青光眼相鉴别（表21-2）。

表21-2　高眼压症的鉴别诊断

| 疾病 | 病因 | 主要症状 | 常见体征 | 辅助检查 |
|---|---|---|---|---|
| 高眼压症 | 房水分泌过多或排出受阻。也可能是遗传或环境因素的影响 | 无症状，只有在眼压升高到一定程度时才会出现视力模糊、头痛等 | 眼压升高，但视盘和视野正常 | 测量眼压超过正常范围（10~21mmHg），也可进行视盘检查、视野检查、角膜厚度测量等 |
| 开角型青光眼 | 可能是遗传或环境因素的影响。也可能与某些全身性或局部性疾病有关 | 无症状或不明显，只有在晚期时才会出现视力下降、视物变形等 | 眼压升高，有视盘发生凹陷、出血、杯盘比增大等改变，视野出现特征性缺损 | 测量眼压，进行视盘检查、视野检查、视神经纤维层厚度测量等 |
| 闭角型青光眼 | 可能是虹膜结构异常、晶体增大、前房变浅等导致房角变窄或关闭，也可能与某些全身性或局部性疾病有关 | 根据发作类型而异。急性发作时会出现剧烈头痛、恶心、呕吐、眼部剧烈疼痛、眼红、视力下降、虹视等。慢性发作时会出现视力模糊、头痛、眼红等 | 眼压升高，角膜水肿，瞳孔中度散大固定，前房浅，房角狭窄或关闭，视盘和视野异常 | 测量眼压，进行房角镜检查、视盘检查、视野检查等 |

## 五、临床治疗

高眼压症最重要的是通过测量眼压、监测视盘及视野改变进行密切随访观察。若伴有危险因素或病情出现变化，可考虑降眼压药物治疗。治疗总原则是控制眼内压力和预防视神经损伤。

### （一）辨证论治

本病可参照原发性青光眼辨治。

（二）中医特色疗法

本病可根据临床实际选择针灸、耳穴压丸等中医特色疗法治疗。

## 六、预 后 转 归

高眼压症预后较好。密切随访测量眼压，避免高眼压对视神经造成损害。

## 七、预 防 调 护

（1）监测眼压、眼底，定期随访，及时调整治疗措施。
（2）调畅情志，慎用目力，增加有氧运动。

## 八、名医名家学术经验

### ⫷ 名中医张丽霞教授从"治未病"论青光眼的防治 ▰▰▰▰▰

张丽霞教授认为高眼压症可作为原发性开角型青光眼的早期临床表现。高眼压作为青光眼的主要危险因素，可对视神经造成损害。而早筛查、早发现、早诊断、早治疗、勤随访是降低青光眼致盲率的重要手段。《素问·四气调神大论》谓："夫四时阴阳者，万物之根本也……所以圣人春夏养阳，秋冬养阴，以从其根……故与万物沉浮于生长之门……逆其根，则伐其本，坏其真矣……是故圣人不治已病治未病，不治已乱治未乱，此之谓也。"《素问·天元纪大论》也有这样的论述："夫五运阴阳者，天地之道也，万物之纲纪，变化之父母，生杀之本始，神明之府也，可不通乎？"张丽霞教授用中医思维指导临床实践，首先应必先岁气，无伐天合；其次是病证结合，抓住主证；最后是配合针灸运动，调畅气机。张丽霞教授提出青光眼患者未病之时（高眼压症），当调畅情志，调理饮食，加强运动，定期检查。若已患病，则控制眼压，中医干预；病情稳定，可居家调养，随访复查。

# 第四节 继发性青光眼

## 一、概 述

继发性青光眼属于中医眼科"乌风内障"范畴，最早见于唐代王焘所著的《外台秘要》，称为"乌风"。"乌风内障"病名始见于北宋王怀隐所著的《太平圣惠方》，其曰："治乌风内障，昏暗不见物，宜服羚羊角散方"。清代吴谦所著的《医宗金鉴·眼科心法要诀》对本病的描述与现代医学"新生血管性青光眼"较为接近："乌风者，初病亦与绿风之证不异，但头痛而不眩晕，眼前常见乌花，日久瞳变乌，带浑红之色"。之后医家将本病统一命名为"乌风内障"，沿用至今。

## 二、病 因 病 机

（1）邪热内犯，热极生风，蒸灼目络，神水瘀积。
（2）气郁化火，目窍郁闭，神水排出不畅。
（3）脾气亏虚，痰浊内生，痰瘀互结，神水瘀积。
（4）先天不足，精血亏虚，玄府衰闭，神水潴留。

# 三、临 床 诊 断

本病的临床诊断可参考《中华医学会中国青光眼指南（2020 年）》。

# 四、鉴 别 诊 断

本病应与炎症相关性青光眼、药物相关性青光眼、新生血管性青光眼、外伤性青光眼、晶状体源性继发性青光眼、综合征相关性青光眼、肿瘤继发性青光眼、内眼手术后继发青光眼相鉴别（表 21-3）。

**表 21-3　继发性青光眼的鉴别诊断**

| 分类 | 常见疾病 | 发病机制 | 诊断依据 | 眼科检查 |
|---|---|---|---|---|
| 炎症相关性青光眼 | 虹膜睫状体炎继发性青光眼 | 睫状体受炎症刺激，炎症细胞堵塞于小梁网。或炎症渗出物致周边虹膜前粘连或瞳孔后粘连导致虹膜膨隆 | ①符合虹膜睫状体炎诊断；②眼压高达 40～60mmHg | ①开角型青光眼：睫状充血或混合性充血，角膜水肿，羊脂状 KP，睫状体水肿，小梁网充血；②闭角型青光眼：睫状充血或混合性充血，角膜水肿，虹膜膨隆，瞳孔闭锁，周边虹膜粘连，虹膜前后粘连 |
| 药物相关性青光眼 | 皮质类固醇性青光眼 | 皮质类固醇诱致的眼压升高是由于小梁细胞功能和细胞外基质改变，房水外流通道阻力增加所致 | ①有使用皮质类固醇药物史；②存在皮质类固醇性青光眼的高危因素（剂量、激素种类等）；③停药后眼压下降；④可伴后皮质混浊的并发性白内障 | ①急性者起头痛，眼痛，角膜水肿，虹视，瞳孔散大，眼压显著升高，房角开放；②慢性者伴轻度眼胀，宽前房角且开放 |
| 新生血管性青光眼 | 新生血管性青光眼 | 视网膜缺血导致 VEGF 积聚，血管内皮细胞活化并移行增生，虹膜红变，纤维血管膜封闭房水通道，后期纤维血管膜牵拉，房角关闭 | ①伴视网膜中央静脉阻塞、糖尿病性视网膜病变等；②虹膜红变；③房角周边粘连，小梁网可见新生血管和纤维膜；④眼压常达 60mmHg 以上，瞳孔散大，中到重度睫状体充血 | 重度睫状体充血，虹膜新生血管，小梁新生血管形成，虹膜前粘连。眼底见视网膜出血/新生血管，或呈增殖性视网膜病变 |
| 外伤性青光眼 | 外伤性青光眼 | 眼球钝挫伤使红细胞堆积在小梁网上，或伴血凝块阻滞瞳孔，及小梁网损伤后炎性水肿 | ①眼球挫伤史；②眼压骤升 | 角膜水肿，前房积血，房角后退，瞳孔散大，虹膜嵌顿或根部离断。可伴晶状体（半）脱位，玻璃体积血，可伴视网膜出血 |
| 晶状体源性继发性青光眼 | 白内障继发性青光眼 | 晶体膨胀，虹膜前移，房角关闭。白内障过熟期，皮质液化漏入前房，巨噬细胞吞噬，阻塞小梁网，眼压升高 | ①常发生于小眼球、短眼轴、浅前房者；②见于白内障膨胀期；③眼压骤升，伴头痛、恶心呕吐 | 结膜充血，角膜水肿，晶体全白，前囊膜紧绷，核部下沉，前房极浅，房水混浊 |
| 综合征相关性青光眼 | 虹膜角膜内皮综合征 | 目前多认为是获得性炎症或病毒感染所致 | ①包括进行性虹膜萎缩、虹膜痣（Cogan-Reese）综合征和 Chandler 综合征，均以角膜内皮细胞退行性变为基本表现（角膜内皮数明显减少，细胞形态较大且不规则）；②前房角内皮化，虹膜前粘连，眼压升高 | ①进行性虹膜萎缩：瞳孔异位，虹膜萎缩，虹膜孔形成，呈进行性发展；②Cogan-Reese 综合征：虹膜表面弥漫性色素病变，伴虹膜萎缩和角膜水肿；③Chandler 综合征：角膜内皮功能障碍，角膜水肿 |

续表

| 分类 | 常见疾病 | 发病机制 | 诊断依据 | 眼科检查 |
|---|---|---|---|---|
| 综合征相关性青光眼 | Sturge-Weber综合征 | 血管畸形造成动静脉短路，表层巩膜静脉压升高或血管瘤造成浅前房，房角关闭。或因脉络膜或睫状体血管瘤引起房水生成增多 | ①多呈瘤样异常扩张的薄壁毛细血管；②50%病例发生青光眼，多为开角型，60%病例儿童期眼压升高，可有"牛眼"表现 | 颜面部沿三叉神经第一、二分支见葡萄样紫红色皮肤血管瘤，常为单侧。血管瘤可累及眼睑、结膜、表层巩膜、虹膜等 |
| 肿瘤继发性青光眼 | 脉络膜黑色素瘤继发性青光眼 | 眼内虹膜新生血管形成及房角关闭，肿瘤组织侵犯房角，瞳孔阻滞和肿瘤前房播散，黑色素瘤溶解性青光眼，房角发育异常等 | ①初期症状隐蔽，可继发视网膜脱离及新生血管性青光眼，肿瘤向眼外扩散与全身转移；②眼眶CT/MRI显示眼内肿瘤 | 角膜水肿，瞳孔轻度散大，前房浅，眼压高，剧烈头痛。UBM示患眼晶体脱位，前房浅。B超示球内肿物声像，典型蘑菇状生长。MRI示占位病变 |
| 内眼手术后继发青光眼 | 睫状环阻滞性青光眼 | 晶状体或玻璃体与水肿的睫状环相贴，后房房水无法进入前房而逆流积聚在玻璃体内（或）后，玻璃体腔容积增加，推挤晶状体-虹膜隔前移，房角关闭 | ①常发生于小眼球、小角膜、短眼轴、前房浅的患者；②常发生于抗青光眼术后或长期使用缩瞳剂后；③一般抗青光眼手术无效 | 眼压升高，前部混合充血，角膜雾状水肿，前房中部及周边普遍极浅，甚至虹膜与角膜紧紧粘连，睫状突与晶状体赤道部相连 |

# 五、临 床 治 疗

继发性青光眼以治疗原发病为主，配合降低眼压治疗，改善症状，保护视功能。中医认为本病主要与风、火、痰、郁导致目窍不利，玄府闭塞，眼孔不通，进而神水瘀滞有关，治疗上应消除病因，开通玄府，宣壅滞，缩瞳神。临证多采用中西医结合方法进行治疗，待眼压控制后，应采取手术治疗。术后可采用益气活血利水法或补益肝肾法，以提高视功能。

## （一）辨证论治

主证：目珠胀痛，视物模糊等。

**1. 肝胆火炽证**

【辨证要点】肝胆风火相煽交织，上攻头目，玄府闭塞，神水瘀积，故头痛如劈，目珠胀硬。气火上逆，胃气失和，故恶心呕吐，胁痛口苦。

【治法】清泄肝火，兼通瘀滞。

【方药】龙胆泻肝汤（《医方集解》）加减。可加菊花、蔓荆子以清利头目。

**2. 痰瘀互阻证**

【辨证要点】脾湿生痰，郁久化火，风痰夹火上攻头目，脉络不畅，神水潴留，故头目胀痛，目珠坚硬。痰浊内生，气机失常，故形体肥胖，头重眩晕。

【治法】化痰除湿，活血通络。

【方药】桃红四物汤（《医宗金鉴》）合温胆汤（《三因极一病证方论》）加减。可加黄芪、党参以扶正祛瘀。

**3. 肝肾亏虚证**

【辨证要点】病至后期，肝肾精血亏虚，目窍失养，故神光衰微，视盘苍白。眩晕耳鸣，腰膝酸软为精血不足之表现。阴损及阳，则面白肢冷，精神倦怠。

【治法】补益肝肾，活血明目。

【方药】驻景丸（《银海精微》）加减。可加丹参、毛冬青以活血化瘀。

（二）中医特色疗法

**1. 针灸治疗** 以百会、视区、睛明、攒竹等头部和眼周穴为主穴，配穴取合谷、太冲、三阴交等，每日 1 次，留针 30 分钟，10 日为 1 个疗程。

**2. 中药离子导入** 川芎、菖蒲等制成穴位贴敷剂，外敷于眼部，电子治疗仪进行强弱调节。每日 1 次，每次治疗 30 分钟，10 日为 1 个疗程。

# 六、预 后 转 归

睫状环阻塞性青光眼、新生血管性青光眼，常用抗青光眼药物及手术治疗，疗效、预后均较差，治疗不当可导致失明。炎症或药物相关性青光眼等类型继发性青光眼，及时抗炎或降眼压治疗，多数预后较好。

# 七、预 防 调 护

（1）积极治疗原发病。
（2）注意用眼，避免劳累及情绪波动。
（3）均衡饮食，适量饮水。

# 八、名医名家学术经验

### 国医大师唐由之主张"以通为用"治疗继发性青光眼

唐老认为继发性青光眼多见于情志不畅、肝气不疏之人。忧郁忿怒日久则肝郁化火，动风，引起肝经脉络壅塞或玄府闭塞不通。治疗要以通为用。根据中医"针拨白内障手术"的经验，选用睫状体平坦部作为切口，另建"眼孔"，疏导房水，以达到"肝管无滞"，恢复正常眼压的疗效。

### 彭清华教授主张活血利水法治疗继发性青光眼

彭清华教授认为继发性青光眼病因病机为各种原因导致的气血失和，经脉不利，目中玄府闭塞，神水瘀积。治疗宜采用益气活血利水法，常用黄芪益气，生地黄、地龙、红花活血养阴，茯苓、车前子利水明目。诸药合用，能促进组织修复，减少手术后瘢痕形成，维持正常滤过功能，加速房水循环，改善视功能。

# 第五节 先天性青光眼

# 一、概 述

先天性青光眼（congenital glaucoma）或发育性青光眼是指在胎儿发育过程中，前房角发育异常，小梁网 Schlemm 管系统不能发挥有效的房水引流功能而使眼压升高的一类青光眼。本类疾病包括婴幼儿型青光眼（infantile glaucoma）、青少年型青光眼（juvenile glaucoma）及合并其他眼部或全身发育异常的先天性青光眼。部分患者有家族遗传史，多双眼发病，65%的婴幼儿型青光眼患者为男性。

婴幼儿型青光眼患者80%在 1 岁内得到确诊。早期多有畏光流泪、眼睑痉挛的症状。检查可见角膜增大、前房加深。角膜横径超过 12mm，因眼压升高常表现为角膜上皮水肿，角膜呈毛玻璃样混浊，有时可见到后弹力层膜破裂及条纹状混浊。眼轴长度增加，眼压升高，房角异常及青光眼性视盘凹陷。而青少年型患者，一般在 6 岁以后、30 岁以前发病，其表现与原发性开角型青光眼基本一致，症状隐匿，病久可有视盘凹陷萎缩及视野缺损。合并其他眼部或全身发育异常型青光眼同时伴有角膜、虹膜、晶状体、视网膜、脉络膜等先天异常，或伴有全身其他器官发育异常，多以综合征的形式表现，如前房角发育不全（Axenfeld-Rieger 综合征），无虹膜性青光眼，伴有颜面部血管病和脉络膜血管瘤的青光眼（Sturge-Weber 综合征），伴有骨骼、心脏及晶状体形态或位置异常的青光眼（Marfan 综合征、Marchesani 综合征）等。

## 二、病 因 病 机

本病多由先天禀赋不足，眼部发育异常，肝肾阴虚，肝阳上亢，或肾虚不能化气行水，眼孔不通，神水瘀积所致。

## 三、临 床 诊 断

大部分患者出生时已存在先天性青光眼，角膜直径可超过 11mm 并伴有雾状混浊，后弹力层可见条状混浊及裂纹；前房深；瞳孔不同程度扩大；视盘色淡，血管鼻屈。晚期者视盘苍白并呈环状凹陷；眼压高；眼球扩大。

**1. 青光眼合并其他先天异常**　合并 Sturge-Weber 综合征，伴有脉络膜血管瘤和颜面血管痣；合并 Marfan 综合征，又称蜘蛛指综合征，伴有手指脚趾细长及心脏先天异常；合并球形晶体短指综合征（Marchesani 综合征），伴有短肢、短身高等；合并同型胱氨酸尿症这一常染色体隐性遗传性病，先天青光眼眼部表现主要是晶体脱位、瞳孔阻滞，伴发育迟缓等。

**2. 婴幼儿型青光眼**　发生于子宫内的先天性青光眼，患者出生时即可出现典型表现，如眼球扩大及角膜混浊等。早期角膜水肿伴有角膜刺激症状畏光、流泪及眼睑痉挛；角膜混浊初为上皮及上皮下水肿，引起轻度乳白色混浊，晚期呈永久性混浊；角膜变大、水肿，眼压继续升高，眼球壁受压力作用而扩张，使整个眼球不断增大，呈水眼状，角膜直径可达 12mm 左右，角膜后弹力层破裂。当角膜扩张时，后弹力层发生水平弯曲线状，或树枝状破裂。最后视神经完全萎缩，部分患者眼球萎缩。

## 四、鉴 别 诊 断

本病流泪症状和角膜增大应与婴儿鼻泪管阻塞、睑内翻倒睫、角膜炎和先天性大角膜相鉴别。产伤也可导致角膜后弹力层膜破裂。患儿多有产钳助产史，角膜条纹多为垂直或斜行分布。此外，还应排除先天性营养不良引起的角膜混浊。

## 五、临 床 治 疗

先天性青光眼一旦确诊，应尽早手术治疗。抗青光眼药物在儿童的全身不良反应严重，耐受性差，仅用作短期的过渡治疗，或适用于不能手术的儿童。药物治疗的原则，也是选择低浓度和全身影响小的制剂。

（一）辨证论治

**主证**：出生后即发现角膜较大，眼底视盘色淡，可伴有角膜混浊，畏光流泪。继而可发现视力较差。

**1. 阴虚阳亢证**

【辨证要点】失治误治，病久伤阴，阴不制阳，阳亢于上，气机逆乱，目系失养，三光不见。口干不欲饮，耳鸣。舌红少苔，脉细数。

【治法】滋阴潜阳。

【方药】阿胶鸡子黄汤（《重订通俗伤寒论》）加减。组成为阿胶、白芍、石决明、钩藤、生地黄、炙甘草、茯苓、鸡子黄、络石藤、牡蛎。

**2. 肝肾虚弱证**

【辨证要点】素体阴虚或先天禀赋不足，导致肝肾不足，目系失养，角膜混浊，视神经萎缩。舌红少苔，脉沉细数。

【治法】补益肝肾。

【方药】补肾丸（《秘传眼科龙木论》）加减。组成为人参、茯苓、五味子、细辛、黄芩、山药、泽泻、车前子、干地黄。

（二）西医治疗

**1. 局部用药**　0.25%噻吗洛尔滴眼液、1%毛果芸香碱滴眼液等滴眼。

**2. 口服药物**　醋甲唑胺或乙酰唑胺。

**3. 手术治疗**　是治疗本病的主要措施，约 80%的病例可通过房角切开术或小梁切开术控制眼压。对于药物控制效果不理想的患者，可以选用滤过性手术。由于儿童有活跃的创伤愈合反应，因此术后滤过道瘢痕化仍是有待解决的问题。眼压控制后，还应关注视功能的恢复情况，尤其要留意是否存在屈光不正、弱视等问题。

# 六、预 后 转 归

本病的预后受诸多因素影响，一般治疗效果不佳。

# 第六节　青光眼睫状体炎综合征

## 一、概　　述

青光眼睫状体炎综合征（glaucoma-tocyclitic syndrome），即青光眼睫状体炎危象（glaucoma-tocyclitic crisis），又称 Posner-Schlossmann 综合征，是前部葡萄膜炎伴青光眼的一种特殊形式，以既有明显眼压升高，又同时伴有角膜后沉着物的睫状体炎为特征。本病好发于中年男性。典型病例呈发作性眼压升高，可达 50mmHg 以上。在眼压升高的同时或前后，出现羊脂状角膜后沉着物，前房深，房角开放，房水无明显混浊，不引起瞳孔后粘连。一般数日内能自行缓解，预后较原发性开角型青光眼好，但易复发。

本病易反复发作，炎症发作和眼压升高可持续数小时至数周，1～2 周内能自行缓解。病情缓解后眼压、房水流畅系数、视野、激发试验等均属正常。

## 二、病 因 病 机

（1）肝郁气滞，气郁化火，致目中脉络不利，玄府郁闭，神水瘀滞。

（2）平素多食辛辣肥甘厚味，生湿生痰，痰湿流窜目中脉络，阻滞目中玄府，玄府受损，神水运行不畅而滞留于目。

## 三、临 床 诊 断

（1）患者自觉症状轻，视物模糊，眼胀不适，无头目剧痛。
（2）眼压中度升高，前房不浅，房角开放，眼压升高与自觉症状不成比例。
（3）角膜后壁有数量不多、大小不等的灰白色沉着物，大的如油脂状，此为诊断关键。
（4）虽反复发作，但不发生瞳孔后粘连。

## 四、鉴 别 诊 断

**1. 急性闭角型青光眼**　表现为眼压突然升高，患者有眼红、眼痛、头痛、视力下降、虹视、恶心、呕吐等明显症状。检查发现有睫状充血、角膜水肿、瞳孔轻度散大，呈竖椭圆形，前房浅，房角窄或关闭，不出现 KP。这些特点有助于两者的鉴别。

**2. Fuchs 综合征**　此病虽然也典型地表现为单侧受累，不出现虹膜后粘连，易引起并发性白内障、眼压升高，但起病多隐匿或缓慢，眼压升高多为轻度至中度升高。其 KP 往往呈星形，呈弥漫性分布、瞳孔区分布或下方三角形分布，虹膜有不同程度的脱色素，易出现 Koeppe 结节，也可出现轻度玻璃体混浊。可根据这些特点进行鉴别。

**3. 特发性前葡萄膜炎**　此病分为急性和慢性两种类型。急性者多起病突然，有明显的眼红、眼痛、畏光、流泪等症状，KP 呈尘状，分布于角膜下方，有明显的前房闪辉和大量的前房炎症细胞，可出现虹膜后粘连，眼压一般不高或轻微下降，偶尔可出现眼压升高。慢性者起病缓慢，KP 为尘状或羊脂状，位于下方角膜，前房闪辉和前房炎症细胞通常较为明显，易发生虹膜后粘连、虹膜周边前粘连、并发性白内障。眼压升高主要与房角炎症或闭塞、虹膜后粘连有关。

## 五、临 床 治 疗

本病是一种自限性疾病，局部使用糖皮质激素可控制炎症，但应尽量缩短使用时间，避免眼压升高。眼压高时，可用降眼压药物治疗，必要时可配合口服降压药。如发生视功能损害，可施行眼外引流手术治疗。中医药治疗有利于控制炎症和降低眼压。

（一）辨证论治

主证：角膜后灰白色羊脂状沉着物。
**1. 肝郁气滞证**
【辨证要点】情志不舒，气机不畅，玄府郁闭，故眼胀不适，视物模糊，虹视，眼压偏高。月经不调。气郁化火则口苦咽干。舌红苔黄，脉弦均为肝郁之象。
【治法】疏肝理气，活血利水。
【方药】丹栀逍遥散（《内科摘要》）加减。组成为柴胡、当归、白芍、茯苓、白术、甘草、薄荷、生姜、牡丹皮、栀子。
**2. 痰湿上泛证**
【辨证要点】痰湿上犯，蒙蔽清窍，玄府闭塞，故目胀头痛，眼压升高，视物不清。痰湿中阻，故胸闷纳少。舌红苔白腻，脉弦滑为痰湿之表现。
【治法】祛痰化湿，利水明目。
【方药】温胆汤（《三因极一病证方论》）加减。组成为法半夏、陈皮、茯苓、甘草、枳实、竹茹。

## （二）中成药

知柏地黄丸适用于青光眼睫状体炎综合征间歇期治疗。如能坚持服药，可减少疾病反复发作。

## （三）西医治疗

**1. 局部用药** 在发作期，局部滴用糖皮质激素类滴眼液或非甾体消炎药。眼压偏高时，滴降眼压药物。

**2. 口服药物** 如吲哚美辛或氟芬那酸。若表现为原发性开角型青光眼，则可口服药物治疗。

# 六、预后转归

本病大多数预后较好，部分反复发作的顽固病例可表现为开角型青光眼，即使在间歇期眼压也持续升高，视盘可出现凹陷性萎缩，视野损害。反复发作的顽固性病例还可伴有后囊下并发性白内障，对视力影响大。

# 七、预防调护

患者应适度用眼，勿过劳。调畅情志。饮食清淡，少食辛辣肥甘厚味，以免化火生痰。

（张丽霞　孙　河）

# 第二十二章　葡萄膜疾病

## 第一节　葡萄膜炎

### 一、概　述

根据炎症发生位置，葡萄膜炎分为前葡萄膜炎、中间葡萄膜炎、后葡萄膜炎和全葡萄膜炎。葡萄膜炎属中医眼科"瞳神紧小""瞳神干缺"范畴，在《外台秘要》就已有"瞳子渐渐细小如簪脚，甚则小如针"的论述。后在《秘传眼科龙木论》亦有"瞳仁缩小"的记载，相当于西医的前葡萄膜炎。《原机启微》称本病为"强阳抟实阴之病"，对其病因病机、临床表现等作了进一步论述。该书认为瞳神属肾，主水属阴，内有神水充实，故为实阴。若病变累及后部，则属于中医"视瞻昏渺"范畴，相当于西医的后葡萄膜炎、全葡萄膜炎。

### 二、病　因　病　机

（1）风热外袭，内侵于肝，循经上犯，黄仁受灼，展缩失常，而瞳神紧小。

（2）肝胆湿热蕴结，交蒸上犯，黄仁受灼，展缩失灵，致瞳神紧小。

（3）风湿入侵，流连关节，流窜经络，与热相结上扰目窍，黄仁受犯，瞳神紧小。

（4）房劳过度，伤及肝肾，或久病伤阴，虚火上炎，黄仁受灼，而致瞳神紧小。

（5）脾肾阳虚，精气难于上承，目失濡养，而致瞳神紧小。

### 三、临　床　诊　断

葡萄膜炎分类较细，临床诊断科参考各亚型葡萄膜炎的临床指南和临床诊疗专家共识。以下为各类葡萄膜炎的症状、体征及辅助检查，可供参考。

（一）前葡萄膜炎

（1）有眼红、眼痛、畏光、流泪。可伴有全身疾病病史及症状。

（2）可见睫状充血或混合充血、尘状 KP、前房细胞、前房闪辉、前房纤维素性渗出或积脓、虹膜后粘连和瞳孔改变。

（3）辅助检查

1）抗"O"、血沉、C反应蛋白检验异常，常提示可能伴有全身性疾病。

2）类风湿因子阴性，幼年型慢性关节炎和类风湿性关节炎可为阳性。

3）HLA-B27抗原：强直性脊柱炎、Reiter综合征、银屑病关节炎。

4）对可疑结核杆菌引起者，结核菌素皮肤试验有助于诊断。

5）X线检查或CT检查可发现骶髂关节炎、脊柱炎，有助于为强直性脊柱炎、Reiter综合征、炎症性肠道疾病、银屑病性关节炎等疾病的鉴别诊断提供影像学支持。

6）胸部 X 线检查发现新鲜的结核病灶对结核性葡萄膜炎诊断有重要意义。

### （二）中间葡萄膜炎

（1）有眼红、眼痛、畏光、流泪、眼前黑影、视物模糊等症状。

（2）可见羊脂状或尘状 KP、前房闪辉、前房细胞、房角粘连、玻璃体细胞、玻璃体雪球状混浊、玻璃体基底部和睫状体平坦部雪堤样病变、黄斑区囊样水肿、视盘水肿、脉络膜改变等。

（3）辅助检查

1）X 线或 CT 检查：肺部浸润病灶、纤维化、粟粒状改变。骶髂关节炎症改变提示 Reiter 综合征、炎症性肠道疾病。

2）血清学检查：血管紧张素转化酶及血清溶菌酶水平升高提示类肉瘤病。

3）眼部超声：确定视网膜脱离、眼内肿瘤等。

4）光学相干断层扫描：发现黄斑区囊样水肿、视盘水肿等。

5）超声生物显微镜：发现睫状体水肿、雪堤样改变、锯齿缘周边渗出和增殖改变、周边脉络膜脱离等。

### （三）后葡萄膜炎

（1）有眼前黑影、视物模糊、视物变形、闪光感、眼痛等症状。

（2）可见弥漫性或局灶性视网膜水肿、视网膜黄白色硬性渗出、视网膜黄白色软性渗出、视网膜血管迂曲扩张、视网膜血管鞘、视网膜出血、视网膜毛细血管无灌注、视网膜血管闭塞、视网膜坏死、视网膜色素上皮脱失、黄斑囊样水肿、视盘水肿等。

（3）辅助检查

1）X 线或 CT 检查：诊断结核性后葡萄膜炎、类肉瘤性后葡萄膜炎。

2）眼部 B 型超声：确定葡萄膜炎引起的玻璃体混浊、玻璃体后脱离、视网膜脱离、脉络膜增厚等病变。

3）光学相干断层扫描：发现视盘水肿、黄斑囊样水肿、黄斑前膜、视网膜上皮脱离等改变。

4）荧光素眼底血管造影：评价视网膜炎、视网膜血管炎的活动性、范围、动态变化。

### （四）全葡萄膜炎

症状、体征及辅助检查同前葡萄膜炎、中间葡萄膜炎及后葡萄膜炎。

## 四、鉴 别 诊 断

前葡萄膜炎应与急性闭角型青光眼、前部巩膜炎相鉴别（表 22-1）。

表 22-1　前葡萄膜炎的鉴别诊断

| 眼部疾病 | 病因 | 主要症状 | 常见体征 | 辅助检查 |
|---|---|---|---|---|
| 前葡萄膜炎 | 感染、细菌毒素、免疫相关 | 视力下降、畏光流泪、眼红眼痛等 | 睫状充血或混合充血、角膜后沉积物、前房闪辉等 | 风湿免疫检查、UBM、CT 等 |
| 急性闭角型青光眼 | 房角关闭或狭窄，房水流出受阻 | 眼痛、头痛。严重可有恶心、呕吐等胃肠道反应。虹视 | 眼睑水肿、混合性充血、角膜上皮水肿、房角关闭、前房浅 | 眼压＞40mmHg、UBM 示房角狭窄，甚至关闭 |
| 前部巩膜炎 | 多与免疫性疾病相关 | 局限性或弥漫性眼红、眼痛、三叉神经分布区疼痛 | 局限性或弥漫性巩膜表层血管充血，局部压痛 | CT 示巩膜局限性或弥漫性增厚、球后水肿 |

# 五、临 床 治 疗

　　前葡萄膜炎的治疗原则是尽快消除炎症、尽量减少炎症对眼组织的破坏、预防和消除虹膜后粘连。中医方面，临证应辨明虚实，于祛风清热除湿、清肝泻胆、滋阴降火、温中扶阳之品中，适加解毒散瘀之品，充分、及时地应用药物散瞳，防止瞳神干缺的发生。中间葡萄膜炎的治疗原则是缓解症状，控制炎症，尽可能去除病因。中医治以清热除湿、滋阴润燥。后葡萄膜炎治疗前应确定后葡萄膜炎的病因和类型、病程和预后、静止性的还是活动性的、患者的年龄及是否患有基础疾病。其治疗目的是消除炎症、恢复或尽可能保存视力，预防并发症的发生，预防复发，配合中药以消除炎症、抑制免疫抑制剂的副作用，减轻患者的自觉症状。全葡萄膜炎的治疗应注重眼前节炎症控制及眼后节炎症控制，预防并发症的发生，配合中药改善全身症状。

## （一）辨证论治

　　**主证**：眼红、眼痛、畏光、视力下降等症。

### 1. 前葡萄膜炎

（1）肝经风热证

【辨证要点】发病急骤，目珠坠痛，热泪频流，怕日难睁，视物模糊。抱轮红赤，黑睛有灰白色点状沉着物，黄仁晦暗，纹理不清，瞳神紧小。可兼有头额疼痛，发热，舌红，舌苔薄白或薄黄，脉浮数。

【治法】祛风清热，散邪消滞。

【方药】新制柴连汤（《眼科纂要》）加减。眼痛明显者，加丹参、郁金、红花。黄仁肿胀明显者，加茺蔚子、青葙子。

（2）肝胆湿热证

【辨证要点】抱轮红甚或白睛混赤，黑睛内壁灰白沉着物密集，黄仁肿胀，纹理不清，瞳神紧小，多处与晶珠粘连，神水混出，伴有黄液上冲，甚则血灌瞳神。烦躁易怒，口苦咽干，尿短便结，舌质红，苔黄，脉弦数。

【治法】清肝泻胆，消滞散邪。

【方药】龙胆泻肝汤加减（《医方集解》）。血灌瞳神重者，加赤芍、金银花、牡丹皮、玄参。

（3）风热夹湿证

【辨证要点】病程缠绵，反复发作，眼前有黑点或黑花飘动。抱轮红赤持久不退，黑睛内壁沉着物多为灰白点状，神水混浊，黄仁纹理模糊，瞳神紧小或偏缺不圆。头闷身重，胸脘满闷。舌质红或淡红，舌苔厚腻，脉濡数。

【治法】清热除湿，祛风散滞。

【方药】抑阳酒连散加减（《原机启微》）。赤痛较甚者，加荆芥、茺蔚子。

（4）阴虚火旺证

【辨证要点】病势较轻或病至后期，白睛红赤不甚，眼内干涩不适，眼疼时轻时重，黑睛内壁沉着物小而量少，但久不消退，神水混浊不显，瞳神紧小或干缺。口干咽燥，虚烦不眠，手足心热。舌红苔薄，脉细数。

【治法】滋养肝肾，清降虚火。

【方药】知柏地黄汤加减（《医宗金鉴》）。

### 2. 中间葡萄膜炎

（1）肝胆火盛证

【辨证要点】起病急骤，视力下降，视衣有灰黄色球形团状渗出，视盘充血、边缘模糊，黄斑水肿，色素紊乱，中心反光消失，视衣可见静脉扩张及小片状出血。头痛目眩，烦躁易怒，口苦咽干。小便短赤，舌红脉弦。

【治法】清肝泻胆，祛瘀化痰。

【方药】龙胆泻肝汤加减（《医方集解》）。眼底出血多者，加牡丹皮、桃仁。

（2）肝气郁结证

【辨证要点】眼前黑花飘浮，视物有障碍。眼前节可无症状，亦可见黑睛内壁有灰白点状或油脂状沉着物。神水失清，可见少量飘浮物。神膏失清，有点尘状混浊，视衣周边有灰黄色球形渗出。视衣血管旁可见白鞘。喜太息。苔薄，脉弦。

【治法】疏肝解郁，理气化痰。

【方药】逍遥散加味（《太平惠民和剂局方》）。

### （二）中医特色疗法

**1. 熏洗和湿热敷** 常用熏洗液由桑叶、菊花、金银花、藁本、川芎组成。熏洗患眼。或用清洁温开水做湿热敷，每日 2～3 次，每次 20 分钟。

**2. 针灸治疗** 常用穴位有睛明、太阳、合谷、太冲、涌泉、攒竹、足三里、行间、照海、中都、瞳子髎、列缺。每次选取 2～4 穴，每日 1 次，留针 20 分钟，手法用中刺激。

## 六、预 后 转 归

本病及时治疗，不再复发者，预后良好。若病转迁延或反复发作，最终可出现许多并发症，如继发绿风内障、晶珠混浊，甚至目珠萎陷，视力全失。

## 七、预 防 调 护

（1）少食辛辣炙煿之品，以免火热内生，变生重症。

（2）稳定情绪，避免急躁沮丧。

（3）节戒房事，安心调养。

（4）坚持应用熏洗、热敷，减轻症状。

（5）患病期间少用目力，户外活动宜戴有色眼镜，避免强光刺激。

## 八、名医名家学术经验

**陆南山治疗前葡萄膜炎临床经验**

陆老治疗前葡萄膜炎以局部辨证为主，结合全身辨证。他认为房水混浊应归为热证，通过观察全身症状以区分虚热还是实热。角膜后壁沉着物为炎性渗出物，应为痰湿。故本病水湿为本，得热为痰，病机为湿、热、痰。

## 第二节 常见的特殊葡萄膜炎

## 一、概 述

福格特-小柳-原田综合征（Vogt-Koyanagi-Harada syndrome，VKH）是以肉芽肿性全葡萄膜炎为特征的自身免疫性疾病，可伴有脑膜刺激征、听觉功能障碍、脱发、毛发变白、白癜风等全身改变。一般从后节蔓延至前节。

白塞综合征是一种以葡萄膜炎、口腔溃疡、多形性皮肤损害、生殖器溃疡，甚至肠道溃疡等为特征的多系统、多器官受累的自身免疫性疾病。主要表现为双眼先后或同时受累，睫状充血或混合充血，常伴有前房闪辉、前房积脓等。本病易复发。

急性视网膜坏死综合征（acute retinal necrosis syndrome，ARN）主要为隐匿发病或突然发病，早期可有眼红、眼痛、刺激感或异物感、眼前黑影。

历代医家对 VKH 的症状均有描述，在《金匮要略》就有记载："狐惑之为病……蚀于喉为惑……蚀于阴为狐"。后世根据其症状将本病命名为狐惑病。VKH、ARN 在中医上归属"瞳神紧小"范畴。

# 二、病因病机

（1）肝胆火盛，上犯清窍，灼津炼液，痰火壅盛，阻于目络。
（2）肝气郁结，木不疏土。脾气不升，痰湿内蕴，痰气郁结，上扰目窍。
（3）湿热内蕴，上淫眼系，蒸灼目窍。
（4）肝肾阴亏，虚火上炎，上扰清窍。

# 三、临床诊断

## （一）福格特-小柳-原田综合征

本病的临床诊断可参考《中国福格特-小柳-原田综合征临床诊疗专家共识（2023 年）》。

## （二）白塞综合征

本病的临床诊断可参考《中国白塞综合征性葡萄膜炎临床诊疗专家共识（2023 年）》。

## （三）急性视网膜坏死综合征

（1）视物模糊，眼前黑影飘动，可有轻度眼红、眼痛、眶周痛、异物感，眼压升高时出现剧烈眼痛。黄斑区受累的严重病例中心视力严重下降。晚期中心视力丧失致盲。

（2）眼前段可出现轻度睫状充血、尘状或羊脂状 KP、轻度至中度前房闪辉、前房炎症细胞、散在虹膜后粘连，偶尔引起前房积脓。眼后段改变主要有玻璃体炎症反应、视网膜动脉炎为主的视网膜血管炎、视网膜坏死。

（3）辅助检查

1）眼部 B 型超声：可见玻璃体混浊。

2）光学相干断层扫描：急性期可见视网膜弥漫性水肿、渗出，呈高反射信号，其下结构反射信号屏蔽。神经上皮层下液体积存，视网膜各层组织结构紊乱。消退期可见坏死区域视网膜与正常视网膜相比厚度明显变薄，色素上皮破坏。

3）荧光素眼底血管造影：动脉期脉络膜局灶性的灌注缺损。视网膜动静脉充盈迟缓，动脉细或节段性充盈，静脉扩张，管壁染色或荧光渗漏。周边部视网膜毛细血管闭塞，呈弱荧光，出血者遮蔽荧光。后期视盘强荧光，荧光渗漏。坏死区视网膜早期呈弱荧光，后期呈斑驳状的强荧光，荧光渗漏。合并黄斑水肿时可出现黄斑区花瓣状的荧光渗漏。

4）吲哚菁绿血管造影：脉络膜血管扩张，脉络膜血管通透性增强所致的片状强荧光、炎症细胞聚集和色素上皮损害而出现脉络膜局灶性充盈缺损。

# 四、鉴别诊断

急性视网膜色素上皮炎和多发性易消散性白点综合征的鉴别诊断见表 22-2。

**表 22-2　急性视网膜色素上皮炎和多发性易消散性白点综合征的鉴别诊断**

| 眼病 | 病因 | 主要症状 | 常见体征 | 辅助检查 |
|---|---|---|---|---|
| 急性视网膜色素上皮炎 | 特发性炎症性视网膜病变 | 突发视力下降 | 黄斑区成簇的点状病变、周围绕以黄白色晕环 | FFA、ICGA |
| 多发性易消散性白点综合征 | 病因不明，可能与病毒感染有关 | 眼前黑点、闪光感、突发视力下降 | 多发性白色或黄白色圆形点状病灶、散在分布，偶尔融合、位于视网膜深层或视网膜色素上皮水平 | FFA、ICGA、眼底自发荧光、电生理检查 |

# 五、临床治疗

VKH 对糖皮质激素治疗多敏感，因此在急性期给予大剂量糖皮质激素治疗，能迅速稳定病情。但该病病程较长，短期停用糖皮质激素易复发。因此，一般在大剂量后逐渐减量。对于糖皮质激素不敏感或者不能使用大剂量糖皮质激素者，可考虑联合免疫抑制剂治疗。此期使用中医辨证治疗可减少复发，减少西药毒副作用，提高患者生活质量。

白塞综合征治疗以控制急性炎症、阻止或减少复发次数，减轻发病程度，保护中心视力为主要目标。方法主要有散瞳、免疫抑制剂、中药等。中医多采用分期治疗，即根据急性发作期肝经湿热、慢性期阴虚血热、缓解期血瘀络热的病机，进行辨证论治。

急性视网膜坏死进展快、预后差，应早诊断、早治疗。及时应用足量抗病毒治疗辅以中医中药治疗，谨慎使用糖皮质激素，可控制炎症发展，预防对侧眼发病，减少并发症，提高视力预后。

## （一）辨证论治

**主证**：视力急剧下降、全身症状明显。

**1. VKH**

（1）肝经风热证

【**辨证要点**】瞳神紧小，抱轮红赤，黑睛后壁有灰色点状沉着物，神水不清，畏光，流泪，目珠坠痛，头额痛。本病初起状似感冒，有头痛、项强、肢体不适。舌红，苔薄白或微黄，脉浮数或弦数。

【**治法**】祛风清热。

【**方药**】新制柴连汤加减（《眼科纂要》）。

（2）风湿化热证

【**辨证要点**】瞳神紧小，抱轮红赤持久不退或反复发作，黑睛后有灰色沉着物，神水混浊，瞳神有白膜黏着。苔黄腻，脉滑数。

【**治法**】祛风清热除湿。

【**方药**】抑阳酒连散加减（《原机启微》）。

（3）肝火炽盛证

【**辨证要点**】眼痛拒按，羞明多泪，视物昏蒙。白睛红赤，神水混浊，黑睛后壁大量点状附着物，瞳神紧小，神膏不清，眼底广泛黄白色渗出，视盘、视网膜水肿，甚至视网膜脱离。舌质红，舌苔黄，脉弦数。

【**治法**】清肝泻火。

【方药】龙胆泻肝汤加减（《医方集解》）。

**2. 白塞综合征**

（1）肝胆湿热证

【辨证要点】视力骤降。口舌生疮。皮肤疮疡。大便秘结。细小 KP，可出现前房积脓、视网膜血管炎，可伴有出血、视盘水肿及后极部视网膜弥漫性水肿。

【治法】清热利湿。

【方药】龙胆泻肝汤加减（《医方集解》）。

（2）阴虚血热证

【辨证要点】症状有所缓解，眼部检查可见炎症逐渐减轻，前房渗出减少，视网膜出血和水肿逐渐减轻。

【治法】凉血清热，滋阴降火。

【方药】四妙勇安汤加减（《验方新编》）。五心烦热者，加生地黄、知母；反复发作者，加苍术、升麻。

（3）血络瘀热证

【辨证要点】眼前节炎症不明显，眼底多有小动脉闭塞性血管炎引起的缺血性改变，视神经萎缩。

【治法】益气养阴，活血通络。

【方药】升降散加减（《伤暑全书》）。针对眼底闭塞性血管炎，加用活血通络的药物，如当归、红花、生地黄、川芎等，以改善眼底循环。

**3. 急性视网膜坏死综合征**

（1）肝经风热证

【辨证要点】目珠微红，疼痛、畏光、流泪，视物模糊。角膜后少量点状沉着物，房水混浊，瞳孔不圆，玻璃体混浊，周边视网膜黄白色渗出。发热恶风，头痛身痛。舌红，苔薄白或微黄，脉浮数或弦数。

【治法】清肝经风热。

【方药】新制柴连汤加减（《眼科纂要》）。

（2）热毒炽盛证

【辨证要点】眼红、痛甚，畏光、流泪，视物模糊。眼前黑点飘浮，房水混浊，瞳孔不圆，虹膜后粘连，玻璃体中重度混浊，视网膜动脉呈白线。口渴欲饮，舌红，苔薄黄，脉滑数。

【治法】泻火解毒。

【方药】清瘟败毒饮加减（《疫疹一得》）。伴有视网膜出血者，加侧柏叶、白茅根。

（3）肝肾阴虚证

【辨证要点】眼前节及眼底炎症基本消退，视盘色淡或白，视网膜坏死灶大部分吸收，色素紊乱，可伴有轻、重度玻璃体混浊、视力下降。舌红少苔，脉沉细。

【治法】滋阴降火，活血化瘀。

【方药】知柏地黄汤加减（《医宗金鉴》）。视网膜萎缩明显者，加鳖甲、熟地黄。陈旧性视网膜脱落者，加海藻、昆布。

（二）中医特色疗法

中医特色疗法有中药熏蒸、热敷、针灸，方法同前葡萄膜炎。

# 六、预后转归

以上眼病若及时正确治疗可减轻视衣的渗出，改善预后视力。反之会发生广泛青风内障，视网膜脱落，眼底出血，目系萎缩等。

# 七、预 防 调 护

（1）饮食清淡，不食五辛酒酪及炙煿之品，多食蔬菜、水果，保持大便通畅。

（2）情志条畅，避免急躁、沮丧。

（3）季节变化时预防上呼吸道感染。

（4）一旦有脉络膜脱离和视网膜脱落，应积极接受相应治疗。

# 八、名医名家学术经验

## ⫶ 张铭连教授分阶段辨治 VKH

张教授认为 VKH 属于"瞳神紧小"范畴，多由肝胆湿热、热郁伤津引起。病久耗伤阴津则致阴虚内热。肝胆湿热者，治宜清泻肝胆湿热，方用龙胆泻肝汤。热郁伤津者，方用养阴清热汤。阴虚内热者，方用知柏地黄汤。

## ⫶ 詹宇坚主任医师主张中西医结合治疗急性视网膜坏死综合征

急性期多表现为肝胆实热及血分热毒，以清热解毒、凉血活血为治则，选用板蓝根、大青叶、野菊花等，并静脉滴注清开灵等。晚期则以滋阴降火、益气活血为主，选用知柏地黄丸加板蓝根、牡丹皮等，可静脉滴注生脉注射液、血栓通注射液等。

（冯　俊）

# 第二十三章　视网膜脉络膜疾病

## 第一节　视网膜动脉阻塞

### 一、概　述

视网膜动脉阻塞（retinal artery obstruction，RAO）是因视网膜动脉血流突然中断而导致的内层视网膜缺血性病变。根据解剖位置的不同，可分为视网膜中央动脉阻塞（central retinal artery occlusion，CRAO）、视网膜分支动脉阻塞（branch retinal artery occlusion，BRAO）和睫状-视网膜动脉阻塞（cilioretinal artery occlusion），其中以中央动脉阻塞最为常见。RAO 的发病机制复杂，包括栓塞、血栓形成、动脉痉挛、血管受压及血流动力学改变等。视网膜属于神经组织，对缺血、缺氧敏感。动物实验证实，CRAO 发病 90 分钟即可出现不可逆性损伤，故对此类疾病的抢救须争分夺秒。

CRAO 可引起患眼视力骤然下降，甚至失明，属中医眼科"暴盲"的范畴。现代中医眼科学者结合眼底影像学表现，明确其主要病机为目络瘀阻，将之进一步命名为"络阻暴盲"。

### 二、病 因 病 机

（1）情志不舒，气机不畅，血行涩滞，瘀血阻于目络，目络瘀阻而发病。

（2）忿怒暴悖，肝阳上亢，携气血上冲，壅闭神光。

（3）素体肥胖，或嗜食肥甘，痰湿内生，痰瘀互结，阻于目络。

（4）肝肾阴虚，目窍失于濡养，或气虚，血行乏力，目络虚损而阻滞。

### 三、临 床 诊 断

（1）RAO 为急症，常突然发病。CRAO 表现为突然视力下降，视力可降至眼前手动或光感。而 BRAO 患者则表现为突发性视野缺损。黄斑中心凹受累的患者可保持较好的中心视力。部分患者发病前可有阵发性黑矇、头痛等伴随症状。

（2）CRAO 眼底检查见视网膜血管狭窄，后极部视网膜可见灰白色缺血性水肿、棉絮斑、"樱桃红斑"（cherry-red spot）等病理改变。BRAO 好发于视网膜的颞侧分支，受累区域的视网膜发生缺血性水肿，与周围正常的视网膜边界清楚，有时可见到动脉内的栓子。睫状-视网膜动脉阻塞较少单独发病，常伴发于视网膜静脉阻塞，眼底检查可见视盘旁舌形灰白色的阻塞区域。

（3）辅助检查

1）FFA：CRAO 的表现为臂-视网膜循环时间延长，动脉充盈迟缓、充盈前锋或搏动性充盈，甚至动脉无充盈，分支动脉逆向充盈。

2）OCT：RAO 早期 OCT 检查的基本改变为受累区域的内层视网膜增厚和反光增强，晚期内层视网膜萎缩、变薄。

# 四、鉴别诊断

本病应与眼动脉阻塞、前部缺血性视神经病变相鉴别。

**1. 眼动脉阻塞** 眼动脉阻塞的患者视力常降至无光感，视网膜严重的缺血性水肿，黄斑暗浊无樱桃红斑。FFA 检查见视网膜和脉络膜同时出现循环障碍。OCT 检查可见外层视网膜反光亦增强。ERG 表现为 a、b 波均降低或熄灭。

**2. 前部缺血性视神经病变** 前部缺血性视神经病变亦为急性发病，表现为突然视力下降或视野缺损。眼底检查可见视盘水肿，盘周可见出血，视网膜静脉迂曲、扩张，动脉狭窄不明显，视网膜后部无缺氧性水肿，无樱桃红斑。视野检查可见与生理盲点相连的象限缺损等。

# 五、临 床 治 疗

RAO 为眼科的急症，抢救期的治疗以吸氧、降低眼压、扩张血管、改善循环，增加视网膜血流灌注为主，佐以活血通络中药。中、晚期以促进视功能恢复为主，中药治以活血化瘀、滋阴明目。RAO 患者常伴有高血压、动脉硬化、血脂异常等系统性疾病，控制系统性疾病是眼科治疗的基础。

## （一）辨证论治

主证：猝然发病，视物不见。眼底视网膜可见灰白色混浊，樱桃红斑及棉絮斑，视网膜血管狭窄等。

**1. 气滞血瘀证**

【辨证要点】情志不舒，气机不畅，滞于胸腹，则胸胁胀满，滞于颅脑，则头晕眼胀。气滞则血凝，化生为瘀，卒然阻于目窍，使神光不能外越，故突然视物不见。眼底视网膜见灰白色混浊，樱桃红斑及棉絮斑伴视网膜血管狭窄等。舌紫暗或有瘀斑，脉弦或涩皆为气滞血瘀之象。

【治法】活血散瘀，理气通络。

【方药】活血通络汤（《中西医结合眼科临床诊疗手册》）加减。组成为葛根、黄芪、丹参、桃仁、川芎、红花、当归尾、赤芍、石菖蒲、水蛭、郁金、丝瓜络。体倦乏力、少力懒言等气虚症状明显者，重用黄芪，加党参。

**2. 阴虚阳亢证**

【辨证要点】年长体衰，肝肾不足，阴亏于下，不能敛阳，虚阳浮越，故头晕头胀，面色潮红，少寝多梦。亢阳携气血上壅，卒然阻于目窍，使神光不能外越，故突然失明。目眩耳鸣，面色潮红，少寝多梦，腰膝酸软，舌红苔少，脉弦或弦细为其辨证要点。

【治法】滋阴潜阳，活血通脉。

【方药】镇肝熄风汤（《医学衷中参西录》）加减。组成为怀牛膝、白芍、牡蛎、龟甲、玄参、天冬、赭石、龙骨、麦芽、川楝子、茵陈、甘草、丹参、夏枯草。头目胀痛者，加白芷、菊花；胸闷气结者，加瓜蒌、紫苏子；大便秘结者，加火麻仁、柏子仁；周身困重，舌苔厚腻者，加半夏、陈皮。

**3. 痰瘀阻络证**

【辨证要点】胖人多湿，凝聚成痰，阻碍气机，使血液停滞，化生为瘀，痰瘀互结，蒙蔽清窍，使神光不能飞越，故视物不见。周身困重，胸膈满闷，口苦痰稠，舌淡或有瘀斑，苔白厚腻，脉滑为痰湿阻络的辨证要点。

【治法】化痰散瘀，理气通络。

【方药】涤痰汤（《济生方》）加减。组成为半夏、陈皮、茯苓、枳壳、竹茹、胆南星、石菖蒲、丹参、水蛭、甘草。兼见热象者，加金银花、黄连、黄芩；眼底水肿明显者，加车前子、猪苓；心悸气短者，加桂枝、甘草。

### 4. 肝肾阴虚证

【辨证要点】发病日久，阴血耗伤，肝肾阴血不足，目窍失养，故见视盘苍白，视物不清。兼见眼干眼涩，腰膝酸软，耳鸣耳聋，失眠盗汗等症。舌质偏红，苔少，脉细亦为肝肾阴虚之象。

【治法】滋补肝肾，通络明目。

【方药】明目地黄汤（《审视瑶函》）加减。组成为熟地黄、生地黄、山萸肉、山药、泽泻、茯神、牡丹皮、当归、柴胡、五味子、枸杞子、决明子。兼见五心烦热、潮热盗汗者，加黄柏、知母；口干咽燥者，加石斛、天花粉；失眠多梦者，加炒酸枣仁、远志、鸡血藤。

（二）中医特色疗法

针刺治疗：主穴选睛明、球后、瞳子髎、太阳、风池。气滞血瘀者加刺百会、内关、三阴交、足三里、阳陵泉、太溪；阴虚阳亢者加刺风池、攒竹、内关、行间、太冲；痰瘀互结加刺合谷、太阳、尺泽、列缺。

# 六、预后转归

CRAO 为眼科急症，抢救窗口期很短，患者常伴有其他系统性疾病，治疗难度较大，视力预后较差。

# 七、预防调护

（1）调畅情志，树立战胜疾病的信心。
（2）系统控制其血压、血脂、血糖等心脑血管病变的危险因素。
（3）戒烟、戒酒。
（4）适量有氧运动，禁忌食肥甘厚味，有助于降低其不良事件的发生率。

# 八、名医名家学术经验

### 陈达夫六经辨治视网膜中央动脉阻塞

根据内眼组织和六经相属学说，目中血脉属手少阴心经，故 CRAO 应归属手少阴心经病变。其治疗原则是开窍活血，逐瘀通络。尽快排除血脉瘀阻，使眼内气血得到流通，眼内组织得到气血濡养，就会多保存一分视力。方用通窍活血汤加减。组成为麝香（冲服）、川芎、赤芍、桃仁、红花、葱白、丹参、三七粉、黄酒（煎药）。

### 张铭连教授用调血通络法论治视网膜中央动脉阻塞

张教授认为目络瘀阻是 CRAO 的核心病机，治疗上应遵循调血通络的原则。病之初起以目络阻滞为主，治疗以活血化瘀通络为法，以活血通络汤为主方；晚期以肝郁阴虚为主，治疗以滋补肝肾，活血通络为法。在用药上注重使用调血、理气、通络之味，采用辛味药以畅通络气，如荆芥、郁金、细辛、防风、羌活、姜黄等；应用虫类药治疗久病入络沉疴患者，如地龙、蜈蚣、全蝎、水蛭等。常用的治法有活血通络、养血通络、化痰通络、滋阴通络、潜阳通络等。

# 第二节　视网膜静脉阻塞

## 一、概　　述

视网膜静脉阻塞（retinal vein occlusion，RVO）是临床上仅次于糖尿病视网膜病变的第二大常见视网膜血管病。根据静脉阻塞的位置不同，可分为视网膜中央静脉阻塞（central retinal vein occlusion，CRVO）、分支静脉阻塞（branch retinal vein occlusion，BRVO）、半侧视网膜静脉阻塞（hemicentral retinal vein occlusion，HRVO）和黄斑区小分支静脉阻塞。RVO 的发病与动脉硬化、高血压、糖尿病、青光眼等因素有关。中老年人是 RVO 患者的主体，年轻人的 RVO 多与全身或局部的炎症、血液流变学改变等因素有关。

RVO 患者的主要临床症状为视力模糊，属中医眼科"视瞻昏渺"范畴。部分患者发生严重的视力损害，则属中医眼科"暴盲"范畴，现代中医眼科学者将之命名为"络损暴盲"。

## 二、病　因　病　机

（1）情志郁结，肝失条达，气机不畅，气滞血瘀，络损血溢，蒙蔽神光。
（2）素体食肥甘，嗜酒吸烟，火热内蕴，上扰目窍，灼伤目络，络损血溢。
（3）年老体弱，阴亏于下，阳亢于上，气血逆乱，血不循经，溢于脉外。
（4）劳视竭思，暗耗精血，心血不足，无以化气，血失统摄，血溢脉外。

## 三、临　床　诊　断

（1）RVO 患者的主要症状为不同程度的视力下降。轻者可无自觉症状或仅有少许眼前黑影，严重者视力可降至眼前指数甚至手动。

（2）CRVO 分为缺血型和非缺血型。缺血型 CRVO 视网膜静脉高度迂曲、扩张，视网膜出血较重，视盘及黄斑区周围可出现数量不等的棉絮斑，并可伴有视盘和黄斑区视网膜水肿，较容易引起虹膜新生血管。非缺血型 CRVO 的视力损害和眼底改变均较缺血型 CRVO 轻，视网膜出血较少，视网膜水肿亦较轻。BRVO 多发生于颞侧分支静脉，病变的静脉扩张、迂曲，沿病变血管分布区域有视网膜火焰状出血、棉絮斑等改变。累及黄斑者可发生黄斑水肿，部分患者疾病晚期可出现视网膜新生血管和玻璃体积血。

（3）辅助检查

1）FFA：可见视网膜静脉迂曲、扩张，血管渗漏、染色，视网膜出血遮蔽荧光。严重者出现大片视网膜无灌注区和新生血管。造影晚期可见黄斑区荧光潴留，病程较久者可见视网膜或视盘有侧支循环建立。

2）OCT：可用于评价 RVO 引起的黄斑病变，能够客观评价视网膜厚度改变、囊样水肿的形态等。

## 四、鉴　别　诊　断

本病需与糖尿病视网膜病变相鉴别。糖尿病视网膜病变见于糖尿病患者，双眼受累，慢性起病。眼底病变以微血管病变为主，早期改变以微血管瘤、小出血点为主。随着病程进展，亦可见到硬性渗出、棉絮斑、黄斑水肿、视网膜无灌注区、视网膜新生血管、玻璃体积血等。

# 五、临 床 治 疗

本病的治疗采用辨证与辨病、分型与分期相结合的方法。一般早期以凉血止血为法。中期多见瘀血停滞，治疗以活血化瘀为主。晚期多为痰瘀互结，采用散瘀通络、化痰散结之法。若并发视网膜或黄斑水肿，酌情使用活血利水药物。

辨证论治

主证：突然视物模糊。视网膜静脉迂曲扩张，视网膜水肿、渗出，或有黄斑囊样水肿。

**1. 气滞血瘀证**

【辨证要点】七情不畅，肝郁气滞，气不行血，血脉瘀滞，溢于脉外，使神光不能外越，故见突然视物模糊。胸胁胀痛，情志抑郁，烦躁易怒，舌红有瘀斑，脉弦或涩皆为气滞血瘀之象。

【治法】舒肝理气，止血散瘀。

【方药】舒肝破瘀通脉汤（《中医眼科临床实践》）。组成为当归、白芍、茯苓、白术、银柴胡、丹参、赤芍、木贼、蝉蜕、羌活、防风、甘草。早期出血较多者，加生蒲黄、三七；食少纳呆者，加焦麦芽、焦山楂、焦神曲、鸡内金；腹胀者，加枳壳、莱菔子；肝郁化热者，加牡丹皮、栀子；视网膜或黄斑水肿者，加薏苡仁、益母草、泽兰；视网膜渗出者，加夏枯草、陈皮。

**2. 阴虚阳亢证**

【辨证要点】年长体衰，阴亏于下，肝阳上亢，上冲头目，故见头晕头胀，面色潮红等症。目络受损，血溢脉外，使神光不能外越，故视力下降。面色潮红，头胀头晕，耳鸣健忘，失眠多梦，舌红少苔，脉弦细为其辨证要点。

【治法】滋阴潜阳，平肝通络。

【方药】育阴潜阳通脉汤（《中医眼科临床实践》）。组成为生地黄、珍珠母、白芍、枸杞子、山药、麦冬、知母、黄柏、生龙骨、生牡蛎、怀牛膝、丹参、赤芍、蝉蜕、沙参、木贼。大便秘结者，加火麻仁、柏子仁；心悸失眠者，加远志、炒酸枣仁；头目胀痛者，加白芷、菊花；视网膜或黄斑水肿者，加车前子、猪苓。

**3. 痰瘀阻络证**

【辨证要点】胖人多湿，凝聚成痰，阻碍气机，使血液停滞，化生为瘀。痰瘀互结，阻于目络，血不循经，神光不能发越，故视瞻昏渺。眩晕头重，胸腹胀闷，舌苔厚腻或舌有瘀点，脉弦滑为其辨证要点。

【治法】化痰理气，散瘀通络。

【方药】桃红四物汤（《医宗金鉴》）合温胆汤（《三因极一病证方论》）加减。组成为法半夏、陈皮、茯苓、竹茹、枳实、桃仁、当归、赤芍、生地黄、红花、川芎。视网膜棉絮斑或渗出明显者，加昆布、海藻；有热象者，加牡丹皮、栀子、黄芩；视网膜水肿、渗出甚者，可加车前子、益母草、泽兰。

**4. 肝经郁热证**

【辨证要点】素体多郁，日久化热，循经上传，熏灼目窍，热迫血行，溢于脉外，阻遏神光，故目不能视。心烦易怒，口苦咽干，舌质红，苔黄，脉弦数为其辨证要点。

【治法】凉血止血，散瘀通络。

【方药】生蒲黄汤（《陈达夫方》）加减。组成为生蒲黄、旱莲草、丹参、赤芍、郁金、生地黄、川芎、牡丹皮。口苦心烦者，加龙胆草、栀子；头晕头痛者，加白菊花、钩藤；视网膜或黄斑水肿者，加车前子、泽兰、白茅根。

**5. 心脾两虚证**

【辨证要点】久病难愈，暗耗精血，心血不足，思虑过度，脾气虚弱，血失统摄，血溢脉外。

面色萎黄或无华，心悸健忘，少气懒言，纳差便溏，舌淡胖，脉弱为其辨证要点。

【治法】养心健脾，益气摄血。

【方药】归脾汤（《济生方》）加减。组成为白术、人参、黄芪、当归、甘草、茯苓、远志、酸枣仁、木香。纳差腹胀者，加神曲、陈皮；视网膜出血色较淡者，加熟地黄、阿胶以补养阴血；出血反复，不耐久视者，加杜仲、菟丝子温补阳气。

# 六、预 后 转 归

总体而言，BRVO 视力预后优于 CRVO，非缺血型 RVO 的预后优于缺血型 RVO。并发黄斑囊样水肿、玻璃体积血、虹膜新生血管性青光眼等并发症的 RVO 预后较差。

# 七、预 防 调 护

（1）调畅情志，树立战胜疾病的信心。

（2）系统控制血压、血脂、血糖等心脑血管病变的危险因素。

（3）戒烟、戒酒。

（4）适量有氧运动，禁食肥甘厚味，有助于降低不良事件的发生率。

# 八、名医名家学术经验

### 庞赞襄分型论治视网膜静脉阻塞

RVO 多由七情郁结，肝血瘀滞，肾阴不足，肝阳上亢，或心血亏虚所致。根据临床表现，可分三类情况辨治。

**1. 七情郁结** 平素情志不舒，易怒，胃纳尚可，视物模糊或仅辨指数。舌润无苔或舌苔薄白，脉弦细或弦数。宜疏肝解郁，破瘀行血，健脾通络。药用舒肝破瘀通脉汤。

**2. 肾阴不足，肝阳上亢** 有高血压病史，头晕目眩，或耳鸣，颧赤，腰膝痿软。或半身不舒，或失眠盗汗，胃纳尚可。舌绛无苔或苔薄白，脉虚大或弦数。治以滋阴益肾，平肝潜阳，破瘀行血。药用育阴潜阳通脉汤。

**3. 心血亏虚型** 眩晕虚烦，心悸怔忡，梦多难寐，面色萎黄，口干，便秘。舌淡苔薄，脉结或细弱而数。治宜补心益阴，养血安神。药用补心丹加减。

### 姚芳蔚辨证治疗视网膜静脉阻塞的经验

姚教授认为 RVO 常从阴虚火旺、肝经血热和阳气衰微三个方面进行辨证论治，可分为以下证型。

**1. 阴虚火旺证** 头目眩晕，耳鸣耳聋，面部红赤，五心烦热，口干。舌红，脉细数。治宜滋阴降火。方用滋阴地黄汤（生地黄、熟地黄、川黄连、地骨皮、柴胡、天冬、当归、炙甘草、炒枳壳、黄芩、五味子）加减。

**2. 肝阳上亢证** 头痛眩晕，耳鸣，口苦，心烦失眠，四肢麻木。舌红，脉弦数。治宜平肝潜阳。方用菊花钩藤饮（珍珠母、钩藤、菊花、川芎、牡蛎、黄芩、白芍、蒺藜、首乌藤）加减。

**3. 痰浊瘀阻证** 头晕目眩，体胖。苔腻，脉弦滑。治宜化痰降浊。方用加减二陈汤（半夏、陈皮、茯苓、菊花、白术、川芎、瓜蒌、泽泻、赤芍）。

**4. 气虚血瘀证** 气短，乏力。舌淡胖嫩、边有齿痕，脉虚。治宜益气活血。方用补阳还五汤加减。

**5. 气滞血瘀证** 情志不舒，胸胁胀闷，口干。舌淡，脉虚弦。治宜理气活血。方用血府逐瘀汤。

**6. 心肝火旺证** 头痛、喜怒，口苦。舌红，苔薄黄，脉弦数。治宜清心凉肝。方用羚羊地黄汤（生地黄、赤芍、牡丹皮、羚羊角粉）。

# 第三节 视网膜血管炎

## 一、概　述

视网膜血管炎（retinal vasculitis）是一组以视网膜血管炎症为特征的疾病。少数仅累及视网膜，如特发性视网膜血管炎，大多与全身疾病相关，如结核、梅毒、白塞病、结节病、系统性红斑狼疮等。视网膜血管炎依据其临床症状，属中医眼科"云雾移睛""暴盲"等范畴。一般视力损害轻者属"云雾移睛"范畴，视力损害重者属"暴盲"范畴。

## 二、病因病机

（1）肝经风热或肝胆火热，循经上攻，蕴于目窍，灼伤目络。

（2）外感风湿，郁久化热。或素体阳盛，内蕴邪热，复感风湿，致风热湿邪上攻目窍而发病。

（3）久病伤阴或素体阴亏，虚火上炎，灼伤神水，目络受损。

## 三、临床诊断

（1）视网膜血管炎可引起视力下降、视物模糊、视物变形、眼前黑影、视野缺损或暗点等临床症状。伴发系统性红斑狼疮、多发性大动脉炎、结节病等系统性疾病的患者可同时存在其他相应症状。

（2）眼底检查见玻璃体混浊，视网膜血管扩张，围绕血管有黄白色炎性渗出或白鞘，可伴有黄斑水肿、视网膜出血。炎症导致毛细血管前的小动脉阻塞者可见视网膜棉絮斑，导致大的分支血管阻塞，则产生视网膜中央或分支动脉或静脉阻塞。炎症导致视网膜无灌注区形成时，可引发视网膜或虹膜的新生血管生成。黄斑水肿、玻璃体积血及牵拉性视网膜脱离是视网膜血管炎患者最终视力丧失的重要原因。

（3）辅助检查：FFA是诊断视网膜血管炎最重要的检查，主要改变包括视网膜血管扩张、渗漏、血管壁染色。部分患者造影后期可见黄斑囊样水肿等改变。如果炎症波及后极部视网膜，可行OCT检查，以了解水肿程度。

## 四、临床治疗

视网膜血管炎在治疗上首先要明确发病的原因，针对病因治疗。与结核、梅毒、病毒感染等因素相关的视网膜血管炎应在抗感染的基础上进行抗感染治疗，对视网膜缺血区行弥散的激光光凝治疗。如果患者出现大量玻璃体积血药物治疗不能吸收者、增殖性视网膜病变或牵拉性视网膜脱离，则需要行玻璃体切割手术。与自身免疫性疾病相关的视网膜血管炎则需考虑使用糖皮质激素、免疫抑制剂等。中医治疗以清热凉血、解毒利湿或滋阴清热为主，疾病后期可佐以滋补肝肾、益气养血。

辨证论治

**主证：**视物模糊，眼前黑影飘动。视网膜静脉迂曲扩张，视网膜渗出、水肿等。

**1. 肝经风热证**

【**辨证要点**】疾病初起，感受风热之邪，外邪循经上扰，袭扰目窍，故视物昏瞻。眼底脉络受扰，气血运行不畅，故见视衣络脉迂曲扩张、渗出、水肿等。发热头痛，口苦咽干，舌红苔薄黄，脉浮数为其辨证要点。

【**治法**】祛风清热。

【**方药**】新制柴连汤（《眼科纂要》）加减。组成为柴胡、黄连、黄芩、赤芍、蔓荆子、栀子、龙胆草、荆芥、防风、甘草。目赤者，可加生地黄、牡丹皮、夏枯草以清热凉血；神水混浊明显者，可加车前子、猪苓、白茅根以清热利水。

**2. 肝胆火炽证**

【**辨证要点**】素体肝胆湿热，蕴积日久，循经上扰，煎熬神水，灼伤目窍，故见视力下降，甚至视物不见。视衣络脉为湿热所伤，故见出血、渗出、水肿等症。咽干口苦，烦躁易怒，小便黄赤，舌质红，苔黄或黄腻，脉弦数为其辨证要点。

【**治法**】清热利湿。

【**方药**】龙胆泻肝汤（《医方集解》）加减。组成为柴胡、泽泻、车前子、生地黄、当归、龙胆草、黄芩、栀子、生甘草。目赤明显者，加金银花、蒲公英以加强清热解毒之力；大便秘结者，加生大黄、芒硝以通腑泄热；伴出血者，可加牡丹皮、生蒲黄以凉血止血。

**3. 阴虚火旺证**

【**辨证要点**】素体阴虚，阴不制阳，虚火上炎，上灼目窍，目络受损，络损血溢故见眼底出血，视物不清。心烦失眠，五心烦热，口燥咽干，舌质红，少苔，脉细而数为其辨证要点。

【**治法**】滋阴降火。

【**方药**】知柏地黄丸（《医宗金鉴》）加减。知母、黄柏、熟地黄、山茱萸、淮山药、茯苓、泽泻、牡丹皮、郁金、木贼。伴渗出瘀滞者，加茺蔚子、郁金、赤芍以活血祛瘀通络；神水混浊明显者，可加车前子、猪苓、白茅根以清热利水。

# 五、预后转归

视网膜血管炎的预后与其是否治疗及时准确、病因、伴发疾病及并发症等因素有关。伴发系统性红斑狼疮、结节病等严重系统性疾病的视网膜血管炎往往预后较差。

# 六、预防调护

（1）戒烟酒，避免剧烈运动，避免劳累、熬夜。

（2）饮食宜清淡，忌食辛辣炙煿之品，以防热从内生。保持大便通畅。

（3）要保持情志舒畅，精神乐观，忌大悲大怒，情志抑郁。慎房事。

# 七、名医名家学术经验

### 姚芳蔚辨证分型治疗视网膜静脉周围炎的经验

姚教授认为视网膜静脉周围炎临床可分为以下证型。

**1. 阴虚火旺证** 症见头目晕眩，耳鸣，口干，腰痠。面部潮红，少寐多梦。舌质红，脉细数。治宜滋阴降火。方用知柏地黄汤合二至丸加减。

**2. 肺肾阴虚证** 症见晕眩，咽干，口渴，时或干咳。舌红少苔，脉细。治宜滋水补肺。方用补肺益肾汤（生地黄、熟地黄、炒白芍、当归、沙参、玄参、麦冬、女贞子、旱莲草、牡丹皮、阿胶）加减。

**3. 脾肺气虚证** 症见面色㿠白，肢体倦怠，短气，纳少，舌淡苔薄白或腻，脉虚。治宜健脾益气。方用归芍六君子汤加减。

# 第四节 中心性浆液性脉络膜视网膜病变

## 一、概 述

中心性浆液性脉络膜视网膜病变（central serous chorioretinopathy，CSC）简称"中浆"，是一种由于视网膜色素上皮（RPE）功能异常，以黄斑区局限性视网膜神经上皮浆液性脱离为特征的眼底疾病。目前，本病病因尚不明确，常因情绪激动、精神紧张、过度劳累、睡眠不足、妊娠及大剂量使用糖皮质激素等因素诱发。中心性浆液性脉络膜视网膜病变发病率为5.8/10万，多发于25~45岁的健康青壮年人群，男性多于女性，男女比例约为8：1.9。90%以上单眼发病，左右眼无明显差别。本病为自限性疾病，可在3~6个月内自行消退，但易复发，复发率高达30%~40%，少数患者多次复发后可造成不可逆的视力损害。本病属中医眼科"视瞻有色""视瞻昏渺""视直如曲""视大为小"等范畴。《秘传眼科龙木论》记载有肝风目暗症，其曰："初患之时，眼蒙昏暗，并无赤痛，内无翳膜"。

## 二、病 因 病 机

（1）饮食不节，恣食辛辣炙煿，嗜烟好酒。湿热内蕴，熏蒸目窍，气血津液失常，脾失健运，水湿上泛。

（2）情志抑郁、愤怒、悲泣，气机不畅，肝气不舒，郁久化热，湿热上泛清窍。

（3）肝郁脾虚，脾失健运，清阳不升，浊阴不降。痰湿阻络，气机不畅，血流受阻，以致气滞血瘀。

（4）肝肾阴虚，水不涵木，虚火内生。上炎目窍，灼津伤络，迫其营血津液妄行。

## 三、临 床 诊 断

（1）视物模糊，眼前有灰黄色暗影遮挡，视物变形，视大如小，视直为曲或视正反斜等，视力障碍程度不一。

（2）黄斑区呈局限性暗红色隆起，中心凹光反射弥散或消失。可见一个或数个黄灰白色的圆形或椭圆形浆液性视网膜色素上皮脱离斑。病变后期，视网膜下可见黄白色小点或玻璃膜疣样改变。反复发作者多见黄斑区色素紊乱。

（3）辅助检查：FFA病变区在静脉期出现一个或多个荧光渗漏点，并可迅速呈墨汁渍样或喷射状或烟囱样扩大。晚期浆液性盘状脱离，可见轮廓清晰的染料积存。OCTA可在脉络膜浅层毛细血管图像中见到形态清晰的脉络膜新生血管。

## 四、鉴 别 诊 断

本病应与特发性脉络膜新生血管、孔源性视网膜浅脱离相鉴别（表23-1）。

表 23-1　中心性浆液性脉络膜视网膜病变的鉴别诊断

| 疾病 | 发病年龄 | 主要症状 | 常见眼底检查结果 |
| --- | --- | --- | --- |
| 中心性浆液性脉络膜视网膜病变 | 中青年 | 视力下降，视物变形、变暗、变小，有中心相对暗区 | 眼底黄斑区水肿呈盘状视网膜浅脱离，无出血和新生血管 |
| 特发性脉络膜新生血管 | 中青年 | 突发视力下降、中心暗点或伴视物变形、眼前黑影 | 多伴有视网膜出血和脉络膜新生血管 |
| 孔源性视网膜浅脱离 | 一般在 50 岁以上 | 闪光感，眼前飘浮物，或伴有视物模糊 | 神经上皮脱离达到周边部，常可发现远周边小裂孔 |

# 五、临 床 治 疗

本病常为自限性疾病，早期可口服丹参川芎嗪、复方血栓通胶囊等改善微循环的药物。视网膜激光光凝、经瞳孔温热疗法、光动力疗法、玻璃体腔内注射抗 VEGF 药物皆为常用的治疗手段，但各自存在局限性。糖皮质激素可引起大泡性视网膜脱离，故禁用。中医根据全身及局部表现，初期利水渗湿以治其标，后期补益肝肾以固其本，全程疏肝解郁以去其因。

## （一）辨证论治

主证：视物模糊，视物变形，眼前灰黄色固定暗影等。

### 1. 湿浊上泛证

【辨证要点】脾失健运，水湿上泛于目，故见视物变形模糊，眼前棕黄色阴影。纳呆便溏等全身症状及舌脉均为脾失健运、湿浊上泛之象。

【治法】利水化湿。

【方药】三仁汤（《温病条辨》）加减。黄斑区水肿明显者，宜加车前子、琥珀以利水化痰；纳呆便溏者，加白术、山药、芡实以健脾除湿；失眠多梦者可用温胆汤加减。

### 2. 肝经郁热证

【辨证要点】情志不畅，肝气不舒，郁久化热，湿热上犯，故见眼前棕黄色阴影、黄斑水肿、黄白色点状渗出。全身症状及舌脉均为肝经郁热之象。

【治法】疏肝解郁，清热化湿。

【方药】丹栀逍遥散（《内科摘要》）加减。黄斑区黄白色点状渗出较多者，可加丹参、郁金、山楂以理气化瘀；脘腹痞满者，宜加鸡内金、莱菔子以消食散结；小便短赤者，加车前子、泽泻、黄柏以助清热利湿。

### 3. 气滞血瘀证

【辨证要点】肝失条达，气郁血滞，壅遏目窍，故见黄斑部色暗红，可见黄白色点状渗出，视物不清，视物变形。肝郁不舒，日久化热，故头晕胁痛，口苦咽干，舌苔薄黄，脉弦细数。

【治法】清热疏肝，行气活血。

【方药】丹栀逍遥散（《内科摘要》）加减。方中牡丹皮、栀子清热疏肝；柴胡、白芍、薄荷疏肝理气；茯苓、白术、甘草、生姜温中健脾，利水化湿。酌加行气活血之泽兰、毛冬青、茺蔚子、丹参。

### 4. 阴虚火旺证

【辨证要点】肾主骨生髓通脑，腰为肾之府，肝开窍于目。肝肾同源，故肝肾阴虚，则见头晕耳鸣，腰膝酸软，视物昏花，视直如曲。肝肾阴虚，虚火上扰，水湿外渗，则见黄斑水肿，色素紊乱。舌边红，苔薄黄。

【治法】滋阴降火。

【方药】知柏地黄丸（《医宗金鉴》）加减。方中牡丹皮、黄柏、知母泻相火；山茱萸、熟地黄滋补肝肾；山药、茯苓、泽泻健脾利水。

### （二）中医特色疗法

**1. 针刺治疗**　主穴可选攒竹、鱼腰、太阳、瞳子髎、丝竹空、承泣、四白、风池，配穴可选合谷、太冲、光明、足三里、三阴交。每次选取主穴 2 个，配穴 2～3 个。根据辨证选择补泻法，每日 1 次，留针 30 分钟，10 日为 1 个疗程。

**2. 眼部直流电药物离子导入法**　可选用丹参、三七注射液作离子导入，每日 1 次，每次 15 分钟，10 次为 1 个疗程，间隔 2～5 日再进行第 2 个疗程。

**3. 穴位注射**　用丹参注射液，于双侧足三里穴注射，每侧 1ml，每周 2 次，有促进黄斑部渗出物吸收的作用。

## 六、预 后 转 归

本病为复发性、自限性疾病。一般 3～6 个月多能自愈，视力可以完全恢复正常。但部分患者迁延不愈或反复发作，可造成不可逆的视力损害。

## 七、预 防 调 护

（1）养成良好的生活习惯，起居有时。保证充足睡眠，节制房事。
（2）饮食宜清淡，忌肥腻厚味、辛辣刺激，忌煎炸炙煿及生冷之品。
（3）合理安排工作，避免过用目力，消除不良情绪刺激，保持心情舒畅。
（4）户外活动宜戴有色眼镜，避免紫外线对黄斑部的损害。

## 八、名医名家学术经验

#### 郭承伟教授临床主张运用泻南补北法治疗中心性浆液性脉络膜视网膜病变

郭教授认为中心性浆液性脉络膜视网膜病变发病与精神紧张、情绪波动、感冒、睡眠不足、过度疲劳等诸多因素有关，这与心肾不交证候吻合。当病变初起，全身症状以心阳上亢为主时，应以天王补心丹为主方，配交泰丸以增强交通心肾之效。当患者病久，全身症状以肾阴、肾阳不足为主时，则以交泰丸配金匮肾气丸为主进行治疗。

#### 庄曾渊研究员病证结合辨治中心性浆液性脉络膜视网膜病变

庄老建立了以病证结合为基础，辨证论治为主体，精气血津液辨证为主要方法的眼底病辨证论治体系。视网膜色素上皮或神经上皮浆液性脱离是中心性浆液性脉络膜视网膜病变整个发病过程的主要表现，气液停滞是其基本病机，故可从开通玄府、行气利湿进行论治。但在中心性浆液性脉络膜视网膜病变的不同病程阶段，精、气、血、津液的盈亏通滞有所不同，治疗时应有所侧重。

#### 亢泽峰教授基于目病伏邪论辨治慢性复发性中心性浆液性脉络膜视网膜病变

亢教授认为中心性浆液性脉络膜视网膜病变患病之初，以气机不利或气机不畅为主。待其病程渐长，反复发作，气不行则络脉瘀阻，聚湿成痰。且气不化精，精血亏虚，目失濡养，因虚致瘀，痰瘀互结，进一步加重虚损，如此因虚致瘀，由瘀转虚，虚虚实实，循环往复，损及脏腑。根据目病伏邪论，邪气潜伏于目络，积留不去，败络丛生，乃生变证，累及视网膜色素上皮层、Bruch 膜和脉络膜毛细血管而发生脉络膜新生血管，可见黄斑出血，视功能损害严重。此时痼疾难疗，需缓缓图之，剂型以丸剂为主，如大黄䗪虫丸，使瘀化而正不伤。

# 第五节　特发性脉络膜新生血管

## 一、概　述

特发性脉络膜新生血管（idiopathic choroidal neovascularization，ICNV）系孤立发生在黄斑部的渗出性脉络膜视网膜病变，以伴有视网膜下新生血管和出血，最终导致瘢痕形成为特征。其发病率较低，多为单眼发病，偶可累及双眼。起病年龄多为 20～40 岁，性别无明显差异。该病有一定的自限性，但病程持久，常呈间歇性发作。瘢痕形成可造成永久的视物变形和中心视力丧失。目前该病病因尚不明确，文献报道多种疾病均与 ICNV 有关。在古代中医文献中无本病名记载，只是根据该病症状及体征笼统地将其归为"视瞻昏渺""视直如曲""视大为小""视瞻有色"等内障眼病。清朝黄庭镜所著的《目经大成·视惑论》中记载："此目人看无病，但自视物颠倒紊乱，失却本来面目，如视正为斜……赤为白，大为小"。

## 二、病 因 病 机

（1）肝胆湿热，或肝气郁结，郁而化火，热灼脉络。热迫血急行，致使血溢脉外，血不利则为水，故黄斑区易见出血、水肿及渗出等病变。

（2）嗜好烟酒，恣食肥甘，痰热内生。脾胃积热，脾失运化，水谷无以运化传输，水湿停聚而成痰浊，黄斑可见水肿渗出，痰浊瘀久不化，导致脉络膜新生血管形成。

（3）脾虚胃弱，运化失调，气虚不足，统摄无力，使血不循经，血溢络外，眼底出血、新生血管形成。

（4）长期熬夜，用眼频繁，致使相火妄动，肾水枯，心火焚，肝肾阴亏，阴精内耗，虚火上炎，灼伤血络，血溢络外。

## 三、临 床 诊 断

（1）青壮年，常单眼发病，伴不同程度的中心视力下降、视物变形。

（2）眼前节无炎症反应，玻璃体清亮。眼底可见黄斑区灰黄色病灶，伴视网膜下出血。

（3）相关检查

1）实验室检查：血常规检查、结核菌素皮内试验、组织胞浆菌素皮内试验、弓形虫红细胞凝聚反应、性病研究实验室试验（venereal disease research laboratory test，VDRL test）及 TPHA 等血液检查。

2）眼科检查：具体如下。①直接/间接检眼镜：黄斑区灰色病灶伴视网膜下出血，类圆形，不隆起或微隆起，边界模糊，大小约 1/4 视盘直径（disc diameter，DD），很少超过 1 个 DD。在急性阶段，病灶周围可见盘状视网膜脱离。②FFA：早期即显影，呈轮辐状、颗粒状、花边状或绒球状等形态，并迅速渗漏成强荧光斑。晚期渗漏无明显消退，病灶周围出血处荧光遮蔽。③OCT：见 RPE 和脉络膜毛细血管层的反光带局限增强。较小的 CNV 常表现为梭形的强反光团，大的 CNV

为较大范围的不规则增厚，同时伴 RPE 和脉络膜毛细血管层变形。

# 四、鉴 别 诊 断

本病应与中心性浆液性脉络膜视网膜病变、年龄相关性黄斑变性及点状内层脉络膜病变相鉴别（表 23-2）。

表 23-2　特发性脉络膜新生血管的鉴别诊断

| 黄斑疾病 | 发病年龄 | 发病眼别 | 常见体征 |
| --- | --- | --- | --- |
| 特发性脉络膜新生血管 | 中青年 | 单眼发病 | 多伴有视网膜出血和脉络膜新生血管 |
| 中心性浆液性脉络膜视网膜病变 | 中青年 | 多单眼发病 | 中心视力不低于 0.5，眼底黄斑区水肿呈盘状视网膜浅脱离，无出血和新生血管 |
| 年龄相关性黄斑变性 | 一般在 50 岁以上 | 双眼发病 | 双眼黄斑区多数可见玻璃膜疣及色素紊乱 |
| 点状内层脉络膜病变 | 中高度近视女青年 | 双眼发病 | 多个小病灶同时存在，一般在 10 个以内 |

# 五、临 床 治 疗

目前西医治疗目的为封闭 CNV，主要治疗方法有激光光凝治疗、光动力疗法（photodynamic therapy，PDT）、玻璃体腔注射抗 VEGF 药物治疗及联合疗法。中医治疗则以滋阴降火为主，同时从气血入手。气虚无力行血则导致血瘀，故本病治疗以养阴、止血、益气为主要治法。

（一）辨证论治

主证：视物昏蒙，视物变形，眼前黑影遮挡等。

**1. 肝郁气滞证**

【辨证要点】郁怒伤肝，肝失条达，气滞血郁，壅遏目窍，故视力急剧下降，黄斑部中央形成渗出、出血病灶。肝郁不舒，气滞血瘀，日久化热，肝火上炎，故见头目胀痛，口苦咽干，舌暗红苔薄黄，脉弦数。

【治法】疏肝解郁，行气活血。

【方药】血府逐瘀汤（《医林改错》）加减。方中柴胡、枳壳、桔梗疏肝理气；当归、川芎、赤芍、桃仁、红花、牛膝活血化瘀；生地黄配当归养血润燥；甘草和中；诸药合用，共奏疏肝行气、活血化瘀之效。若渗出、水肿较甚者，选加车前子、薏苡仁、泽泻以加强利水消肿之功。若瘀血日久不散，选加三七、丹参、鳖甲、三棱、莪术等破血散结。

**2. 虚火上炎证**

【辨证要点】阴虚火炎，虚火上扰，灼伤脉络，致黄斑部渗出、出血，视力下降。虚火内扰，故头晕耳鸣，心烦少寐，口燥咽干。舌边尖红，苔薄黄，脉弦细数，乃属阴虚内热之象。

【治法】滋阴降火，化瘀消积。

【方药】知柏地黄丸（《医宗金鉴》）合桃红四物汤（《医宗金鉴》）加减。渗出及出血日久不散者，酌加三七、泽兰、浙贝母、鳖甲、昆布、海藻以祛瘀软坚散结。口燥咽干者，可加沙参、麦冬以养阴生津。心烦者，可选加黄连清心，夜交藤、远志、酸枣仁以安神定志。头晕耳鸣者，可加钩藤、天麻以平肝熄风。

**3. 痰热上壅证**

【辨证要点】平素恣酒嗜燥，过食肥甘厚味，脾失健运，聚湿成痰，痰郁生热，上壅清窍。脉络阻塞，气血不行，清阳不升，浊阴不降，蒙蔽清窍，故头重胸闷，视物模糊，黄斑部出血，水肿，渗出形成。痰热阻滞中焦，则胸闷烦躁，食少恶心，痰稠口苦。舌苔黄腻，脉弦滑皆为痰热之象。

【治法】涤痰通络，活血祛瘀。

【方药】温胆汤（《三因极一病证方论》）加减。可选加桃仁、红花、泽兰、川芎、赤芍、茺蔚子以活血祛瘀。头重及黄斑部渗出明显者，选加薏苡仁、赤小豆、大豆黄卷以渗湿利水。胸闷纳呆者，选加枳壳、莱菔子、厚朴、大腹皮以理气宽胸。恶心者，选加草豆蔻、藿香以降逆止呕。

**4. 脾虚气弱证**

【辨证要点】脾统血，主运化。脾虚气弱，统摄无权，血溢络外，故眼底出血。脾虚失运，水谷不化，滞积为浊成痰，故视物模糊。黄斑渗出形成，纳呆便溏，脾虚气弱。不荣头面及四肢，故怠惰懒言，心悸怔忡，面色少华，舌淡苔薄白，脉细弱。

【治法】健脾益气，止血活血。

【方药】归脾汤（《济生方》）加减。方中党参、白术、茯神、甘草健脾益气；当归、黄芪合而补血；酸枣仁、远志、龙眼肉养心宁神；木香健脾理气，补而不滞。反复出血者，可加阿胶、荆芥炭、白及、茜草根以养血活血，止血凉血。出血停止后，可酌加泽兰、茺蔚子以活血化瘀。气虚甚者，重用党参、黄芪。

（二）中医特色疗法

**1. 针灸治疗**

（1）体针：选用翳明、攒竹、瞳子髎、太冲、风池、阳白、丝竹空、合谷、肾俞、肝俞等穴，每次选取 2 穴，交替使用，根据病症虚实，用平补法或平泻法。

（2）耳针：选用目 1、目 2、脾、肝等耳穴，每日按压 2～3 次，有促进黄斑部渗出物吸收的作用。

**2. 中药注射液的应用** 选用川芎嗪注射液 160ml，或丹参注射液 10ml，加入 5% 葡萄糖注射液 250ml 静脉滴注，每日 1 次，10 日为 1 个疗程。

**3. 药物电离子导入** 选用丹参、三七、红花等注射液作药物电离子导入，每日 1 次，10 日为 1 个疗程，可连续进行 2～3 个疗程。

# 六、预后转归

多数病变范围比较局限、出血少，且多数病变位于中心凹旁，所以最终视力相对较好。但有些患者因黄斑中心凹有机化纤维瘢痕，可造成黄斑部视网膜不可逆损伤，中心视力永久性损害。

# 七、预防调护

（1）戒怒戒躁，保持情志调畅。

（2）作息规律，避免过度用眼、熬夜。

（3）饮食均衡，少食辛辣、肥甘厚味之品，以免耗伤津液及阴血。

（4）本病病程长，宜坚持系统、规范治疗。

# 八、名医名家学术经验

**国医大师唐由之分期论治中医经验**

唐老在治疗上以治血为要，根据该病不同发展阶段所表现的不同证候，将该病分为初发期、瘀血期、瘢痕期三期。初发期，患者发病时间较短，眼底黄斑部出血色鲜红，应当急则治其标，以止血为要。故此期应采用清热凉血止血法进行治疗。瘀血期多在病情稳定的 2～3 周或 1 个月之后。眼底出血色泽暗红，常伴有黄白色的渗出、水肿。出血即止，溢出之血不能复还经脉，从而成为瘀血。"旧血不去，而新血不生"，故唯有活血化瘀，方可促使祛瘀生新，行血归经。瘢痕期多在疾病晚期，出血渗出基本吸收，黄斑部瘢痕形成。久病多虚，酌情选用补气养血或滋补肝肾明目的中药。

# 第六节 年龄相关性黄斑变性

## 一、概　　述

年龄相关性黄斑变性（age-related macular degeneration，ARMD）是一种随年龄增加而发病率上升并导致患者中心视力下降的疾病。患者多为 50 岁以上，双眼先后或同时发病，视力进行性损害。本病严重影响老年人的生存质量，是发达国家老年人致盲最主要的原因。除年龄外，本病与患者的种族（白种人多）、性别、家族史等有关。根据临床表现和病理改变的不同，本病分为两型：①萎缩型老年性黄斑变性，或称为非渗出型年龄相关性黄斑变性（nonexudative senile macular degeneration），或干性年龄相关性黄斑变性；②渗出型年龄相关性黄斑变性（exudative senile macular degeneration），或称湿性年龄相关性黄斑变性。中医对本病无明确记载，《证治准绳》有类似的描述："若人年五十以外而目昏者，虽治不复光明。盖时犹月之过望，天真日衰，自然日渐光谢"。根据本病临床症状，可属中医眼科"视瞻昏渺""暴盲"等范畴。

## 二、病 因 病 机

（1）饮食不节，脾失健运，不能运化水湿，浊气上泛于目。

（2）素体阴虚，或劳思竭视，肝肾阴虚，虚火上炎，灼伤目络则视物昏蒙。

（3）情志内伤，肝失疏泄，肝气犯脾，脾失健运，气机阻滞，血行不畅为瘀。津液凝聚成痰，痰瘀互结，遮蔽神光则视物不清。

（4）年老体弱，肝肾两虚，精血不足，目失濡养，以致神光暗淡。

## 三、临 床 诊 断

（1）45 岁以上双眼渐进性视力减退，或突然严重视力障碍。

（2）可见视网膜玻璃膜疣，或视网膜脉络膜萎缩灶，或后极部深、浅层出血，可伴新生血管、黄斑区盘状瘢痕。

（3）相关检查

1）荧光素眼底血管造影：干性可见黄斑区透见荧光（窗样缺损）及低荧光（色素遮挡）；湿性可见早期新生血管形态、后期荧光素渗漏。

2）吲哚菁绿脉络膜血管造影：脉络膜染料充盈迟缓和（或）不规则，脉络膜动脉迂曲及硬化征象，可显示隐匿型 CNV。

3）视野检查：绝对性中心暗点。

4）OCTA：玻璃膜疣、脉络膜新生血管、出血、渗出、瘢痕及神经上皮、RPE 脱离。

5）多焦视网膜电图：中心峰反应明显减弱或消失。

# 四、鉴 别 诊 断

本病需与脉络膜黑色素瘤相鉴别，可通过荧光素血管造影进行鉴别诊断。ARMD 出血自始至终为荧光遮蔽，而脉络膜肿瘤先见滋养血管，继之为斑点状荧光，后期发展为融合的强荧光。

# 五、临 床 治 疗

本病的治疗重点集中于 CNV 的抑制或消退，湿性者可用激光及 VEGF 抑制剂。中医以辨证治疗为主，在促进出血及渗出吸收、减少并发症等方面优势显著。

## （一）辨证论治

主证：视物模糊，视物变形，眼底可见玻璃膜疣或黄斑出血、渗出及水肿。

### 1. 肝肾亏虚证

【辨证要点】肝肾两虚，精亏血少，故见后极部视网膜色素紊乱或陈旧性渗出。全身症状及舌脉均为肝肾两虚之象。

【治法】补益肝肾。

【方药】驻景方（《银海精微》）加减。五心烦热，失眠盗汗者，加知母、黄柏、地骨皮以降虚火；瘢痕较多者，加山楂、鸡内金、昆布以散结消积。

### 2. 脾虚湿困证

【辨证要点】嗜食偏好，脾胃受损，湿困中焦，浊气上犯，故见视物昏蒙，后极部视网膜多个玻璃膜疣。全身症状及舌脉均为脾虚湿困之象。

【治法】健脾利湿。

【方药】参苓白术散（《太平惠民和剂局方》）加减。水肿明显者，加泽兰、益母草以利水消肿。

### 3. 阴虚火旺证

【辨证要点】素体阴虚，或劳思竭虑，肝肾阴虚，虚火上炎，灼伤目络，故见黄斑区大片新鲜出血、渗出和水肿。全身症状及舌脉均为阴虚火旺之象。

【治法】滋阴降火。

【方药】生蒲黄汤（《陈达夫方》）合滋阴降火汤（《眼科临症笔记》）加减。可加三七、郁金以助活血化瘀；若出血日久不吸收者，可加丹参、泽兰、浙贝母等以活血消滞；大便干结者，可加火麻仁以润肠通便。

### 4. 痰瘀互结证

【辨证要点】肝气郁结，气滞血瘀，瘀血阻滞。木郁土壅，脾失健运，水湿不化，聚湿成痰，痰瘀互结，故眼底可见瘢痕形成及大片色素沉着。全身症状及舌脉为痰瘀互结之象。

【治法】化痰软坚，活血明目。

【方药】化坚二陈丸（《医宗金鉴》）加减。常加丹参、川芎、牛膝等以活血通络；瘢痕明显者，可加浙贝母、鸡内金以软坚散结。

## （二）中医特色疗法

### 1. 中成药治疗
辨证选用参苓白术丸、知柏地黄丸、杞菊地黄丸、生脉饮、血府逐瘀口服液等。

### 2. 针刺治疗
主穴选睛明、球后、承泣、瞳子髎、攒竹、风池。配穴选完骨、百会、合谷、肝俞、肾俞、脾俞、足三里、三阴交、光明。每次选取主穴 2 个，配穴 2~4 个，根据辨证补泻，每日 1 次，留针 30 分钟，10 日为 1 个疗程。

## 六、预 后 转 归

CNV 出血或晚期瘢痕化时，视力严重下降。本病可因大量出血进入玻璃体而导致增殖性玻璃体视网膜病变。

## 七、预 防 调 护

（1）日光下应戴遮阳帽，雪地、水面应戴滤光镜，以保护眼睛免受光的损害。
（2）单眼 AMD 的患者，应严格监测其健眼。

## 八、名医名家学术经验

### 庄曾渊研究员从精气血津液辨证分期论治 AMD 的辨证论治体系

精气亏损证，治以补肾填精，方予以五子衍宗丸合四物汤或杞菊地黄丸；气液失调证，治以舒畅三焦、行气利水散滞，方予以小柴胡汤合当归芍药散加减；络伤血溢证，治以凉血止血、益气利湿，方予以生蒲黄汤加减；痰瘀互结证，治以活血化瘀、软坚散结，方予以化坚二陈汤合升降散加减。

### 亢泽峰教授辨治 AMD 临床经验

亢教授将湿性 AMD 分为 CNV 无出血期、CNV 伴出血期和湿性非活跃期。CNV 无出血期为肝肾亏虚兼痰瘀互结证，治宜滋养通络、化痰通络，方用驻景方合化坚二陈汤加减；CNV 伴出血期为肝肾阴虚兼热迫血溢证，治宜凉血清络、滋养通络，方用生蒲黄汤合驻景丸方加减；湿性非活跃期为肝肾亏虚兼气血两虚证，治宜荣养通络，方用驻景丸方合八珍汤加减。

### 宋剑涛教授以抗疣驻景方治疗干性 AMD

宋教授认为 AMD 始于肝肾不足。肝血虚，肝失调达，气不行津，肾精亏，肾主水异常，均可引起津液输布失常，浊阴沉积，郁于局部，凝滞为痰为湿，形成玻璃膜疣。故治疗以补益肝肾为主，拟方抗疣驻景方。方中菟丝子补益肝肾、益精养血，枸杞子补肾养肝填精养血，熟地滋肾养肝，三药为君，入肝、肾二经，可补其不足；楮实子补肾清肝，五味子补肾，茺蔚子清肝明目，当归合生黄芪补益气血，五药为臣，可辅助补益肝肾；车前子、茯苓利湿祛痰，三棱化瘀行气祛积，三者为佐，可消除痰湿瘀阻，避免君臣补益滋腻。诸药合用，共奏补肝益肾、益精明目之功。

# 第七节　病理性近视性黄斑病变

## 一、概　　念

病理性近视多指发育停止后近视仍在发展，并伴发眼底病理性变化的近视类型，亦称进行性近视，大多数患者的度数在 6.00D 以上。常见眼底改变有近视弧形斑、漆裂纹、脉络膜新生血管、黄斑脉络膜萎缩、视网膜脱离、后巩膜葡萄肿等。当病变位于后极部视网膜和脉络膜，即统称为病理性近视性黄斑病变。古代文献中没有对病理性近视黄斑病变的明确记载，根据临床表现将其属中医眼科"瞳神络病""视瞻昏渺""暴盲""视直如曲""云雾移睛"等范畴。

# 二、病因病机

（1）先天禀赋不足或后天劳瞻竭视而致肝肾精血亏虚，精血不足，目失所养。

（2）后天失养致目络损伤，目内气血津液输布失常，成痰成湿成瘀，邪阻目络，久则络道亢进，发为病络。

# 三、临床诊断

本病可参考《高度近视防控专家共识（2023）》进行临床诊断。

# 四、鉴别诊断

本病应与 AMD、眼组织胞浆菌病相鉴别。

**1. AMD** 黄斑区可见 CNV 或黄斑区视网膜脉络膜萎缩灶，后极部常可见典型的玻璃膜疣，但无近视性视盘的表现。

**2. 眼组织胞浆菌病** 可见视盘周围萎缩灶，黄斑区可见 CNV，但无近视性萎缩弧。

# 五、临床治疗

病理性近视黄斑病变的治疗原则是保护视功能。黄斑区出血严重者，应迅速止血，并促进出血吸收，中医治以凉血止血化瘀。对于眼底 CNV 形成的患者，若 CNV 位于中心凹外，可行激光治疗；若 CNV 位于中心凹下，可采用抗 VEGF 治疗，中医治以益精养血、行气活血、通络明目。

辨证论治

**1. 萎缩性病理性近视黄斑病变**

主证：视物昏蒙，视力下降，眼前黑花渐生，眼底可见脉络膜视网膜退行性病变，后期可融合成大片萎缩灶。

肝肾两虚证

【辨证要点】患病日久，肝肾两虚，精血不足，神光衰微，以致视物昏蒙，视力下降，眼底则出现黄斑区萎缩灶、色素紊乱沉着。肝肾精血耗伤，目失濡养，神膏变混，则黑花渐生。

【治法】滋补肝肾，活血明目。

【方药】驻景丸（《银海精微》）加减。组成为楮实子、枸杞子、五味子、熟地黄、肉苁蓉、菟丝子、人参。若患者体瘦，伴五心烦热、心烦失眠等肝肾阴虚表现，常合杞菊地黄丸加减；若患者面色苍白，伴畏寒怕冷、腰膝酸软等肝肾阳虚表现，可加当归、丹参养血活血，黄芪、白术健脾益气。

**2. 牵拉性病理性近视黄斑病变**

主证：视物昏蒙，中心视力严重受损，视物变形，视物遮挡，眼底可见黄斑前膜，视网膜劈裂，黄斑裂孔甚至视网膜脱离等。

气血不足，精血亏虚证

【辨证要点】先天禀赋不足，久视劳倦损伤，脾胃运化失常，气血不足，目失所养，固摄无权，则见前膜牵拉、视网膜劈裂等。脾虚则湿浊内生，成痰或瘀，痰瘀互结则视网膜下积液甚则脱离等。

【治法】健脾益气补肾。

【方药】补中益气汤（《脾胃论》）加减。组成为人参、黄芪、升麻、柴胡、木香、苍术、陈皮、甘草。牵拉性病变严重时，应考虑玻璃体视网膜手术治疗，同时发挥中医药优势，以健脾益气中药为主，结合全身症状进行辨证治疗，提高围手术期的临床疗效，维持和提升视功能。

**3. 新生血管性病理性近视黄斑病变**

（1）漆裂纹样黄斑出血

主证：视力下降，眼底黄白色不规则线状条纹，无 CNV 出现。

1）阴虚火旺证

【辨证要点】视物模糊，视物遮挡，或有变形。头晕目眩，咽干，目涩，心烦失眠，腰膝酸软，遗精盗汗。眼底见黄斑出血。舌质红，少苔，脉细数。

【治法】滋阴降火、凉血止血。

【方药】知柏地黄丸（《医宗金鉴》）。组成为熟地黄、山茱萸、山药、泽泻、牡丹皮、茯苓、知母、黄柏。

2）气不摄血证

【辨证要点】视物模糊，视物遮挡，或有变形。面乏华泽，肢体乏力，纳食不馨，口淡无味，视物疲劳，不能久视，或有便溏泄泻。眼底见黄斑出血。舌质淡，有齿痕，苔薄白，脉细弱。

【治法】益气养血、收敛止血。

【方药】八珍汤（《瑞竹堂经验方》）加减。组成为党参、熟地黄、白术、黄芪、当归、白芍、川芎、茯苓、泽泻、炙甘草。或归脾汤（《济生方》）加减。组成为人参、黄芪、白术、当归、甘草、茯神、远志、酸枣仁、木香、龙眼肉、生姜、大枣。

3）气滞血瘀证

【辨证要点】视物模糊，视物遮挡，或有变形。久视则眼球酸胀，干涩疼痛，目眶紫黯，眉棱骨疼。或见情志不舒，头晕耳鸣，视疲劳。眼底见黄斑出血。舌质紫黯或有瘀斑，脉弦涩。

【治法】行气活血。

【方药】血府逐瘀汤（《医林改错》）加减。组成为生地黄、桃仁、红花、赤芍、川芎、桔梗、柴胡、当归、牛膝、甘草、枳壳。

4）肝郁化火证

【辨证要点】视物模糊，视物遮挡，或有变形。眼底黄斑部出现血斑。神志不舒。心情失畅。头目作胀。口苦心烦。舌质红，苔薄黄，脉弦。

【治法】疏肝泻火，凉血止血。

【方药】丹栀逍遥散（《内科摘要》）加减。组成为牡丹皮、栀子、薄荷、柴胡、当归、茯苓、白术、白芍、炙甘草。

5）肾亏血滞证

【辨证要点】视物模糊，视物遮挡，或有变形。眼底出血新旧并存，常伴有机化渗出或色素紊乱。眼目干涩。腰膝酸软。舌暗红，苔薄，脉细。

【治法】滋益肾阴，化瘀明目。

【方药】加减驻景方（《医方类聚》）。组成为车前子、五味子、枸杞子、菟丝子、熟地黄、当归、楮实子、川椒。

（2）近视性脉络膜新生血管性黄斑病变

主证：视力下降明显甚至失明，可见视物颜色暗淡、变形、遮挡等症状，眼底出现 CNV。

1）精亏络滞证

【辨证要点】肝血肾精耗伤不能养目，目络空虚出现视物昏花视力下降。肝郁脾虚，津液不运，则聚为痰湿。虚火上炎灼络出血，痰瘀互结，"邪阻"目络，血不养脉，反复日久，则成"病络"（CNV 形成）。病络易损则血溢络外，视力损伤。

【治法】补精养血，行气活血，通络明目。

【方药】抗 VEGF 治疗联合加减驻景方（《医方类聚》）。组成为车前子、五味子、枸杞子、菟丝子、熟地黄、当归、楮实子、川花椒。若见新鲜出血，则合生蒲黄汤加减以止血；水肿明显者，加夏枯草；渗出较多者，加炒山楂、浙贝母。诸药合用，既补肝肾益精血、补脾气除痰湿，又行气活血而通络，使邪阻去而目得濡养，神光得以发越。

# 六、预后转归

漆裂纹样黄斑出血预后一般较好，近视性脉络膜新生血管（myopic choroidal neovascularization，mCNV）性黄斑病变激光或抗 VEGF 治疗后易复发，中西医结合治疗可降低其复发率。

# 七、预防调护

（1）病理性近视与遗传关系较大，若双亲均为病理性近视，应加以警惕。

（2）病理性近视患者，要注意合理用眼，避免长时间近距离用眼，积极参加户外活动，正确矫正屈光不正。

（3）防止眼外伤和头、眼部的震动，避免剧烈活动和用力提重物等体力活动，减少对眼的不良刺激。

# 八、名医名家学术经验

### 亢泽峰教授"瞳神络病"理论辨治

亢教授认为病理性近视患者随着近视度数的加深，视力逐渐下降。久视伤血，络脉虚损，产生病络。血伤气损，目之气络无力运行血液，津液代谢失常，血停成瘀，津滞成痰成湿，痰湿瘀"邪阻"日久，化生内"毒"。"毒"浊目络，络道亢进，出现异生血络——"败络"。络损血溢，造成严重的视力损伤。故亢教授以调气血、护气阴、通目络为治则，拟加减驻景方。方中枸杞子滋补肝肾、益精明目，菟丝子补益肝肾明目，合而为君，共同滋补肝肾之精血。当归补血活血以充精血，合茺蔚子活血明目以助血行，共为臣药。茯苓合桂枝温通经脉、助阳化气，扶本护目以除痰湿；三七养血和血，止血不留瘀、化瘀不伤正；生蒲黄助三七化瘀止血；郁金、三棱行气活血。四味血药并行，可化局部血瘀，消解痰湿瘀，祛除目络邪滞，使络通而目明。

# 第八节 黄斑水肿

## 一、概述

黄斑水肿（macular edema，ME）是指黄斑区视网膜毛细血管发生异常，导致视网膜内或视网膜下的液体在黄斑部积聚而成的疾病，可造成视力下降，视物变形、变暗、变小，中心暗点。本病多为其他眼底疾病的继发表现，按照 ME 发生的病理生理过程，可将其分为以血管损伤为主要损害的 ME 和以炎症为主要损害的 ME。以血管损伤为主要损害的 ME 主要有视网膜静脉阻塞继发黄斑水肿（retinal vein occlusion-macular edema，RVO-ME）、糖尿病性黄斑水肿（diabetic macular edema，DME）、口服避孕药继发的 ME 及芬戈莫德继发的 ME 等。以炎症为主要损害的 ME 常见于葡萄膜炎黄斑水肿和眼部手术后黄斑囊样水肿。

## 二、病 因 病 机

（1）目为上窍，经脉繁杂，脉络精微。若经络受损，则络伤出血，溢于脉外。或经气不利致气血受阻，血液瘀结，滞于脉内。或瘀阻气机，水液壅滞不通，瘀水互结于黄斑。

（2）木郁为火，气血不和，则血块横结。或情志不遂，扰乱气机，气郁血阻。抑或郁而化火，阴虚火旺，血液瘀结。甚或气郁化火，气血逆乱，不循常经，血溢脉外，致使眼部气郁血瘀为患，日久黄斑部水湿停滞，易致黄斑水肿。

（3）饮食不节，或忧思过度，脾失健运，津液输布不利，水湿不化，湿邪内生，水湿停聚，壅滞经络。或聚湿生痰，痰瘀互结，渗于视衣脉络膜之外。或脾肾亏虚，开合不利，无力推动津液代谢，清液滞留，浊液不出，视衣水湿聚而不行，发为水肿。

## 三、临 床 诊 断

（1）黄斑水肿多继发于多种眼病，故没有特征性主诉，可出现以下症状：视力下降和（或）视物变形、变暗、变小。

（2）眼底检查发现黄斑中心凹反光消失或有蜂窝状改变。

（3）辅助检查

1）OCT：目前是黄斑水肿诊断的标准工具。根据视网膜形态可分为囊样、微囊样黄斑水肿和囊样黄斑变性。

2）FFA 和 ICGA：不同病因导致的黄斑水肿，除各自相应体征外，FFA 还可见黄斑部弥漫性的深层荧光渗漏或呈花瓣样强荧光。单纯黄斑水肿，一般脉络膜血管造影正常，在葡萄膜炎患者中，可出现脉络膜低荧光和高荧光等改变。

3）视野：中心视野可见相对或绝对暗点，Amsler 表显示中心暗点和方格变形更明显。

## 四、鉴 别 诊 断

囊样黄斑水肿（cystoid macular edema，CME）和囊样黄斑变性（cystoid macular degeneration，CMD）的鉴别诊断见表 23-3。

**表 23-3　囊样黄斑水肿和囊样黄斑变性的鉴别**

| | 囊样黄斑水肿 | 囊样黄斑变性 |
|---|---|---|
| 囊腔 | 有 | 有 |
| FFA | 有荧光渗漏和积存 | 无荧光渗漏和积存 |
| 视网膜厚度 | 常增厚 | 不增厚，甚至变薄 |
| 囊腔形态 | 垂直双凸形 | 至少一边凹形或变直，呈独特方形 |
| 预后 | 水肿越早消退视功能预后越好 | 视功能预后较差 |
| 对治疗的反应 | 对皮质类固醇、抗 VEGF 等治疗有效 | 对皮质类固醇、抗 VEGF 等治疗无效 |
| 病程 | 容易复发 | 病变稳定，进展缓慢 |
| 病变性质 | 血管或 RPE 渗漏 | Müller 细胞变性，组织崩解 |

## 五、临 床 治 疗

黄斑水肿的治疗原则为把握治疗时机，按照不同病因、患者特征及体质进行个体化精准治疗。

根据病因不同，在选择治疗方案时应审证求因：①需要注意详细询问患者的用药史，对于一些可能继发 ME 的药物，应建议停用；②根据病因不同，选择不同的治疗方案，RVO-ME、DME 首选抗VEGF 治疗，降低玻璃体内 VEGF 水平，促进黄斑形态的恢复，提升视力；③糖皮质激素作为治疗炎症性黄斑水肿的一线用药，能积极有效地控制炎症，促进 ME 的消退。治疗慢性顽固性炎症，可加用环孢素、甲氨蝶呤、硫唑嘌呤、麦考酚酸酯等免疫抑制剂。

## （一）辨证论治

**主证**：视物模糊，视物变形，视物遮挡等。

### 1. 脾虚湿盛证

【辨证要点】脾居中土，上输精微，下排浊液，输上布下，运化水湿。而黄斑属于脾，若脾虚运化失职，水湿不化，壅滞于视衣，故隐隐可见黄斑水肿。乏力，嗜睡易困，舌质淡白，舌体胖大有齿痕，苔薄白或白腻，脉沉细皆为脾虚湿蕴之象。

【治法】健脾化湿利水。

【方药】参苓白术散（《太平惠民和剂局方》）合五皮饮（《证治准绳》）加减。药用党参、茯苓、猪苓、白术、泽泻、黄芪、大腹皮、桑白皮、白茅根等。若兼见面色晦暗，怯寒肢冷，神倦乏力等，可加炮附片、肉桂、淫羊藿、车前子、淮山药之类以温肾助阳，化气行水。

### 2. 阴虚火旺证

【辨证要点】素体阴液亏损，虚火上炎，煎熬血液，久而化瘀，血瘀脉络，溢于络外，故可见眼底出血。水肿为夹瘀夹痰之象，舌脉则为阴虚夹瘀之象。

【治法】滋阴泻火，行气化瘀。

【方药】轻症多选用丹栀逍遥散（《内科摘要》），合并出血明显者选用生蒲黄汤（《眼科六经法要》）加减。若见吞酸嗳气，胁肋不舒，口苦口干等，酌加柴胡、白芍、茯苓等以柔肝疏肝。若出血时间短，色鲜红，以止血为要，防瘀血更甚，加牡丹皮、赤芍、白茅根；出血量多，瘀阻气机者，可用香附、川芎、桃仁、地龙等。

### 3. 痰瘀互结证

【辨证要点】痰瘀互结，有形之物阻滞，脉络不利，故眼底见出血，渗出之物。痰瘀壅滞，神光不可外越，故自觉视物遮挡。头身沉重，口唇紫暗或身有痛点，固定不移，舌紫有瘀斑，苔厚腻，脉弦滑皆为痰瘀互结之象。

【治法】健脾燥湿，化痰祛瘀。

【方药】温胆汤（《三因极一病证方论》）加减。药用陈皮、半夏、茯苓、竹茹、枳壳、浙贝母、郁金、山楂、僵蚕等。痰湿重者，可加猪苓、车前子利水渗湿。瘀血较甚者，加用丹参、三七，使止血不留瘀，化瘀不伤正。

### 4. 瘀水互结证

【辨证要点】黄斑水肿发展至后期，眼部瘀滞成为主要病理改变，并多呈现水瘀互结的特点。故水肿延久不退，肿势轻重不一，网膜色暗红。头晕目眩，肢体麻木，舌暗有瘀斑，脉弦或细涩皆为瘀水互结之象。

【治法】活血化瘀，利水消肿。

【方药】桃红四物汤（《医宗金鉴》）合五苓散（《伤寒论》）加减。药用桃仁、红花、川芎、赤芍、当归、丹参、地黄、益母草、泽泻、苏木、路路通等。由于气滞往往是水瘀互结的先期，气不行则水停血瘀，此时可考虑倍用川芎。若水肿较甚，可增加车前子用量至 40g。病程后期无活动性出血，瘀血停留，凝结成块，可加三棱、莪术等以破血行瘀。

（二）中医特色疗法

**1. 针灸治疗**

（1）体针：常用穴为球后、翳明、光明、睛明、风池、肾俞、肝俞、足三里等。每次局部取穴2个，远端取穴2个，每日1次，10日为1个疗程。

（2）耳针：选用目1、目2、脾、肝等耳穴，每日按压2~3次。有促进黄斑部渗出物吸收的作用。

**2. 常用中成药**

（1）川芎嗪片：每次50~100mg，每日3次，温开水送服。适用于兼血瘀证。

（2）补中益气丸：每次6g，每日2次，温开水送服。适用于脾气虚弱证。

（3）六味地黄丸：每次6g，每日2次，温开水送服。适用于肝肾亏损证。

（4）陈夏六君子丸：每次6g，每日2次，温开水送服。适用于痰湿郁结证。

**3. 其他疗法**

（1）眼部直流电中药离子导入：选用川芎嗪、红花、丹参、三七注射液作电离子导入，每次15分钟，每日1次，10日为1个疗程，间隔2~5日再进行下一个疗程。适用于兼血瘀证。

（2）穴位注射：用丹参注射液，于双侧足三里穴注射，每侧1ml，每周2次。可促进黄斑部水肿。

# 六、预 后 转 归

早期治疗可避免感光细胞受损及黄斑区视网膜结构改变，可有效挽救视力。对于持续性ME，水肿减轻并不能带来相应的视力改善，但可维持现有视力。

# 七、预 防 调 护

（1）养成良好的生活习惯，起居有时，节制房事，避免过用目力及过度疲劳。

（2）饮食宜清淡，多吃新鲜水果、蔬菜，忌肥甘厚味、辛辣刺激、煎炸炙煿及生冷之品。

（3）保持情志舒畅，减少工作压力。消除紧张、烦躁、沮丧、激动等不良情绪的影响，以免病情加重或反复。

（4）积极、规范治疗原发病。

# 八、名医名家学术经验

**彭清华教授治疗黄斑水肿的临床经验**

彭教授认为腠理疏松致水液停聚、腠理瘀滞致气郁血阻是黄斑水肿发病过程的核心环节，治疗应"固腠理"与"行腠理"相结合。在固腠理方面，应重视使用补气健脾药。在行腠理方面，重视行气活血利水，行散眼底瘀滞之腠理，恢复腠理气化功能，从而恢复气血津液的正常输布。此外，彭教授认为黄斑水肿有虚实之分，虚证以"气虚"为先，实证以"气滞"为先。临床治疗黄斑水肿且正气不虚的患者，当先治其标，再观其本。

# 第九节 原发性视网膜色素变性

## 一、概 述

原发性视网膜色素变性（retinitis pigmentosa，RP）是一类以感光细胞及视网膜色素上皮细胞受累为主要表现的进行性遗传性视网膜疾病,其发病早、预后差,为我国乃至全球罕见的难治性致盲眼病。本病属中医眼科"高风雀目"范畴,最早见于隋代《诸病源候论》,其曰:"人有昼而睛明,至暝则不见物,世谓之雀目。言其如雀鸟,暝暝便无所见也"。《秘传眼科龙木论》称之为"高风雀目内障",明代《审视瑶函》称之为"高风内障",清代《目经大成》称之为"阴风障",后规范疾病名称为"高风内障",沿用至今。

## 二、病因病机

（1）肾阳虚亏,先天禀赋不足,命门火衰,入暮之时阳弱而无以抗阴,致夜无可视。
（2）肝肾两亏,精血不足,阴阳不济,阳气不能为用而夜盲。
（3）脾胃虚弱,清阳不升,浊阴上盛,阳不彰明而夜盲。
（4）气血不足,养目之源匮乏,入暮不能视物。
（5）目络细小,易滞易瘀,络失所养,气络失调,血络通利失宜,血滞成瘀,病久而为"病络",终致视物昏蒙。

## 三、临床诊断

本病临床诊断可参考《视网膜色素变性治疗循证指南（2021年）》。

## 四、鉴别诊断

本病应与继发性视网膜色素变性、后天性夜盲、视锥视杆细胞营养不良、Leber 先天性黑朦、无脉络膜症相鉴别（表23-4）。

表 23-4　原发性视网膜色素变性的鉴别诊断

| 眼底疾病 | 病因 | 主要症状 | 常见体征 | 辅助检查 |
|---|---|---|---|---|
| 原发性视网膜色素变性 | 遗传因素 | 夜盲,视力下降,视野渐进性丧失 | 视网膜骨细胞样色素沉着、视网膜血管变细及视盘蜡样苍白 | 视野、电生理、基因检测 |
| 继发性视网膜色素变性 | 多存在原发性视网膜疾病 | 夜盲,视力下降,视野渐进性丧失 | 视网膜色素沉着 | 视野、电生理、化验检测 |
| 后天性夜盲 | 各种因素引起的视网膜视杆细胞受损 | 暗适应能力差,暗处视物不清 | 眼底正常或糖尿病视网膜病变、青光眼、高度近视等表现 | 维生素 A 测量,视野及眼电生理检查等 |
| 视锥视杆细胞营养不良 | 遗传因素 | 早期视力减退、色觉异常,晚期畏光、昼盲、夜盲 | 黄斑中心凹反光消失、黄斑区青灰色伴金箔样反光,视网膜色素上皮萎缩,视神经萎缩,视网膜血管变细及色素团块堆积 | 电生理检查、暗适应检查、色觉检查、眼底荧光血管造影检查、基因检测 |
| Leber 先天性黑朦 | 遗传因素 | 出生 1 年内双眼盲 | 眼底改变、眼球震颤、瞳孔对光反射消失、畏光 | 电生理检查、基因检测 |
| 无脉络膜症 | 遗传因素 | 夜盲、视力下降、视野向心性缩小 | 脉络膜及视网膜色素上皮萎缩 | 电生理检查、眼底荧光血管造影检查 |

## 五、临床治疗

RP 为遗传性疾病,属先天不足,难以治愈,故治疗着重于提高患者的视觉质量。通过综合疗法改善眼部循环、营养神经，提高患者视功能、扩大视野，甚至提高视力，最终控制患者病情进展，达到提高患者生活质量的目的。

## （一）辨证论治

主证：夜盲、视物昏蒙、视野渐窄，视神经萎缩，视盘蜡样萎缩，视网膜血管细，骨细胞样色素沉着等。

### 1. 肾阳不足证

【辨证要点】禀赋不足，命门火衰，以致肾阳虚。阳陷于阴中，夜属于阴，人体阴盛阳衰，阳衰不能抗阴，故出现夜盲、视物昏蒙。

【治法】温补肾阳。

【方药】右归丸（《景岳全书》）加减。组成为熟地黄、山药、山茱萸、枸杞子、菟丝子、鹿角胶、杜仲、肉桂、制附子、当归。

### 2. 肝肾亏虚证

【辨证要点】先天禀赋不足，肾中精血不足，肾虚则水不涵木，致肝之阴血亏虚，精不上承，目窍失养。若肝气亏虚，肝失疏泄，无以开窍于目，子病及母，累及肾脏，导致肾精亏虚，则瞳神得不到清气的滋养，故视物昏蒙，视野缩窄。

【治法】滋补肝肾。

【方药】驻景丸加减方（《陈达夫中医眼科临床经验》）。组成为菟丝子、楮实子、茺蔚子、枸杞子、车前子、木瓜、寒水石、紫河车、生三七、五味子、夜明砂。或明目地黄丸（《中国药典》）加减。组成为熟地黄、山茱萸、山药、茯苓、泽泻、牡丹皮、茯苓、丹参、当归、五味子、枸杞子、茺蔚子等。

### 3. 脾气虚弱证

【辨证要点】先天不足，后天失养，脾胃虚弱、运化失常，精微物质生化无源，不能向上布精于目，故视物昏蒙。

【治法】健脾益气。

【方药】参苓白术散（《太平惠民和剂局方》）。组成为白扁豆、白术、茯苓、甘草、桔梗、莲子、人参、砂仁、山药、薏苡仁。

### 4. 目络瘀阻证

【辨证要点】患者先天禀赋不足，肝肾亏虚，精血耗损，不能上承濡养目睛，络失所养，血络通利失宜。络气虚损，气虚无力运行津血，津停痰凝，血滞成瘀，终致视物昏蒙。

【治法】益肾养肝，通调目络。

【方药】"补肾养血通络方"加减。组成为枸杞子、菟丝子、茺蔚子、沙苑子、楮实子、夜明砂、葛根、全蝎、熟地黄、当归、川芎、生白芍。

## （二）中医特色疗法

（1）中药提取物静脉给药改善全身循环：葛根素注射液400mg静脉点滴，每日1次，4周为1个疗程。

（2）眼部中药制剂应用改善局部循环：注射用血栓通眼部离子导入、复方樟柳碱注射液颞浅注射，每日1次，4周为1个疗程。

（3）针刺穴位：选用睛明、球后、丝竹空、攒竹、太阳、合谷、光明、足三里、三阴交等穴，4周为1个疗程。

# 六、预 后 转 归

视网膜色素变性为罕见难治性致盲眼病，其发病早，多青少年发病，预后差，至疾病晚期可致盲。治疗目的多为延缓病情进展。

# 七、预 防 调 护

（1）该病为遗传性疾病，存在家族史的夫妻生育前建议行基因检测。
（2）重视夜盲症状，筛查疾病，早发现早干预早治疗。
（3）注意维生素的补充，避免过量补充维生素 E。
（4）避免熬夜、长时间用眼、强光直射。

# 八、名医名家学术经验

### ⚕ 国医大师唐由之以阴阳为本辨治视网膜色素变性

唐老认为视网膜色素变性的基本病机为"元阳不足，阳不胜阴"，故在治疗上常用"阴病治阳"的方法，培补肾阳。药用附子、肉桂、桂枝、肉苁蓉、巴戟天、补骨脂等，补先天阳气之不足。根据阴阳互根理论，在上述药物的基础上，唐由之又选用制何首乌、黄精、熟地黄、山茱萸等滋阴之品以阴中求阳。视网膜色素变性的发生常合并有视网膜血管进行性闭塞、脉络膜血管变细。说明该病的发生和脉络运行不畅，目失所养相关。因此，行气活血之药物在调理阴阳方面的作用不能忽视，酌情选用川芎、赤芍、当归、丹参等药以增强眼局部血液循环，并选用黄芪补脾益气，充养后天之本以增强疗效，最终达到"阴平阳秘"的效果。

### ⚕ 四川名老中医陈达夫以"六经相属学说"辨治视网膜色素变性

根据六经学说，视网膜属肝，色素属肾，故视网膜色素变性属足少阴肾经和足厥阴肝经合病。先天禀赋不足，真阳不足，阴气偏盛，阳不胜阴，故夜盲；肝木虚，肝虚血少，肝肾两亏，精气不能上承于目，故致目失濡养。治以滋补肝肾，益精明目。拟驻景丸加减方，由菟丝子、楮实子、茺蔚子、枸杞子、车前子、木瓜、寒水石、紫河车、生三七粉、五味子组成，以米泔水煎鲜猪肝，夜明砂送服。此方补真元，方中加鲜猪肝直补肝脏，夜明砂入肝散血明目。

### ⚕ 亢泽峰教授提出以中医综合疗法周期性治疗视网膜色素变性

亢教授认为视网膜色素变性属"瞳神络病"范畴。肾中精血不足，则瞳神失养。肾虚则水不涵木，导致肝之阴血亏虚，精不上承，目窍失养。若肝气亏虚，肝失疏泄，无以开窍于目，子病及母，累及肾脏，导致肾精亏虚，则瞳神得不到清气的滋养，从而导致该病的发生。目中络道细小，易滞易瘀，运行不畅，停滞脉络，久居难出，成瘀成滞。患者先天禀赋不足，肝肾亏虚，精血耗损，不能上承濡养目睛，络失所养，可见气络失调，或血络通利失宜。或络气虚损，气虚无力运行津血，津停痰凝，血滞成瘀，病久而为"病络"，终致视物昏蒙。本病基础病机为"肝肾亏虚兼目络瘀滞"，该病机贯穿病程始终。亢教授同时提出以中医综合疗法周期性治疗视网膜色素变性，治疗以每年为一周期。住院治疗 1 个月，住院期间予患者标准化中医综合治疗方案，出院后继续口服中药汤剂 2 个月，停药 3 个月；后继续服用中药 3 个月，停药 3 个月；此为一固定周期。其中标准化中医综合疗法周期性治疗方案如下。

**1. 中药汤剂**　专病专方，辨证论治，随症加减。

疾病早期病机多为精血亏虚、络气瘀滞，故以益精养血、行气通络为治则，以经验方益精通络明目方临证加减。组成为黄精、枸杞子、女贞子、菟丝子、楮实子、巴戟天、茺蔚子、生黄芪、当归、郁金、三棱、旱莲草、葛根。

疾病晚期病机多为肝肾亏虚、目络瘀滞，故以补益肝肾、明目通络为治则，以经验方补肾养血通络方临证加减。组方为枸杞子、菟丝子、茺蔚子、沙苑子、楮实子、夜明砂、葛根、全蝎、熟地黄、当归、川芎、生白芍。

**2. 中药提取物静脉给药改善全身循环**　葛根素注射液400mg+0.9%氯化钠注射液250ml，每日1次，连续用药14日。

**3. 眼部中药制剂应用改善局部循环**　注射用血栓通眼部离子导入、复方樟柳碱注射液颞浅注射，每日1次，连续用药14日。

**4. 针刺穴位**　选用睛明、球后、丝竹空、攒竹、太阳、合谷、光明、足三里、三阴交等穴，连续针刺14日。

# 第十节　视网膜脱离

## 一、概　　述

视衣脱离首见于《临床必读》，因其脱离位置、范围、程度及伴发症状不同，可分别归入中医眼科"神光自现""视瞻昏渺"等范畴。《审视瑶函》曰："神光人自见，起初如闪电，阴精消纯阳，阳光欲飞变。惟见一片茫，何用空衰怨。此症谓目外自见神光出现，每如电光闪掣，甚则如火焰霞明。盖时发时止，与瞻视有色之定者不同。乃阴精亏损，清气怫郁，玄府太伤，孤阳飞越，而光欲散。内障之重者，非比萤星痰火之轻也。"《目经大成》将本病称为"电光夜照"。本病相当于西医视网膜脱离，分为孔源性视网膜脱离、渗出性视网膜脱离、牵拉性视网膜脱离。

## 二、病　因　病　机

本病目前手术治疗为主，术后病机主要为：①肝经风热，气滞血瘀；②肝肾不足，脉络瘀阻。

## 三、临　床　诊　断

（1）多有视网膜变性、玻璃体牵拉病史，也可见于眼球顿挫伤后。

（2）初期可有闪光感或眼前黑影飘动，或视物变形、遮挡，或伴有头痛、耳鸣、恶心、呕吐，颈项强直。中后期有不同程度视力减退，严重者视力骤降。

（3）玻璃体混浊或玻璃体液化。脱离的视网膜呈灰白色隆起，血管爬行其上；随体位变化而波动，严重者可见数个半球形隆起，或呈宽窄不等的漏斗形。原发性孔源性视网膜脱离可见裂孔呈红色，与脱离的灰色视网膜对比明显，数目及大小各异。渗出性视网膜脱离的视盘充血水肿，或黄斑部明显水肿，视网膜下液体如逐渐吸收，视网膜可复位，伴有色素上皮弥漫性萎缩及视网膜色素明显脱失，形成"晚霞样"眼底。渗出性视网膜脱离前节表现有时可见角膜后尘状沉积物。

（4）辅助检查

1）眼底检查：包括超广角眼底照相、散瞳后间接检眼镜或三面镜检查等。

2）眼部B超：典型的视网膜脱离表现为玻璃体内条状回声，但后运动多为阴性，玻璃体内点状或团状强回声区。

3）OCT：可区别黄斑区隆起是神经上皮还是色素上皮脱离，或两者均存在。

4）FFA：渗出性视网膜脱离可见多发性细小荧光素渗漏点扩大融合。

5）视野检查：可见与脱离范围相应的视野缺损。

# 四、鉴 别 诊 断

孔源性视网膜脱离合并裂孔可见视网膜下液透亮但通常不随体位而改变，玻璃体内有散在的色素颗粒，病程长时有视网膜固定性皱褶和（或）视网膜下增殖。渗出性视网膜脱离部位随体位而变化，脱离的视网膜表面光滑、无牵拉皱褶。常有致渗出性视网膜脱离的原发病，眼底荧光血管造影或超声波等影像检查方法有助于查找渗出性视网膜脱离的原因。牵拉性视网膜脱离的视网膜或玻璃体视网膜可发生增殖性病变，脱离的最高点与牵拉有关，呈帐篷样外观，多数无视网膜裂孔。

# 五、临 床 治 疗

本病目前以手术治疗为主。术后早期属外伤，肝经风热、气滞血瘀，给予石决明散加减以祛风清热、活血利水，促进视网膜贴复；后期补益肝肾或脾肾、活血通络，促进视功能恢复。

# 六、预 后 转 归

视网膜脱离若未得到及时治疗，致盲率极高。眼科先进设备的应用与手术技巧的成熟，使视网膜脱离经手术治疗后，可达到解剖学上的复位。合理地配合中医辨证论治，在减少手术反应，改善视力、恢复视功能等方面具有明显优势。

# 七、预 防 调 护

（1）预防性激光治疗适用于周边部视网膜格子样变性、囊样变性或干性裂孔者。

（2）视网膜脱离后，应卧床休息，避免剧烈运动及负重劳动。

（3）术后患者应戒烟酒，少食辛辣厚味之品，保持大便通畅。

（4）若术中玻璃体腔内填充硅油或惰性气体，术后应根据填充物或气体的作用位置选择相应体位。

# 八、名医名家学术经验

### 陈达夫教授建立"内眼组织与脏腑经络相属"学说

根据内眼组织和六经相属学说，陈老认为视网膜黄斑区属足太阴脾经，玻璃体属手太阴肺经。结合现代医学病理，本病的发生即是以视网膜和玻璃体变性为前提，治疗则首先应以补肺阴之法来生津益气，旨在填充玻璃体，以顶回视网膜。继之以补肝益肾，改善视网膜的代谢，从而气、血、精等类精纯物质得以源源不断地输送到视网膜内，视网膜的营养就能获得改善，视网膜的正常功能就有望恢复。临证以益气固脱，兼补肝肾为治则，方选生脉散加味或驻景丸加减方。

### 国医大师廖品正认为视衣脱离术后宜采用祛风凉血利水等治法

视衣脱离者多采用手术使视衣复位。廖老认为手术属外伤，外伤引动肝热，因伤络破血或脉络瘀滞，故术后多夹肝热血瘀之症。根据以上特点，廖老临证时早期多采用祛风凉血、清肝利水之法，后期多从补益肝肾、活血通络入手取效，以促进视功能恢复。

# 第十一节　高血压性视网膜病变

## 一、概　　述

中医历代书籍中尚无明确的与"高血压性视网膜病变"相对应的病名，根据其临床表现可分属"内障""暴盲""视瞻昏渺"等范畴。如《审视瑶函》在暴盲症的记载中有"屡有因头风痰火，元虚水少之人，眩晕发而盲瞽不见"的论述，提出了类似高血压病的眼部症状，相当于西医高血压性视网膜病变。

## 二、病　因　病　机

（1）情志失度，抑郁恼怒，气机郁滞，壅遏目窍或肝经实热，肝火循经上炎。
（2）久病或年老肝肾不足，精血亏耗，肝阳上亢。
（3）饮食不节，脾胃损伤，蕴湿生痰，痰湿阻滞气血，上蒙清阳。
（4）肝肾亏损，阴虚火旺，虚火上炎。

## 三、临　床　诊　断

（1）视力逐渐下降或骤降，或无眼部症状。
（2）视网膜动脉狭窄、迂曲，呈铜丝或银丝状，有动静脉交叉征等动脉硬化表现。病情进展可出现视网膜水肿、出血、棉絮斑及硬性渗出、视盘水肿等表现。
1）视网膜动脉狭窄：视网膜动静脉管径比可达到 1∶2 甚至 1∶3，管径粗细不均匀，血管迂曲。
2）视网膜动脉硬化：长期血压升高或动脉持续收缩者，可有不同程度的视网膜动脉硬化。动脉硬化，管壁增厚、透明度降低，光反射增宽，可出现动脉铜丝或银丝状改变；动脉硬化与血管周围胶质增殖，压迫静脉，可见动静脉交叉征，表现为静脉隐蔽、静脉变尖、静脉偏向等。
3）视网膜水肿：动脉收缩，毛细血管壁损害，血浆自血管渗出至视网膜组织内，致视网膜呈灰或灰白色，以视盘附近最为明显，重者视盘边界轻度模糊。
4）视网膜出血：动脉收缩，毛细血管壁损害，屏障功能失常，血浆等自血管渗出至视网膜组织内。多位于视网膜浅层，呈放射状或火焰状，少数位于深层者呈圆形或不规则形。
5）棉絮斑：动脉收缩使神经纤维层缺血坏死，视神经轴浆流阻滞，神经纤维呈结节状肿胀。呈不规则的白斑或灰白斑，边界模糊，大小不等。
6）硬性渗出：动脉收缩，组织慢性缺氧，脂质、透明蛋白等玻璃样物质沉着于视网膜深层。呈圆形或不规则形的白色或黄白色斑点，边界锐利，大小不等。位于黄斑中心凹外可呈放射状。
7）视盘水肿：视盘边界模糊，具有诊断急进型高血压或恶性高血压的临床意义。
（3）辅助检查：荧光素眼底血管造影：高血压性视网膜病变患者血压高或肾功能差，进行荧光素眼底血管造影时应谨慎。早期可见视网膜动脉狭窄，棉絮斑处毛细血管闭塞，形成小的无灌注区，其周围可见毛细血管扩张及微血管瘤。晚期有荧光素渗漏，视盘附近明显。
（4）高血压性视网膜病变分级标准
1）Keith-Wagener-Barker 分类：根据高血压患者视网膜病变的严重程度制定了 4 级分类标准。
1级：视网膜动脉轻微收缩及有些迂曲。患者高血压较轻。

2 级：视网膜动脉有肯定的局部狭窄，有动静脉交叉征。患者血压较前升高一般无自觉症状，心肾功能尚好。

3 级：视网膜动脉明显局部收缩，并有出血、渗出及棉絮斑，即高血压性视网膜病变。多数患者同时有显著动脉硬化，血压持续很高，有心、肾功能损害。

4 级：上述视网膜病变均较严重，并有视盘水肿，即高血压性视盘视网膜病变。有的还有 Elschnig 斑。患者心、大脑及肾有较严重损害。

2）Scheie 分类：鉴于高血压性视网膜病变与视网膜动脉硬化的程度不一定平行，因而将视网膜动脉硬化及高血压性改变分开分级，各分为 4 级。

视网膜动脉硬化：具体如下。0 级：正常眼底；Ⅰ级：小动脉光反射增宽，有轻度或无动静脉交叉压迫征；Ⅱ级：小动脉光反射增宽及动静脉交叉压迫均较显著；Ⅲ级：小动脉呈铜丝状，动静脉交叉压迫征较明显；Ⅳ级：银丝状动脉，动静脉交叉压迫征更重。

高血压性改变：具体如下。0 级：高血压患者，眼底无可见视网膜血管异常；Ⅰ级：广泛的小动脉狭窄，特别是小的血管，小动脉管径尚均匀，无局部狭窄；Ⅱ级：小动脉狭窄更明显，可有小动脉局部收缩处；Ⅲ级：局部和弥漫的小动脉狭窄更为明显与严重，可能有视网膜出血；Ⅳ级：所有上述异常均可有表现，并有视网膜水肿、硬性渗出及视盘水肿。

# 四、临 床 治 疗

高血压性视网膜病变最根本的治疗措施是控制血压，西医治疗可辅以维生素 $B_1$、维生素 C、维生素 E、钙剂等。中医认为本病的基本病机为阴虚阳亢，一般以滋阴潜阳立法，结合全身及眼底改变辨证论治。

辨证论治

主证：视力逐渐下降或骤降。

## 1. 肝气郁结证

【辨证要点】外眼正常，双眼视物模糊，视网膜动脉变细，反光增强，动静脉压迫征。兼情志抑郁或易怒，胸胁胀满，善太息，食少嗳气。舌苔薄白或薄黄，脉弦。

【治法】疏肝解郁。

【方药】逍遥散（《太平惠民和剂局方》）加减。血压高者，加石决明、珍珠母；失眠多梦者，加酸枣仁、柏子仁。

## 2. 肝火亢盛证

【辨证要点】双眼视力下降，眼底除动脉变细、反光增强外，亦可有大量新鲜出血，或由于出血量大，窥不见眼底。兼见面红，胁痛，口苦咽干，急躁易怒，头痛目涩，便干。舌红，苔黄，脉弦数。

【治法】清肝泻火，凉血止血。

【方药】龙胆泻肝汤（《医方集解》）加减。便秘者，加大黄、芒硝。

## 3. 阴虚阳亢证

【辨证要点】眼症同肝火亢盛证。兼头晕耳鸣，面热潮红，心烦失眠，烦躁易怒，腰膝酸软。舌红少苔，脉弦或弦细数。

【治法】平肝潜阳，凉血止血。

【方药】天麻钩藤饮（《中医内科杂病证治新义》）加减。眼底出血，色鲜红者，加白茅根、荆芥炭、侧柏叶；眼底出血，色紫暗者，加生蒲黄、茜草、生三七；视网膜水肿甚者，加泽泻、车前子、茯苓、猪苓；失眠多梦者，加珍珠母。

**4. 痰湿壅盛证**

【辨证要点】眼症同肝气郁结证。兼头重眩晕，胸闷脘胀，体胖。舌淡苔腻，脉弦滑。

【治法】化痰降浊止血。

【方药】菖蒲郁金汤（《温病全书》）加减。根据眼底情况，加减用药同阴虚阳亢证。

**5. 阴虚火旺证**

【辨证要点】眼症同肝火亢盛证。兼见头晕目眩，耳鸣，五心烦热，口干咽燥。舌红少津，脉细数。

【治法】滋阴降火，凉血散瘀。

【方药】知柏地黄丸（《医宗金鉴》）合二至丸（《医方集解》）加减。根据眼底情况，加减用药同阴虚阳亢证。

# 五、预后转归

本病预后取决于患者视网膜病变严重程度、高血压病程、心血管危险分层等综合因素。多数患者经积极诊治后，眼底病变可得到较好的改善。一般视网膜水肿、出血及棉絮斑可在几周内消退，硬性渗出则需要几个月。但当患者血压再度升高时，眼底病变可再次出现。

# 六、预防调护

（1）严格控制血压。

（2）戒烟酒，合理饮食，适当运动。

（3）慎起居、调情志，避免情绪激动。

（4）定期完善眼科相关检查，及时治疗。

# 七、名医名家学术经验

### 张健教授辨治高血压性视网膜病变经验

张教授认为高血压性视网膜病变属于内障疾病，病位在瞳神，根据五轮学说瞳神内应于肾。肾阴亏虚，水不制火，虚火上扰清窍；或酒食不节，脾胃损伤，蕴湿生痰，痰湿阻滞气血，上蒙清阳；或抑郁恼怒，肝气郁而化火；或肝阳上亢，皆可形成本病。若病程久延，肝郁、痰湿或使血行迟滞而成瘀，或使脾胃受损而气血耗伤。至于虚火、实火久灼，既可使肝肾之真阴损伤，又可灼津生痰，或引动肝风，以致本病缠绵难愈，虚实互见。

# 第十二节　糖尿病视网膜病变

## 一、概　　述

本病属中医眼科"视瞻昏渺"（《审视瑶函》）、"云雾移睛症"（《眼科金镜》）、"暴盲"（《证治准绳》）等范畴。金代刘完素在《黄帝素问宣明论方·消渴总论》中谓："又如周身热燥怫郁，故变为雀目，或内障、痈疽、疮疡。"该书将消渴引起的视力障碍命名为"雀目"或"内障"。后世医家沿用后，又新增"消渴目病"这一病名。之后本病更名为"消渴内障"，与"消渴翳障"及其他和消渴相关的眼病总称为"消渴目病"，并沿用至今。

# 二、病因病机

（1）久病伤阴，肾阴不足，阴虚火旺，虚火上炎，灼伤目中血络。

（2）饮食不节，损伤脾胃，脾虚不能摄血，血溢络外，或运化无力，水液外渗，痰湿内生。

（3）阴虚日久，气无所化，目失所养，气虚帅血乏力，阴虚血行滞涩，目中络脉瘀阻。

（4）消渴日久，累及肝肾，肝肾阴虚，久则阴损及阳，阴阳俱虚，目窍失养。

# 三、临床诊断

本病的临床诊断可参考我国《糖尿病视网膜病变临床诊疗指南（2022年）》。

# 四、鉴别诊断

本病与视网膜动脉阻塞均会导致视力下降、视网膜出血及出现新生血管，两者的鉴别诊断见表23-5。

表 23-5　糖尿病视网膜病变与视网膜动脉阻塞的鉴别诊断

| 眼底疾病 | 发病部位 | 病因 | 主要症状 | 常见体征 |
|---|---|---|---|---|
| 糖尿病视网膜病变 | 双眼发病 | 糖尿病 | 多为视力缓慢下降，部分可出现视力突然下降 | 视网膜可见斑点状或大片出血、水肿、渗出，视网膜血管出现微血管瘤、静脉扩张 |
| 视网膜动脉阻塞 | 单眼发病 | 血管硬化、高血压等 | 多为视力突然下降 | 视网膜可见火焰状出血、渗出，视网膜血管静脉扩张迂曲明显 |

# 五、临床治疗

本病应在控制血糖的基础上，根据眼底情况采取综合治疗，如中医药辨证论治、眼底激光光凝、玻璃体切割术等。中医辨证论治当以益气养阴、滋养肝肾、阴阳双补治其本，通络明目、活血化瘀、化痰散结治其标。

## （一）辨证论治

**主证**：视力减退，眼前有黑影飘动，视物变形等。

**1. 肾阴不足，燥热内生证**

【辨证要点】视力正常或减退，病变为临床分级1~3级。多伴口渴多饮，口干咽燥，消谷善饥，大便干结，小便黄赤。舌质红，苔微黄，脉细数。

【治法】滋肾养阴，凉血润燥。

【方药】玉泉丸（《仁斋直指方》）合知柏地黄丸（《医宗金鉴》）加减。眼底以微血管瘤为主者，可加丹参、郁金以凉血化瘀；出血明显者，可加生蒲黄、墨旱莲、牛膝以止血活血，引血下行；有硬性渗出者，可加浙贝母、海藻、昆布以清热消痰，软坚散结。

**2. 气阴两虚，络脉瘀阻证**

【辨证要点】视网膜病变多为2~4级。神疲乏力，少气懒言，口干咽燥，自汗便干或稀溏，五心烦热。舌淡胖嫩、紫黯或有瘀斑，脉沉细乏力。

【治法】益气养阴，活血利水。

【方药】六味地黄丸（《小儿药证直诀》）合生脉散（《医学启源》）加减。伴有黄斑水肿者，可加薏苡仁、车前子、白术以利水消肿；自汗、盗汗者，可加白术、牡蛎、浮小麦以益气固表。

**3. 脾肾气虚，水湿阻滞证**

【辨证要点】视网膜病变多为2~4级。以视网膜水肿、棉绒斑、出血为甚。面色萎黄或无华，神疲乏力，头晕耳鸣，失眠健忘，腰酸肢冷，夜尿频、量多清长。舌淡脉弱。

【治法】补脾益肾，利水消滞。

【方药】补中益气汤（《脾胃论》）加减。视网膜棉绒斑多者，可加法半夏、浙贝母、苍术以化痰散结。

**4. 肝肾亏虚，目络失养证**

【辨证要点】视力下降，甚至视力严重障碍，视网膜病变多为2~4级。头晕耳鸣，腰膝酸软，肢体麻木，口渴多饮，心烦失眠，大便干结，舌暗红少苔，脉细弦或细涩。

【治法】滋补肝肾，润燥生津。

【方药】六味地黄丸（《小儿药证直诀》）加减。视网膜出血量多、色红有发展趋势者，可合用生蒲黄汤；出血静止期，可合用桃红四物汤；眼底出现纤维增生者，可加浙贝母、海藻、昆布以软坚散结。

**5. 阴阳两虚，痰瘀互结证**

【辨证要点】视力下降或严重障碍，视网膜病变多为3~5级。神疲乏力，五心烦热，失眠健忘，腰酸肢冷，阳痿早泄，下肢浮肿，夜尿频多，小便浑浊如膏脂，大便溏结交替。唇舌紫黯，脉沉细涩。

【治法】阴阳双补，化痰祛瘀。

【方药】左归丸（《景岳全书》）或右归丸（《景岳全书》）加减。酌加瓦楞子、浙贝母、海藻、昆布以软坚散结；加三七、生蒲黄、花蕊石以化瘀止血；加菟丝子、淫羊藿以补益肝肾而明目。

## （二）中医特色疗法

**1. 针灸治疗**　局部穴位可选睛明、球后、攒竹、血海、太阳、阳白、四白、承泣；全身穴位可选百会、风池、足三里、三阴交、光明、肝俞、肾俞等。可每次局部选穴1~2个，全身选穴2~3个，根据辨证虚实施补泻手法。

**2. 中成药治疗**　芪明颗粒、杞菊地黄丸等。

# 六、预 后 转 归

本病的转归预后与病情发展程度、治疗及时与否、血糖控制情况等因素有关。若久病眼内瘀滞不消，致阴阳两虚、痰瘀互结，发展成视网膜玻璃体增殖性病变，可导致患者预后较差。若治疗及时，血糖控制良好，可有效延缓病变进展，避免患者视力严重下降。

# 七、预 防 调 护

（1）科学合理地控制血糖、血脂、血压。

（2）规律起居，合理饮食，戒烟戒酒，适量运动，保持心情舒畅。

（3）定期进行眼底筛查，及时治疗，接受规范化慢性病管理。

# 八、名医名家学术经验

**国医大师廖品正教授以眼局部病变与全身病情相结合**

廖品正教授认为糖尿病视网膜病变是糖尿病的眼部并发症。相对而言，糖尿病为本，糖尿病性视网膜病变为标，故其病因病机离不开阴虚燥热-气阴两虚-阴损及阳-阴阳两虚这个糖尿病发展演变的病机基础。同时，糖尿病性视网膜病变也有自身的专科特点。目为肝之窍，瞳神水轮属肾，故糖尿病日久损及肝肾时，多并发眼部病变。消渴日久，肝肾阴亏，目失濡养，加之阴虚内热，气阴耗伤，气虚无力行血，阴虚血行滞涩，均可导致眼络瘀阻。故糖尿病性视网膜病变以眼络瘀阻为基本病机。廖老在治疗糖尿病性视网膜病变时，分为一般治疗原则、眼局部主要病变证治、辨证分型论治三个步骤。治疗糖尿病，控制血糖，改善患者的全身病情是重要的基础治疗。从中医的病理来看，主要的眼部病变如视网膜微循环障碍、微血管瘤、出血、水肿、渗出、新生血管等，概属"瘀血"和"痰湿"范畴，故治法不离活血化瘀、祛痰除湿。痰瘀互结者，更当兼顾软坚散结；本虚标实者，应当注意顾护正气、扶正祛邪。在辨证分型论治时，当以眼局部病变与全身病情相结合。

### 〰 国医大师唐由之主张分期治疗糖尿病视网膜病变的血证

唐老认为糖尿病视网膜病变与糖尿病有着相似的发病机制，糖尿病的主要病机是阴虚为本，燥热为标。因此，气阴两虚夹瘀为消渴目病的主要病机，气阴两虚为本，目络不通、血溢络外为标。唐老分期对糖尿病性视网膜病变的血证进行治疗，主张分早、中、晚3期。早期处于出血期，以清热凉血止血为主；中期因离经之血多为瘀血，治当加大活血化瘀之力；后期患病日久，正气多虚，应在活血化瘀治法基础上酌加扶正益气之药。故唐老治疗糖尿病性视网膜病变的基本治法为补气养阴、凉血止血、活血化瘀明目。在整个治疗过程中还是以凉血止血、补气养阴药物为主，佐以活血化瘀药物，慎用破血逐瘀药物，以防破血太过引起再次出血。此外，玻璃体混浊、眼底纤维增殖明显者可加软坚散结药物；肝肾亏虚明显者加补肝肾药物；血虚明显者还需加强补血。唐老治疗糖尿病性视网膜病变的经验方，多用生蒲黄汤合二至丸加减。

### 〰 高健生研究员拟密蒙花方治疗糖尿病视网膜病变

高老考虑到DR多在糖尿病发病5年之后逐渐发生发展，这期间多数患者病情已得到不同程度的干预治疗。或随着病情的发展，病机发生转化，大多数患者不存在阴虚燥热的表现，已过渡到气阴两虚并有潜在的阳虚征兆或阳虚症状出现，甚至继续发展为阴阳两虚。针对DR气阴两虚兼早期阳虚，即气阴两虚向阴阳两虚转化阶段，高老总结出密蒙花方，以黄芪、女贞子补气养阴为君；乌梅为臣助君药补阴，肉桂、益母草温阳活血养血亦共为臣药；黄连苦寒清热兼以佐制肉桂温燥之性为佐；密蒙花清肝益气养血明目、引药达目为使。全方共奏益气养阴、温阳活血明目之效。

（张铭连　王　浩　梁凤鸣　亢泽峰　路雪婧）

# 第二十四章 视神经疾病

## 第一节 视神经炎

### 一、概 述

视神经炎（optic neuritis，ON）泛指累及视神经的各种炎性病变，以起病急、视力严重受损和瞳孔对光反射异常为特征，单眼或双眼同时发病，最终可致视神经萎缩，是青中年人最易罹患的致盲性视神经疾病。2022 年《视神经炎诊断和分类》国际标准将 ON 分为 3 个级别：1 级分类可用于指导是否需要长期免疫抑制治疗；2 级分类在 1 级分类的基础上，结合抗体类型、解剖定位、病程及辅助检查（MRI、OCT 及电生理）等证据进行 ON 亚型分类；3 级分类包括个别专家认可的较罕见的 ON 亚型，但尚未达成共识。本病属中医学"暴盲""视瞻昏渺""落气眼""目系暴盲""火郁暴盲"等范畴。"暴盲"始见于明代《证治准绳》："平日素无他病，外不伤轮廓，内不损瞳神，倏然盲而不见也。"明代《审视瑶函》沿用"暴盲"这一病名，清代《抄本眼科》又将其命名为"落气眼"。"目系暴盲"首见于曾庆华主编的《中医眼科学》。《临床必读》和《中医诊断与鉴别诊断学》称之为"火郁暴盲"。

### 二、病 因 病 机

（1）五志过极，肝火内盛。或外感六淫化火，循肝经上扰目窍，灼伤目系。

（2）素体阴亏，或热病伤阴，阴精亏耗，水不济火，虚火内生，上炎目窍。

（3）悲忧过度，或忿怒暴悖，情志内伤，肝失条达，气机郁滞，玄府不畅，肝经不调，神光发越壅滞而发暴盲。

（4）素体虚弱，或久病体虚，或产后血亏，气血亏虚，目窍失养，目系失濡。

### 三、临 床 诊 断

本病可参考《视神经炎诊断和分类》国际标准进行临床诊断。

### 四、鉴 别 诊 断

不同类型的视神经炎的鉴别诊断见表 24-1。

表 24-1 不同类型的视神经炎的鉴别诊断

|  | MS-ON | AQP4-IgG（＋）ON | MOG-IgG（＋）ON |
| --- | --- | --- | --- |
| 发病年龄中位数（岁） | 20 | 40 | 30+儿童 |
| 性别倾向 | 女＞男 | 女≫男 | 女≈男 |

续表

| | MS-ON | AQP4-IgG（+）ON | MOG-IgG（+）ON |
|---|---|---|---|
| 眼痛 | 多见 | 一般多见 | 多见 |
| 严重程度 | 轻度多见 | 中重度多见 | 中重度多见 |
| 复发性 | 较少 | 多见 | 多见 |
| 恢复及预后 | 恢复缓慢，预后较差 | 恢复缓慢，预后差 | 恢复迅速，预后好 |
| 激素依赖性 | 一般 | 一般 | 多见 |
| ADEM[1] | 少见 | 少见 | 多见 |
| 极后区综合征[2] | 少见 | 多见 | 少见 |
| LETM[3] | 少见 | 较多见 | 多见 |
| 视神经 MRI | 短节段 | 长节段、后段强化明显 | 长节段、前段强化明显 |
| 脑 MRI | 脑室旁（直角征）、近皮质、圆形、类圆形病变、小圆形开环样强化 | 延髓最后区、第三和第四脑室周围、下丘脑、丘脑病变，皮质下或深部较大融合的白质病变，胼胝体病变较长，较弥散（>1/2 胼胝体），沿锥体束走行对称的较长病变 | 脑部病灶广泛、呈斑片状，小病灶多见，边界不清。幕上深部白质、皮层或皮层下白质是最常见的受累部位，脑干受累部位亦相对常见 |
| 脑脊液寡克隆区带 | 70%~95%阳性 | <20%阳性 | <20%阳性 |

　　[1] ADEM：急性播散性脑脊髓炎。急性或亚急性起病的伴有脑病（行为异常或意识障碍）表现的、影响中枢神经系统多个区域的首次发生的脱髓鞘疾病。多见于儿童。

　　[2] 极后区综合征：是指神经炎症性病变累及延髓最后区，出现顽固性恶心、呕吐和呃逆的临床综合征，是视神经脊髓炎（neuromyelitis optica spectrum disorders，NMOSD）的特征。

　　[3] LETM：纵向延伸的横贯性脊髓炎。病损长度≥3 个脊椎节段，病灶横断面常累及脊髓中心，且超过脊髓横断面积的 2/3。常见原因为 NMOSD（约占 LETM 病例的 89%）。

# 五、临床治疗

　　本病对视力损害大，属眼科急重症，应及时进行中西医结合治疗。急性期以调肝为主，兼以清热凉血、活血化瘀、利水消肿以减轻炎症反应。慢性期以补益气血为主，保护视神经，改善视功能及远期预后。

## （一）辨证论治

　　主证：视力急降甚至失明，目珠深部痛或转动痛，眼底视盘正常或充血水肿。

### 1. 肝经火盛证

　　【辨证要点】肝经连目系，五志化火，肝火内盛。或外邪化火，伤及肝经，火邪循经上灼目窍，热气怫郁，火灼目系，故有视神经损害。神光不得发越，则视物不见。舌红苔黄，脉弦数及口干口苦，均为肝火内盛之象。

　　【治法】清肝泻火。

　　【方药】龙胆泻肝汤（《医方集解》）加减。头目胀痛者，加钩藤、磁石、川芎以平肝潜阳止痛；烦躁失眠者，加黄连、首乌藤以清心宁神。

### 2. 肝经郁热证

　　【辨证要点】肝气通于目，肝经连目系，情志内伤，肝气不和，肝郁气滞，玄府不利，目系经气不和畅，神光发越不通利，故视物模糊。肝郁日久而化热，郁热上灼目系而致损害。情志抑郁，胸胁满闷胀痛或妇女月经不调，善太息，口苦纳少，舌质偏红，苔薄白，脉弦或数均为肝经郁热之象。

【治法】清肝解郁。

【方药】加味逍遥散（《内科摘要》）加减。郁热阻络，头目隐痛者，加决明子、丹参以清热化瘀止痛；失眠多梦者，加首乌藤、磁石以安神；病程较久，视物不明者，加枸杞子、女贞子、桑椹以滋阴明目；视盘颞侧色淡者，加黄芪、党参、苏木以益气活血。

**3. 阴虚火旺证**

【辨证要点】竭视劳瞻，阴血耗伤。或热病伤阴，阴液匮乏，水不制火，虚火上炎，灼伤目系。目系因阴虚则失养，火灼则营血经气不利，神光发越不畅，故目系猝病，视物不明。头晕耳鸣，五心烦热，潮热盗汗，口干咽燥，舌红少苔，脉细数均为阴虚火旺之象。

【治法】滋阴降火。

【方药】滋阴降火汤（《眼科临症笔记》）或知柏地黄汤（《医宗金鉴》）加减。头晕眼胀者，加石决明、钩藤以平肝潜阳；烦热口渴者，加生石膏、石斛、芦根以清热生津止渴；大便秘结者，加决明子、火麻仁以润肠通便；体壮便结重者，加酒大黄以缓攻泻下、清热化瘀。

**4. 气血两虚证**

【辨证要点】久病体虚，或素体虚弱，或产后血亏，气血两虚可致目系失养，故可见视物模糊，目珠隐痛等眼部表现。面白无华或萎黄，爪甲唇睑淡白，少气懒言，倦怠神疲，舌淡少苔，脉细弱均为气虚血少之象。

【治法】补益气血。

【方药】人参养荣汤（《三因极一病证方论》）或助阳活血汤（《原机启微》）加减。心悸失眠者，加酸枣仁、首乌藤以养心安神。

（二）中医特色疗法

**1. 针刺治疗**

（1）急性期：主穴选用球后、睛明、上星、承泣穴；配穴用攒竹、太阳、风池、合谷、足三里、光明、太冲、肝俞、胆俞等穴。另可于太阳、攒竹、耳区穴位行放血疗法。

（2）慢性期或复发期：可选睛明、承泣、瞳子髎、足三里等主穴；配合肝俞、肾俞、脾肾、养老、商阳等穴。留针20～30分钟，每日1次。

**2. 穴位注射** 病情急重，视力失明或眼球疼痛难忍者，可用地塞米松5mg或泼尼松龙12.5mg，加入2%利多卡因1ml，球后注射，每日或隔日1次，通常不超过3次。或用醋酸曲安奈德20～40mg球后注射1次。该治疗更适合不宜全身激素治疗者。

**3. 直流电离子导入** 通常不加热，选用地塞米松、丹参或三七溶液行药物离子导入，每日1次，10～14次为1个疗程。

# 六、预 后 转 归

本病经及时系统治疗后，多数患者可恢复视力，但不同类型视神经炎的预后差异较大。不少患者在疾病后期出现视神经萎缩，尤其是慢性球后视神经炎患者。这类患者的病因难以明确，疗效亦不理想。多发性硬化相关性视神经炎、视神经脊髓炎谱系疾病相关性视神经炎预后较差。MOG-IgG相关性视神经炎恢复较快，预后较好。

# 七、预 防 调 护

**1. 忌辛辣饮食** 宜清淡及富含维生素饮食。

**2. 戒烟** 哺乳期者应中断哺乳。

**3. 调情志** 视力低下者，加强生活护理以防意外。

# 八、名医名家学术经验

## ⚜ 国医大师唐由之从肝入手治疗视神经炎

　　唐老认为足厥阴肝经上连目系，治疗应从肝入手。视神经炎多发于中青年患者，常由于情志抑郁、愠怒，身体劳累，有时伴有外感诱发。早期以实证为主，可见患者视力急剧下降，视盘色红、边界不清，此为热毒稽留厥阴，治以清肝泻热为主。中后期可见视盘颜色变淡，此时辨证为虚实夹杂。虚者为肝肾两虚，气血不足；实者乃络脉不通。治疗应补益气血，化瘀通络并重。

## ⚜ 国医大师廖品正攻补兼施治疗视神经炎

　　廖老将本病病因归纳如下：情志郁结，肝失条达，气郁络阻；急性热病，耗损真阴，灼烁津液；肝胆火旺，上扰清窍；肝肾阴虚，虚火上炎；产后哺乳，气血虚衰等五方面。治以清肝泻火，补肾益精，养肝明目，攻邪而不伤正。

## ⚜ 韦文贵、韦玉英辨证施治视神经炎

　　韦文贵因人制宜、因病制宜，将本病分为5种类型。
　　（1）肝气郁结或肝有郁热，致玄府郁闭，目失荣养。治以疏肝清热为主，活血化瘀为辅，方用丹栀逍遥散为主。
　　（2）病后气阴两虚或脾气虚弱，清阳下陷，清窍失养。治宜益气升阳，滋阴明目，方用补中益气汤为主，适加滋阴益肾明目之品。若脾胃虚寒，治宜益气健脾，温中散寒，方用香砂六君子汤为主。
　　（3）素体肝火郁结，或阴虚火旺。治宜祛风止痛为主，滋阴降火为辅，方用偏正头痛方加减。
　　（4）肝肾阴虚。治宜滋补肝肾明目为主，方用杞菊地黄汤或明目地黄汤加减。阴虚火旺甚者，以知柏地黄汤或滋阴降火汤为主；虚烦少寐者，以三仁五子汤养血安神、补益肝肾。
　　（5）久视伤血，风邪乘虚入侵。治以养血祛风止痛，常用当归养荣汤加蔓荆子。
　　韦玉英亦从治肝入手，或清肝凉血，或平肝熄风，或舒肝解郁，或滋养肝阴，以逍遥散验方为主，临证化裁，既治眼病，又兼顾全身。

## ⚜ 庄曾渊分期论治视神经炎

　　庄曾渊分期论治本病。
　　**1. 急性发病期** 肝肾郁热、外感风邪。治宜疏肝清火，祛风明目，以泻肝四物汤加减。
　　**2. 慢性迁延期** 肝肾不足、气血两虚。治宜补益肝肾，益气养血，以李东垣熟干地黄汤加减。
　　**3. 稳定期** 肾气不足、表卫不固。治宜补益肾气，选用金匮肾气丸加减。

# 第二节　视盘水肿

## 一、概　述

　　视盘水肿亦称视乳头水肿，单指视盘的非炎症性水肿，视功能障碍仅表现为生理盲点扩大或后续的视神经萎缩。视神经鞘膜与脑的蛛网膜下间隙相通，视盘位于眼压与颅压两个不同压力临界处，眼压通常大于颅压。当颅压高于眼压时，高颅压经脑脊液传导至视盘处，导致视盘水肿。颅压增高

所致的视盘水肿通常为双眼发病，可能有先后轻重之别，无性别年龄差异。早期视功能不受影响，后期发生视神经萎缩可致失明。本病应与内科及神经科配合诊治，以免延误病情。本病属中医眼科"视瞻昏渺"范畴，后期出现视神经萎缩，则属中医眼科"青盲"范畴。

## 二、病 因 病 机

（1）肝阳上亢，气血上冲，目系壅滞而致肿胀。
（2）肝胆湿热，上蒙清窍，目系经气滞塞而肿胀。
（3）瘀毒浊邪，留滞脑窍，目系受累，气血津液流行不畅而致肿胀。
（4）脾肾阳虚，运化失职，浊邪不降，上扰清窍，留滞目系而肿胀。

## 三、临 床 诊 断

（1）早期视力正常，可伴头痛、呕吐等，多为双眼发病。多有颅内高压征。
（2）视盘充血水肿，隆起度超过 3D，视盘周围有出血，视网膜静脉怒张迂曲。
（3）视野检查可见生理盲点扩大或向心性缩小。CT 结合 MRI 可发现、定位颅内肿瘤或脑积水。怀疑颅内静脉窦血栓形成时应行磁共振静脉成像（magnetic resonance venography，MRV）检查，必要时可选择显像更为清晰的有创检查，如数字减影血管造影（digital subtraction angiography，DSA）。

## 四、临 床 治 疗

本病以内科及神经科治疗为主。中医治疗的目的为消除水肿，保护视功能。病程过久致视神经萎缩者，主要采用中药及针刺治疗。

### （一）辨证论治

主证：视物模糊或阵发视蒙，眼底视盘充血水肿、边界模糊，视网膜静脉怒张迂曲。

**1. 肝阳上亢证**

【辨证要点】多为年老之人，肝肾阴虚于下，肝阳亢逆于上，气血上冲，清窍壅滞，目系经气不利，气血津液失常，故有视盘充血肿胀，视网膜静脉怒张迂曲，甚或盘周出血。头痛目胀，眩晕耳鸣，急躁易怒，头重足轻，失眠多梦，舌红，脉弦或弦细数均为肝阳上亢之象。

【治法】平肝潜阳，活血利水。

【方药】羚羊钩藤汤（《通俗伤寒论》）加减。

**2. 肝胆湿热证**

【辨证要点】感受湿热之邪，或饮食偏嗜，酿湿生热，湿热蕴结肝胆，循经上泛清窍，滞阻目系而致视盘充血肿胀等。胁肋胀痛，厌食腹胀，头痛泛恶，口苦溲黄，舌红苔黄腻，脉弦数均为肝胆经有湿热之象。

【治法】清肝利湿，活血化瘀。

【方药】龙胆泻肝汤（《医方集解》）加减。

**3. 毒瘀痰浊证**

【辨证要点】有形之毒邪痰浊，上犯清窍，瘀阻窍道。目系连脑，脑之清窍瘀阻，目系受累，而致视盘肿胀充血。头痛头重是邪犯清窍。头痛头重，恶心欲呕，或呕吐涎沫，体尚肥盛，胸脘痞闷，纳差便溏是痰浊内盛之象。舌有瘀斑，脉沉或涩亦为有瘀之象。

【治法】解毒化痰，活血祛瘀。

【方药】银翘散（《温病条辨》）合黄连温胆汤（《六因条辨》）加减。病久而面白神疲者，加黄芪、当归、党参以补气养血扶正。

**4. 脾肾阳虚证**

【辨证要点】病久体弱，耗气伤阳，肾阳虚衰而不能温养脾阳。脾肾阳虚，运化失司，水湿内停，上泛清窍，湿浊阻滞目系，故见视盘水肿明显，或视物模糊。面色㿠白，神疲乏力，畏寒肢冷，面浮肢肿，尿频或小便不利，阳痿不举，舌淡胖，苔白滑，脉沉细皆为脾肾阳虚的表现。

【治法】温补脾肾，利水化浊。

【方药】肾气丸（《金匮要略》）加减。病至后期，视盘淡白者，加黄芪、党参、葛根以益气升阳；视物模糊者，加枸杞子、楮实子、菟丝子等以补肾明目。

（二）中医特色疗法

针刺治疗：主穴取睛明、上睛明、承泣、球后、太阳、攒竹、鱼腰等；配穴取合谷、百会、头维、手三里等。留针 20～30 分钟，每日 1 次。

# 五、预后转归

本病的预后取决于导致视盘水肿的原因。在未发生视神经萎缩前，及时治愈原发病，一般在 1 个月左右视盘水肿可恢复，预后也较好。若长期视盘水肿，可致视神经萎缩而失明。

# 六、预防调护

（1）各科会诊，详查病因，及早诊断，及时治疗原发病。

（2）饮食宜清淡，注意休息，勿过劳体力及目力。

（3）避免紧张和情绪急躁，耐心接受治疗，以免视神经萎缩的发生和病情的恶化。

# 七、名医名家学术经验

**⚚ 庞赞襄强调标本兼治**

庞老认为本病应详查病因，及时治疗。如病因未详，应先对症治疗，颅压升高时，可用高渗脱水剂。本病如果是肿瘤引起，应结合影像学检查，嘱患者到神经外科治疗。术后的患者，可服中药治疗。本病如非肿瘤引起，可用滋阴益肾、舒肝解郁、开启玄府、疏通脉络、温中散寒，降逆止呕之法。由于颅压高，患者见有头痛、恶心、呕吐等症，但此为本病的标证，应本着"急则治标"的原则，用温热药治之。待症状消失后，继用舒肝解郁之品。

# 第三节　缺血性视神经病变

## 一、概　述

缺血性视神经病变（ischemic optic neuropathy，ION）是一组视神经供血不足导致的疾病总称。本病以突发性视力障碍、象限性视野缺损，伴有视盘水肿和线状出血为特征，好发于老年人或老年前期，常为单眼发病，或者双眼先后发病。本病多伴有引起供血障碍的全身性因素，如失血、休克等致血压过低，糖尿病、高血压、高脂血症等。根据病变部位不同，分为前部缺血性视神经病变（anterior ischemic optic neuropathy，AION）及后部缺血性视神经病变（posterior ischemic optic neuropathy，PION）。前者是供应视盘筛板区的睫状后短动脉缺血所致，后者是筛板后至视交叉间的视神经血管发生急性缺血造成的视神经病理损害。临床上 AION 比 PION 常见，约占 90%。两者根据病因又可进一步分为动脉炎性和非动脉炎性神经病变。动脉炎性 ION（arteritic anterior ischemic optic neuropathy，AAION）是因巨细胞动脉炎或颞动脉炎病理过程中，累及视神经血供的小血管炎性闭塞导致的急性视力下降。目前临床最常见的是非动脉炎性前部缺血性视神经病变（non-arteritic anterior ischemic optic neuropathy，NAION），约占 AION 的 95%。相关研究得出的 50 岁以上白种人群的 NAION 年发病率为 2.3～10.2/10 万，北京眼科中心报告 40 岁以上中国人 NAION 的发病率为 1/4.5 万。本病属中医眼科"暴盲""视瞻昏渺"范畴。国家中医药管理局 2012 年出版的《24个专业 104 个病种中医临床路径》则将 NAION 与"目系暴盲"直接对应，沿用至今。

## 二、病 因 病 机

（1）年老体衰，肝肾阴亏，阴不制阳。肝阳亢逆，气血上冲，壅滞玄府，气血津液不得升降，目系郁闭，神光被遏。

（2）情志内伤，肝失条达，疏泄失职。目系经气不和而瘀滞，神光不得发越。

（3）病久体弱，气血两虚。气虚不能生血，血虚不能化气，气虚无力运血，既可使目窍失养，又可使目系瘀滞，神光不能发越。

## 三、临 床 诊 断

本病可参考我国《非动脉炎性前部缺血性视神经病变诊断和治疗专家共识（2015 年）》进行临床诊断。

## 四、鉴 别 诊 断

动脉炎性前部缺血性视神经病变、非动脉炎性前部缺血性视神经病变、后部缺血性视神经病变及糖尿病性视乳头病变的鉴别诊断如表 24-2 所示。非动脉炎性前部缺血性视神经病变与典型视神经炎的鉴别诊断如表 24-3 所示。

表 24-2 不同类型缺血性视神经病变的鉴别诊断

| | 动脉炎性前部缺血性视神经病变 | 非动脉炎性前部缺血性视神经病变 | 后部缺血性视神经病变 | 糖尿病性视乳头病变 |
|---|---|---|---|---|
| 年龄 | 平均 70 岁 | 平均 60 岁 | 不同年龄 | <50 岁居多 |
| 性别 | 女＞男 | 男＞女 | 无差别 | 无差别 |
| 伴随症状 | 头痛、疲劳，短暂视力下降 | 一般没有 | 非动脉炎性者没有 | 一般没有 |
| 视力 | 60%以上<0.1 | 60%以上>0.1 | 一般均差 | 75%以上>0.5 |
| 视盘 | 常为灰白水肿，视杯正常 | 灰白或充血水肿，视杯小 | 一般正常 | 充血水肿，毛细血管内扩张，视杯小 |
| 血沉 | 平均 70mm/h | 平均 20～40mm/h | 动脉炎者明显增高 | 大多正常 |
| 荧光造影 | 视盘及脉络膜充盈延迟 | 视盘充盈延迟 | 无研究 | 视盘充盈迟 |
| 预后 | 罕见改善，另眼发病 54%～95% | 16%～43%改善，另眼发病 12%～19% | 罕见改善，双眼>60% | 好，双眼发病 40% |
| 治疗 | 全身激素 | 无有效疗法 | 动脉炎者可用激素 | 积极控制糖尿病的同时，采取其他治疗 |

表 24-3　非动脉炎性前部缺血性视神经病变与典型视神经炎的鉴别诊断

| | 非动脉炎性前部缺血性视神经病变 | 典型视神经炎 |
| --- | --- | --- |
| 人群特征 | 好发于 50 岁以上中老年人，男＞女 | 好发于 20～40 岁青年女性 |
| 危险因素 | 高血压、糖尿病、睡眠呼吸暂停综合征、高脂血症、同型半胱氨酸血症、高枕位睡眠、贫血、玻璃膜疣、白内障术后等 | 中枢神经系统脱髓鞘性疾病、免疫相关性疾病 |
| 视力 | 晨起或午睡后突然出现视力下降，不会降至无光感 | 数日或数周下降至最低，可至无光感 |
| 疼痛 | 无 | 90%眼周疼痛或眼球转动痛 |
| 视野 | 与生理盲点相连的绕过中心注视点的象限盲 | 典型的视野缺损为中心暗点或中心盲点性暗点 |
| 色觉 | 色觉障碍与视力下降成正比 | 色觉障碍可较视力下降程度更重 |
| 视盘水肿 | 绝对，弥漫性或节段性、局限性、象限性 | 约 1/3，相对少见 |
| 视盘旁出血 | 常见 | 相对少见 |
| C/D | 小（小视盘或无视盘） | 相对正常 |
| FFA | 视盘灌注延迟，区域毛细血管扩张，后期荧光素渗漏 | 无改变或晚期渗漏 |
| OCT | 视网膜浆液性脱离，游走性节段性视盘水肿 | 后期视网膜神经纤维层变薄 |
| MRI | 无明显改变，仅球后萎缩 | 视神经呈长 $T_2$ 信号伴强化 |
| VEP | 振幅降低 | 潜时延长 |
| 临床病程 | 视力一般维持稳定或小幅度提高，不易复发 | 通常 4～6 周视力好转，易复发 |
| 治疗 | 无特殊治疗，急性期可给予小剂量激素 | 激素冲击治疗可缩短病程 |

# 五、临 床 治 疗

审因论治。初期应用糖皮质激素、血管扩张剂，及时降低眼压。中药以活血化瘀、开窍通络为法，尽快缓解或消除血液循环障碍，配合针刺治疗，减轻视盘水肿，保全视力。

## （一）辨证论治

主证：视力骤降或突然出现眼前阴影，视盘水肿，伴或不伴有盘周出血。

### 1. 阴虚阳亢证

【辨证要点】年老体衰，肝肾阴亏，阳亢于上。气血上逆，目窍壅滞，目系郁闭，神光被遏，故有突然视力下降和视盘水肿。头晕耳鸣，头目胀痛，面红烘热，急躁易怒，失眠多梦，舌红，脉弦细数为阴虚阳亢之象。

【治法】滋阴潜阳，通络明目。

【方药】天麻钩藤饮（《中医内科杂病证治新义》）加减。情志波动或郁怒者，加柴胡、郁金以疏肝理气；口干苔少者，加女贞子、麦冬、天冬等以滋阴生津；失眠者，加五味子、酸枣仁以养肝安神。

### 2. 气血两虚证

【辨证要点】脾胃虚弱，气血生化乏源，或失血过多，血虚无以气化，气血两虚，目失濡养，视物模糊。或气虚运血乏力，气虚血滞，目系经脉瘀滞，而视盘肿胀。少气懒言，神倦乏力为气虚之象。心慌心悸，失眠多梦，为血不养心。面白或萎黄，为血虚不荣之象。舌淡脉细弱亦为气血虚弱之象。

【治法】补益气血，活血明目。

【方药】八珍汤（《瑞竹堂经验方》）合补阳还五汤（《医林改错》）加减。心慌心悸，失眠多梦等血不养心之症明显者，加猪苓、泽泻、薏苡仁等利水药。

**3. 肝郁气滞证**

【辨证要点】情志失调，肝失疏泄，气机郁滞。肝气通于目，肝脉连目系。肝郁气滞，目之玄府不畅，气血津液升降出入不利，目系经气营血瘀滞，故见视盘及周围视网膜水肿，神光郁遏而视物模糊。肝之疏泄失职，故情志抑郁或易怒。肝气郁滞，故胸胁胀闷，食少腹胀。舌苔薄白，脉弦亦为肝郁气滞之象。

【治法】疏肝理气，活血明目。

【方药】逍遥散（《太平惠民和剂局方》）加减。视盘水肿明显者，加猪苓、车前子；病至后期，水肿消退，视力不提高者，加枸杞、女贞子、楮实子、蒺藜以补肾明目；视神经萎缩者，加黄芪、葛根升阳益气；口干苔薄黄者，加知母、黄柏以降火；失眠多梦者，加首乌藤、酸枣仁、磁石以镇心安神。

**4. 气滞血瘀证**

【辨证要点】情志郁闷，或恼怒怨愤，气机运行异常。气乏周流，血瘀脉道，不能荣养目窍，故见视力骤降及头目隐痛，胸胁胀满。舌质紫暗或有瘀斑，苔白，脉弦或涩等为全身气滞血瘀之象。

【治法】益气活血，通络明目。

【方药】血府逐瘀汤（《医林改错》）合逍遥散（《太平惠民和剂局方》）加减。气滞重者加佛手、木香以疏理肝脾气滞；久病加全蝎、蜈蚣、血竭以化瘀通络；年老阴亏，津液损耗明显者，加西洋参、黄精、石斛以益气养阴、增液明目。

**5. 风痰阻络证**

【辨证要点】嗜食肥甘辛辣，饮酒无度，痰热内生，上壅目窍。目络玄府不通，神光不能发越，故可见视力突降，视盘及周围视网膜水肿出血。眩晕耳鸣，胸闷恶心，或有头痛，舌胖苔腻，脉弦或滑等为全身风痰阻络之象。

【治法】熄风豁痰，活血通脉。

【方药】导痰汤（《校注妇人良方》）合桃红四物汤（《医宗金鉴》）加减。口干舌燥，苔黄者，加竹茹、黄芩、菊花、天南星等以清肺肝之热；大便不畅者，加全瓜蒌以泄热通便。

（二）中医特色疗法

**1. 针刺治疗** 主穴：风池、完骨、天柱、上睛明、承泣、球后等。配穴：太阳、头维、合谷、四白、百会、攒竹、上星等。留针20～30分钟，每日1次。

**2. 直流电离子导入** 早期可选血栓通、丹参、川芎嗪等药物导入。已有明显视神经萎缩者可选维生素 $B_{12}$、维生素 $B_1$ 等。

**3. 穴位注射** 复方樟柳碱注射液1ml，颞浅动脉旁注射。复方丹参注射液1ml，肝俞、肾俞穴位注射，每日2穴，左右交替，连续15～20日。

# 六、预后转归

轻者视力损害较轻，经治疗可大部分恢复。重者视功能严重受损。病至晚期，视盘缺血区萎缩，境界清楚，其萎缩范围可大可小，可以是颞侧色淡，也可能是全部苍白。

# 七、预防调护

（1）饮食宜清淡而高营养。忌烟，少饮酒。

（2）保持情绪安定，注意目力和脑力的休息。

（3）积极诊治原发疾病，如高血压、高脂血症、动脉炎等。

## 八、名医名家学术经验

### ⚓ 韦玉英扶正补虚治疗缺血性视神经病变

韦氏根据临床上本病常见于中老年人，辨证分型以阴虚血瘀、肝阳上亢及气虚血瘀多见的特点，在治疗上以滋阴、益气、平肝、理气为先导，再加活血通络药。韦玉英认为，中老年人一方面户外活动或运动较少，易致血流迟缓，血脉不畅；另一方面年龄渐长，正气渐衰，加上工作节奏或精神紧张，或全身伴有高血压、糖尿病、动脉硬化等影响血液质量及血管弹性的疾病。中医治疗应重在扶正补虚。气为血之帅。气可生血，益气助血行，通血脉。阴为物质基础，滋阴可生津增液，润脉滑络，有利气行血畅。她认为，无论年龄大小，只要缺血、瘀血就一味活血化瘀，甚则破血逐瘀，这种以伤正气为代价的攻法并不都适宜老年患者。因此，对缺血性视神经疾病，韦氏常在活血理气的基础上，加用黄芪、党参、太子参、黄精、熟地黄、女贞子、枸杞子、麦冬等益气滋阴药，有时还重用或以这类补药为主组方。

## 第四节　视神经萎缩

### 一、概　述

视神经萎缩是多种疾病引起的视网膜神经节细胞及其轴突损伤的最终结果。本病以视功能损害和视盘苍白为主要特征，是常见的致盲或低视力眼病。本病与性别、年龄无关。临床上如视网膜视神经的炎症、退变、缺血，外伤、遗传等因素，以及眶内或颅内占位性病变的压迫，其他原因所致视盘水肿、青光眼等各种原因，均可能引起视神经萎缩。本病分原发性视神经萎缩、继发性视神经萎缩两类，但目前分类更趋复杂。本病属中医眼科"青盲"范畴，又名"黑盲"。"青盲"首见于《神农本草经》。西晋《针灸甲乙经》记载了："青盲，远视不明，承光主之……青盲无所见。"隋代《诸病源候论》记载了："眼无障翳而不见物，谓之青盲。"。该书还专门提到"小儿青盲"。唐初的《外台秘要》认为"黑盲"与"青盲"类似。

### 二、病　因　病　机

（1）先天禀赋不足，或色欲过伤，或久病虚衰，肝肾精血不足，目系失荣。
（2）脾虚气弱，心营亏虚，心脾两虚，气血不足，目系失荣。
（3）肾气亏耗，久而伤阳。肾阳虚不能温养脾阳，脾肾阳虚，精血乏源，血运乏力，目失濡养。
（4）因郁而病或因病而瘀。情志郁结，肝失条达，经脉不利，目系经气不畅，目失濡养。
（5）头眼外伤，气血受损，脉络瘀阻。精气无以上注于目，目系失荣。

### 三、临　床　诊　断

（1）视力障碍，严重者可致无光感。视野缺损，向心性缩小为多，亦可有中心暗点。鼻侧缺损、颞侧岛状视野，管状视野，双颞侧偏盲，象限盲等。暗适应障碍或色觉障碍。
（2）眼底可见视盘色泽变淡或苍白。
（3）宜结合 CT、MRI 等影像学检查，以排除颅内占位性病变。尤其是原发性视神经萎缩，更应考虑颅内占位性病变。

# 四、临 床 治 疗

久病多瘀、久病多郁，久病入络、肝肾亏损是本病的基本特点。故本病论治以补肝肾、益气血、通络活血为要。辅助针刺及神经营养剂。

## （一）辨证论治

主证：视物昏蒙，或盲而不见，或视野缺损，视盘色淡或苍白。

### 1. 肝肾阴虚证

【辨证要点】禀赋不足，或久病失调，或色欲过度，精血衰少，肝肾阴虚，目失濡养，目系失荣，故视盘苍白，视物不见，眼内干涩。头晕耳鸣，失眠多梦，腰膝酸软，男子遗精，女子经少，盗汗口干，舌红少苔，脉细数皆为肝肾阴虚之象。

【治法】滋补肝肾，通络解郁。

【方药】四物五子丸（《普济方》）加减。若五心烦热，口燥咽干，加知母、黄柏以清虚火。

### 2. 心脾两虚证

【辨证要点】病久体弱，或劳倦思虑，或失血过多，致气血亏耗，心脾两虚，目失真气真血之濡养而萎闭，神光衰微而视物昏蒙或视物不见。面白无华，心悸失眠，头晕健忘，食欲不振，神疲乏力，妇女经少色淡或淋漓不尽，舌质淡嫩，脉细弱均为心脾两虚、气血不足之象。

【治法】补脾养心，益气通络。

【方药】归脾汤（《济生方》）加减。若舌腻口干，纳差便溏，加泽泻、车前子、黄连、神曲以健脾祛湿清热。

### 3. 肝气郁结证

【辨证要点】情志抑郁或突发精神刺激，病患暴盲，日久演变为青盲。或病程日久，治疗效果不理想，因病而郁。肝失疏泄，气机郁结，肝脉连目系，肝经不利，目系经气不畅，故目失濡养，视物不明，神光郁遏，则视物不见。胸闷喜太息，乳房胀痛，月经不调，口苦咽干，舌苔薄白或薄黄，脉弦或弦数皆是肝气郁结之象。

【治法】疏肝解郁，活血明目。

【方药】逍遥散（《太平惠民和剂局方》）加减。失眠多梦者，加首乌藤、合欢皮以安神；舌红少苔，脉细数者，加麦冬、石斛、知母以滋阴清热；纳差者，加神曲、麦芽以健脾。

### 4. 脾肾阳虚证

【辨证要点】先天禀赋不足，命门火衰，神光乏源。或病久体衰，耗气伤阳，脾失温煦，运化无力，精血生化乏源，亦无力运精于目。神光既乏命火之源，亦少精血之滋养，故由衰而竭，目遂无光。形寒肢冷，面色㿠白，腰膝冷痛，少气乏力，面浮肢肿，食少便溏，舌淡胖，苔白滑，脉沉细均是脾肾阳虚之象。

【治法】温补脾肾，益气通络。

【方药】右归丸（《景岳全书》）合补中益气汤（《脾胃论》）加减。

### 5. 血瘀阻络证

【辨证要点】情志不遂，气机郁结，郁久而致血瘀。肝经瘀滞，目中脉络不畅，目系经气不利而日渐萎闭，神光不得发越。或头眼部外伤，伤气伤血，瘀血留于清窍，滞涩目中经脉。精血无以荣目，故而目系失养，神光衰微而失明。头痛健忘，长期失眠，胸胁刺痛，或经闭痛经，经色紫暗，舌紫暗或瘀点，脉涩乃有瘀之象。

【治法】活血化瘀，通窍明目。

【方药】补阳还五汤（《医林改错》）加减。

## （二）中医特色疗法

**1. 针灸治疗** 主穴取睛明、承泣、攒竹、鱼腰、球后、风池、瞳子髎、四白等。配穴取太阳、百会、四神聪、合谷、外关、肝俞、肾俞、臂臑、足三里、三阴交等。每日1次，留针20~30分钟。

**2. 直流电药物离子导入** 多选维生素B$_{12}$、决明子、丹参、川芎嗪等药。

**3. 穴位注射** 取太阳、肾俞、肝俞、球后等穴，用复方樟柳碱等穴位注射。每穴每次注入0.5~1ml药液，每日或隔日1次，10次为1个疗程。可视病情应用2~4个疗程。

**4. 中药注射剂** 银杏叶类制剂、灯盏细辛、川芎嗪、丹参等注射液可选择应用。应严格按照药品说明剂量每日静脉滴注，10~14日为1个疗程，间隔3日后再行下一个疗程。

**5. 中成药制剂** 明目地黄丸、杞菊地黄丸、石斛夜光丸、补中益气丸等均可酌情选用，或和汤药交替隔日服用。

# 五、预 后 转 归

本病预后不佳，部分病例经长时间的中药和针刺治疗，视力有所提高，但苍白的视盘不易改变。颅内占位性病变者，经手术治疗颅内病变后，部分可恢复理想视功能。

# 六、预 防 调 护

（1）避免情绪紧张和情志抑郁，树立信心，配合医生治疗。
（2）积极治疗原发病。头部外伤后，有条件应尽早眼科检查。
（3）饮食应富含蛋白及维生素。忌烟酒。

# 七、名医名家学术经验

### ⚡ 陆南山认为视神经萎缩的治疗应着眼于"虚"

陆老认为本病属疾病后期，为器质性损害。根据"精气夺则虚"，应着眼于"虚"。视盘色泽变淡或苍白，视网膜血管因病程较长而相应变细。因目得血而能视，故陆老认为本病是营血虚不能上达于目所致。基本用药以补肝肾、益气血为主，如熟地黄、党参、淮山药、当归身、枸杞子等。

### ⚡ 国医大师唐由之以补益肝肾、益气养血、疏肝健脾为法治疗本病

唐老认为视神经萎缩的病因虽然复杂多样，但其病机主要分为"不足"与"不通"两个方面。"不足"是指本病病机为精、气、血不足，即原动力和能量不足，多见于原发性（上行性）视神经萎缩和下行性视神经萎缩。"不通"是指气血升发的通路不通。人体左升右降，肝主升发，脾主升清，肝与脾为气血升发的主力。肝郁不能升发，脾虚不能升清，致目失濡养，神光不能发越，多见于继发性视神经萎缩。但本病也可能有"不足"与"不通"共同存在，"不足"日久，必有"不通"。"不足"为虚，虚则补之，驻景丸、四物五子汤、补中益气汤、益气聪明汤明目地黄丸是常用的方剂。"不通"为郁为滞，治疗当疏肝健脾，以促升发，小柴胡汤、四逆散、加味逍遥丸为主方。"不足"与"不通"兼有者，两类方剂交替运用。

### ⚡ 韦玉英辨治儿童视神经萎缩经验

韦老认为"肝经风热型"多为实证，病程短，临床尚有风热证候。根据"热极生风，热解风自熄"，韦老辨证与辨病相结合，标本兼顾，疗效最好。如本型治疗不及时或不彻底，多数转化

为"血虚肝郁型"。临床尚有余热未尽之证候,韦老治以舒肝解郁,养血活血为主,并根据"热邪劫阴,累及肝肾",辅以平补肝肾,标本兼治。虽疗程较长,但疗效满意。"脾虚气弱型"为病后调护失宜或住院抢救阶段服用寒凉镇惊药太过所致。根据"虚则补之""缓则治本",韦老进行辨证论治。本型病程长,脾虚则吸收不好,故疗效较以上证型差。"肝肾不足型"多由高烧惊风伤阴耗液所致,根据"肝肾之气充,则精彩光明""乙癸同源",当滋补肝肾,培本补元。本型病程长,虽有一定疗效,但较上述两型为差。小儿病因单纯,神气安宁,若及时治疗,用药恰当,调护适宜,疗效较成人好。

### ⊎ 庞赞襄从郁论治视神经萎缩

庞老提出"目病多郁"理论,认为青盲初起以肝经郁热为主,热重于郁,久病郁重于热或郁热并重,郁结热邪深入目系,以致脉络不通、玄府郁闭。此外,郁热之邪灼津耗液,乃至肝肾阴虚,肝郁日久亦可累及心脾。最终,脏腑气血功能失调乃至亏虚,虚则目系失养。治疗本病应注意解郁和补益之间的辨证关系,既不能过早补益,又须防止苦寒太过。舒肝解郁的同时,应注意大养肝阴、生津益气、健脾和胃。同时,嘱患者长期服药,配合针刺耐心治疗,使视功能逐渐恢复。

### ⊎ 国医大师廖品正强调活血通窍

廖老认为青盲属目系病变,目系病变无论虚实,主要病机为瘀阻窍道,故活血通窍应贯穿始终。廖老始终把握"虚"与"瘀"的关系,注重调整"扶正"与"祛瘀"轻重。

### ⊎ 庄曾渊运用五子衍宗丸治疗莱伯遗传性视神经病变所致的视神经萎缩

庄曾渊认为莱伯遗传性视神经病变所致的视神经萎缩,属先天肾精不足导致,治宜补肾益精,运用五子衍宗丸治疗,并加用党参、茯苓、石菖蒲、远志升阳开窍。

(王 影)

# 第二十五章　眼视光学

## 第一节　屈光不正

### Ⅰ. 近视

#### 一、概　　述

近视（myopia），古代中医称"近觑"或"能近怯远症"，指眼调节放松时，平行光线折射焦点落于视网膜前，导致远视力下降而近视力正常。此病症临床常见，占屈光不正比例最高。古代医籍中已有本病的相关描述，如东汉《释名》的"远视茫茫"，隋代《诸病源候论》的"不能远视"等。后世医家如东晋葛洪《肘后备急方》提到"远视不明，但瞳人不破散"，金代张从正《儒门事亲》中有"两目赤色，眩运昏涩，不能远视"，傅仁宇在《审视瑶函》中将高度近视称为"近觑"。直至《目经大成》，近视才首次被作为独立临床病名提出。新中国成立后，中医眼科学教材正式采用"近视"这一病名，该名称一直沿用至今，其概念相当于西医的近视。

#### 二、病 因 病 机

《诸病源候论·目病诸候》谓："劳伤腑脏，肝气不足，兼受风邪，使精华之气衰弱，故不能远视。"《审视瑶函·内障》认为，本病病机为"肝经不足肾经病，光华咫只视模糊"及"阳不足，阴有余病于少火者也"。

#### 三、临 床 诊 断

本病可参考《近视防治指南（2024 年版）》进行临床诊断。

睫状肌麻痹验光检查即散瞳验光，是国际公认的诊断近视的金标准。建议 12 岁以下，尤其是初次验光，或有远视、斜弱视和较大散光者，以及验光过程中发现调节不稳定、矫正视力不正常且不能用其他眼病解释者，应当进行睫状肌麻痹验光。确诊近视需要配镜的儿童需要定期复查验光。

#### 四、鉴 别 诊 断

**1. 真、假性近视**　远视力时好时坏或"雾视法"使远视力提高，为假性近视或部分假性近视。鉴别真、假性近视最可靠的方法是睫状肌麻痹后验光。

**2. 核性白内障**　初、中期可出现近视，裂隙灯检查即可确诊。

#### 五、临 床 治 疗

早防早控早治，准确验光配镜，合理使用角膜塑形镜，药物辅助，配合视觉训练，定期复查。

**1. 辨证论治**

（1）近视前期及低度近视

主证：远距离视物模糊，近距离视力好。初期常有远距离视力波动，注视远处物体时眯眼。

1）心阳不足证

【辨证要点】火在目而为神光，心阳衰微，阳虚阴盛，致神光不能发越于远处，故出现视近清楚，视远模糊。全身无明显不适，或兼见面白畏寒，心悸，神倦，视物易疲劳。舌质淡，脉弱。

【治法】补心益气，安神定志。

【方药】定志丸（《医心方》）加减。

2）气血不足证

【辨证要点】久视耗血，血为气之母，血虚气亦虚，神光不能发越于远处，故出现视近清楚，视远模糊。或兼见面色不华，神疲乏力，视物易疲劳。舌质淡，苔薄白，脉细弱。

【治法】补血益气。

【方药】当归补血汤（《内外伤辨惑论》）加减。

3）脾气虚证

【辨证要点】脾气虚则气血生化无源，神光失养，不能远视，仅能近视。或兼见神疲乏力，面色萎黄，食欲不振，大便溏薄等脾气虚弱的表现。舌淡苔白，脉细弱。

【治法】健脾益气。

【方药】补中益气汤（《脾胃论》）加减。

（2）高度近视

主证：视近清晰，视远模糊。可见玻璃体液化混浊，近视弧形斑，网膜呈豹纹状改变。

1）肝肾两虚证

【辨证要点】禀赋不足，肝肾阴亏，以致光华不能远及，故能近怯远，可有眼前黑花飘动。或有头晕耳鸣，腰膝酸软，寐差多梦，视物易疲劳。舌质淡，脉细弱或弦细。

【治法】滋补肝肾。

【方药】驻景丸加减方（《中医眼科六经法要》）加减。

2）气血不足证

【辨证要点】久视耗伤气血，气血亏虚神光发越无源，视远物模糊不清且长久难愈。或兼见面色无华或萎黄，口唇淡白，头晕目眩，神疲乏力，少气懒言，心悸失眠。舌淡苔薄白，脉细弱。

【治法】补益气血。

【方药】八珍汤（《瑞竹堂经验方》）加减。

3）脾气亏虚证

【辨证要点】后天失养，脾气亏虚，气血生化不足，神光失养。或兼有面色萎黄，食欲不振，腹胀便溏，肢体倦怠，少气懒言等症状。舌淡苔白，边有齿痕，脉缓弱。

【治法】健脾益气。

【方药】参苓白术散（《太平惠民和剂局方》）加减。

**2. 中医特色疗法**

（1）眼保健操：以"准确、足时、足量、持久"八字方针为核心。具体指取穴准确，按摩一定要够力量，以感到有酸胀感为度，但不可用力太过，损伤皮肤。同时按摩的时间要足够，每个穴位四个八拍，每日坚持做2～3次。

（2）耳穴压丸：可防控儿童青少年的远视储备量不足、近视前期和低度近视。材料取王不留行籽，主穴为肝、脾、心、肾，配穴取眼、目1、目2、神门任意1～2穴。操作前严格洗手消毒并对受试区域消毒（75%酒精或1%～2%碘伏）。选择患者舒适、便于医者操作的治疗体位，将王不留行籽贴于小块胶布（0.5cm×0.5cm）中央，然后对准相应耳穴贴紧并稍加压力，使其耳朵感到酸麻胀或发热。每周贴 1 次（贴后 5 日取下，休息 2 日换一耳再次贴上）。贴后每日早、中、睡前自行按压 3 次，每次 10～20 下，使之产生酸、麻、痛、热的感觉。贴 4 周休 1 周为 1 个疗程。

（3）揿针：通过对特定穴位进行皮下埋针，可以对末梢神经产生持续而稳定的刺激，促进经络气血的有序运行。耳部取眼、目 1、目 2、肝、肾、脾穴位，全身可取风池、光明等穴位。此外，根据辨证进行取穴，如脾气不足加足三里，肝肾亏虚加太冲等。

（4）梅花针：叩刺局部穴位（睛明、承泣、风池、攒竹，眶上缘至眶下缘）和经络循行分布区域，通过皮部-络脉-经脉，疏通经络，促使气血畅通、阴阳调和，从而起到增强眼部血液循环，松弛眼部肌肉，缓解睫状肌痉挛等作用。

（5）穴位按摩：可取睛明、攒竹、鱼腰、阳白（承泣）、丝竹空（瞳子髎）、太阳、风池、脾俞、肝俞、肾俞、合谷、肩井等穴位，用手法刺激穴位周围的神经和血管。穴位按摩能够疏通经络，调节气血，改善局部眼组织的血液循环，发挥其经络腧穴的特殊作用，从而提高交感及副交感神经的兴奋性及其相互作用，消除睫状肌的痉挛，促进和调节眼球的血液循环，以消除近视患者的眼部肌肉组织功能衰退的现象。

（6）刮痧：在眼周刮痧可促进眼周毛细血管扩张，改善血液循环，疏通经络，减轻视疲劳。膀胱经肝俞至肾俞段刮痧不仅可以疏通背部气血经络，还可以调补肝肾。

（7）食疗：合理饮食，营养均衡。在此基础上，可在专业中医师指导下，选用一些药食同源的中药进行合理搭配，起到健脾补肾、补精明目之功效。

**3. 中成药** 启明丸可用于心阳不足型低度近视患儿的治疗。

**4. 西医治疗**

（1）配镜

1）框架眼镜：最简单、安全的矫正器具。单焦镜为临床常见框架眼镜的类型，特殊光学设计的框架眼镜对于近视进展较快的儿童有一定的控制效果。近视儿童应至少每半年进行一次复查。应当避免过矫，否则会加重近视发展。

2）角膜接触镜：①软性接触镜可用于近视的矫正，部分儿童可用于恢复双眼视和促进视觉发育。多焦软镜可以在一定程度上延缓儿童近视进展。②硬性透气性接触镜适用于有需求而又无禁忌证的任何年龄佩戴者。近视、远视、散光、屈光参差者，尤其是圆锥角膜及角膜瘢痕等所致的不规则散光可优先考虑选择。③角膜塑形镜即 OK 镜是一种逆几何设计的硬性透气性接触镜。通过佩戴本镜，使角膜中央区域的弧度在一定范围内变平，从而暂时性降低一定量的近视度数，是一种可逆性非手术的物理矫形方法。在一般接触镜适应证与非适应证的基础上，重点强调未成年儿童需要有家长监护配合治疗，规律随诊，预防感染。

（2）0.01%阿托品滴眼液：适用年龄为 4 岁至青春期，等效球镜≤-0.50D，或等效球镜年增长量≤-0.50D，或眼轴年增长量>0.3mm。每晚睡前 1 次，每次 1 滴。应注意需先进行规范的临床评估以及危险因素评估以及充分的用药前宣教后，方可使用。同时要严密随访，监控用药后不良反应及安全性。

（3）手术矫正

1）激光角膜屈光手术：是目前眼科临床矫正近视的主流手术方式，包括以下几种术式。①经角膜上皮激光角膜切削术（transepithelial photorefractive keratectomy，TransPRK）：是一种应用准分子激光连续性对角膜残余上皮层、前弹力层及浅层基质进行切削的全激光角膜切削的手术方式，对角膜生物力学的破坏相对较小，更适合角膜薄的患者，是二次增效手术的首选术式。②飞秒激光小切口角膜基质透镜取出术（femtosecond laser small incision lenticule extraction，SMILE）：应用飞秒激光在角膜基质扫描形成光学透镜，并将透镜从飞秒激光制作的角膜周边小切口取出的手术方式。无刀、无瓣、微创、快速、精确、安全性高，患者舒适度高，同时角膜神经损伤少，生物力学更稳定，减少干眼的发生，是目前全球最先进的近视手术矫正方式之一。③飞秒激光辅助准分子激光原位角膜磨镶术（femtosecond laser assistant laser in situ keratomileusis，FS-LASIK）：应用飞秒激光于角膜上做一个带蒂的角膜瓣，然后用准分子激光在暴露的角膜基质床上切削不同的屈光度，以矫正屈光不正。该术式矫正近视范围更广泛，比 SMILE 更加节省角膜组织，比 TransPRK 更能减少干眼的发生，是现在屈光手术的主流术式。

2）有晶体眼人工晶体植入术（implantable collamer lens，ICL）：将后房型人工晶体植入到人眼晶体前安全区从而矫正屈光不正的一种手术方式，具有矫正范围广、效果稳定、无须去除角膜组织、视觉质量佳等优势，对高度近视矫正优势明显。目前有可植入接触镜和有晶状体眼屈光性晶状体两种后房型人工晶体。

**5. 行为环境干预**

（1）户外活动：保证每日日间户外活动累计时间不少于 2 小时，接触自然光时间不少于 1 小时。

（2）读写姿势：读书写字坐姿端正，坚持"三个一"，即握笔的指尖离笔尖一寸（3.3cm）、胸部离桌子一拳（6～7cm），书本离眼一尺（33cm）。

（3）用眼行为：避免用眼过劳，坚持"20-20-20"原则，即近距离用眼 20 分钟，向 20 英尺（约 6 米）外远眺 20 秒以上。严格控制使用电子产品的时间，0～3 岁婴幼儿不使用手机、平板、电脑等视屏类电子产品；3～6 岁幼儿尽量避免其接触和使用手机、平板、电脑等视屏类电子产品；中小学生非学习目的使用电子屏幕单次时长不宜超过 15 分钟，每日累计时长不宜超过 1 小时。使用电子屏幕学习时，屏幕中心位置应在眼睛视线下方 10cm 左右，距离为电子屏幕对角线长度的 4～6 倍，观看 30～40 分钟后，应休息远眺放松 10 分钟。不应在行走、吃饭、躺卧、坐车等情况下看书、写字、使用电子产品。

（4）视觉环境：读写应在采光良好、照明充足的环境中进行，避免光线暗弱或阳光直射。

（5）生活习惯：合理搭配，均衡饮食，少吃甜食和油炸食品，多吃富含维生素 A 食品。规律作息，保证充足睡眠。小学生每日睡眠时间不少于 10 小时。

# 六、名医名家学术经验

### 赵献可从肾肝同治出发治疗近视

"五脏六腑之精，皆上注于目而为之精。肾藏精，故治目者以肾为主。目虽肝之窍，子母相生，肾肝同一治也。"赵献可认为近视属于内障之病，主要由阴弱不能配阳所致。目虽为肝之窍，但肾肝相生，需同时调理，故应重视肾肝同治。赵老强调，治疗近视需培养先天根本，即在治疗初期就着手调整患者的体质。同时赵老还提出，近视患者应避免酒色淫欲，饥饱劳役，并控制情绪，避免过度喜怒哀乐等情绪波动。用药方面他主张以六味丸复先天无形之水，以化生后天肝肾之阴。

### 亢泽峰教授创立近视"精筋失衡"论指导全过程近视防、控、治

亢教授基于近视"精筋失衡"论，认为近视发于久视伤血、筋脉失养，应以养血柔筋为主，可给予耳穴压丸、揿针疏通经络、畅通经气，"预防"近视发生发展。发生近视者已出现筋膜失衡，"阳气者，精则养神，柔则养筋"，应更注重补气养精调筋，可予明视方补益精气、养心明目，"控制"近视进展。随着眼轴的不断增长，目之精血渐亏，气血、筋膜失衡渐重，加之久病入络，应治以补肝肾、通目络，可予加减驻景方联合抗 VEGF 药物"治疗"病理性近视黄斑病变，发挥中西医结合 1+1＞2 的中国特色防治优势。

# II．远视

# 一、概　　述

远视（hyperopia）在古代医籍中称为"能远怯近症"，至《目经大成·远视》始名"远视"，

书中载："此症目渐次昏昧，能远视而不能近视者也。甚则秉烛作书，举头落笔。出入非杖藜熟路，莫敢放步"。本病又名"能远视不能近视"（《证治准绳》）、"能远怯近症"（《审视瑶函》），相当于西医远视。

## 二、病 因 病 机

《审视瑶函·能远怯近症》谓："盖阴精不足，阳光有余，病于水者，故光华发见散乱而不能收敛近视。"《目经大成·远视》谓："盖阴不配阳，病于水者……若淫泣劳极，斫耗风力，则元神飞越。"结合临床，归纳本病的病因病机为禀赋不足，阳不生阴，阴精不能收敛，目失濡养则目中光华不能收敛视近。

## 三、临 床 诊 断

（1）视力下降，轻度远视，视力疲劳，眼位偏斜。

（2）不同年龄段的屈光调节差异很大，表现也有不同。

1）儿童期：高度远视常会出现斜视，其中以内斜视为多见，易导致弱视。中度远视儿童容易因视近不适或不清而厌学，由于远视力较好，所以常被漏诊或误诊。低度远视一般不会出现不适。

2）青少年期：高度远视容易被发现。中度远视眼易发生眼疲劳，但因远视力尚可，多被忽略。低度远视容易因睫状肌持续收缩而痉挛，多形成假性近视，易被误诊。

3）中老年期：中度远视多在30多岁被发现。低度远视常因40来岁即"提前老花"而被发现，老年常伴有其他眼部病变被忽略而误诊。

（3）眼底检查可见典型的远视眼视网膜表现，即特殊的光彩，称为"视网膜闪光环"。

## 四、鉴 别 诊 断

远视需与老视鉴别。老视主要发生于中老年，也可发生于近视等其他屈光不正状态，戴单焦点凸透镜矫正时只能看近，不能看远。

## 五、临 床 治 疗

矫治屈光不正，消除疲劳，纠正眼位，治疗弱视。

**1. 辨证论治**　主要是肝肾不足证。

主证：视远不清，视近则更不清。

【辨证要点】先天不足或肝肾俱亏，致使目中光华散漫不收，故出现视远尚清，视近模糊。或用眼后感眼球酸痛，有视疲劳症状。或兼见头晕耳鸣，腰膝酸软，口咽干燥。舌红少苔，脉细数。

【治法】补益肝肾。

【方药】地芝丸（《医方集解》）或杞菊地黄丸（《医级》）加减。前方宜用于偏阴虚有热者，后方适用于偏肝肾不足者。

**2. 中医特色疗法**

（1）中药熏蒸：伴视疲劳者可用内服药渣再次煎水过滤，做中药超声雾化熏眼。

（2）针灸治疗：百会、风池、颈三段，配合肝俞、肾俞、心俞、脾俞、睛明、阳白、承泣、合谷、光明等为主穴，每次取主穴及配穴各3～4个。

**3. 西医治疗**

（1）光学矫正

1）框架眼镜：远视患者需准确验光确定远视度数，根据其调节能力等因素配镜。对于儿童远视眼，应在睫状肌麻痹下验光配镜，以获得准确度数，充分矫正远视，促进视觉正常发育。

2）角膜接触镜：软性角膜接触镜可用于部分轻度远视患者，矫正视力的同时有一定舒适度和美观性。硬性透气性角膜接触镜（rigid gas permeable contact lens，RGP）则更适合一些高度远视、不规则散光等复杂情况的矫正，能提供更好的光学质量。

（2）手术治疗

1）角膜屈光手术：如准分子激光角膜屈光手术、飞秒激光角膜屈光手术等，通过改变角膜的曲率来矫正远视。不过，手术有严格的适应证和禁忌证，需全面评估患者的眼部情况、年龄、职业等因素，且要患者充分知情同意。主要适用于符合条件的成年人，比如年龄 18 岁以上，远视度数相对稳定等。

2）眼内屈光手术：包括 ICL 等，是将人工晶体植入眼内以矫正远视的手术，适用于高度远视或不适合角膜屈光手术的患者。但手术风险和并发症的管理需要严格把控。

# 六、预防与调护

（1）注重均衡饮食，常闭目调护。

（2）久视近物后可眺望远目标以缓解调节。

# 第二节 老 视

## 一、概 述

随着年龄增长，晶状体弹性逐渐减弱、硬度逐渐增加，同时睫状肌收缩功能逐渐降低，从而导致眼的调节功能逐渐下降，出现阅读等近距离工作困难，这种由于年龄增长所致的生理性调节力减弱称为老视。

老视是一种生理现象，一般 40～50 岁开始，每个人均会发生。症状发生时间与患者的屈光状态、近距离用眼需求、身高等相关。长期服用胰岛素、抗焦虑药、抗抑郁药、抗精神病药、抗组胺药、抗痉挛药和利尿药的患者，由于药物对睫状肌的作用造成晶状体调节能力减退，会较早出现老视症状。随着人口老龄化的加剧，预计到2030 年，全球老视人群将达到 21 亿人。

老视属中医眼科"能远怯近"范畴。唐代孙思邈在《备急千金方》中记载了："凡人年四十五已后，渐觉眼暗。"《眼科心法要诀·能远怯近歌》提出："近视昏蒙远视明，阳光有余损阴精"。

## 二、病 因 病 机

明代张介宾著的《景岳全书》曰："不能近视者，阴气不足也。"清代王文之在《眼科百问》中提出："肾虚不能近视者，年老人多有之。"随着年龄增长，人体肝肾渐虚，精气日损，气血衰退。阴常不足，阳常有余，阴阳失去平衡。阳常有余，则目中光华尚可发越于外，阴常不足，则不能收敛于内。故出现视远清楚，视近模糊之象。因此，老视与患者年老体弱，肾水亏虚，精血不足，不能濡养目珠相关。

# 三、临床诊断

（1）多发生于 40 岁以上中老年人，视远正常，视近不能持久或不清，阅读需要更强的照明。症状与年龄、工作性质、屈光状态等有关。某些患者可能出现眼胀、头痛等视疲劳症状。

（2）临床检查

1）远视力及近视力检查：远视力好于近视力。

2）显然验光：综合验光仪进行视远显然验光，依视远验光结果进行调整老视所用透镜，戴镜后视近明显改善。

3）调节功能检查：调节力下降。①调节反应检查：调节滞后。②相对调节检查：相对调节力下降，正相对调节下降更明显。③调节灵敏度检查：调节灵敏度降低。④调节幅度：调节幅度降低。

# 四、鉴别诊断

本病应与远视进行鉴别（表 25-1）。

**表 25-1　老视与远视鉴别的诊断**

| | 老视 | 远视 |
|---|---|---|
| 定义 | 年龄相关的生理调节力下降所致视近不清 | 平行光线经过眼的屈光系统屈折后焦点位于视网膜后 |
| 好发年龄 | 多在 40 岁左右出现，随年龄增长更明显 | 多出生后就存在，随年龄增长逐渐正视化或无明显改变 |
| 视力表现 | 远视力正常，近视模糊；或近视力低于远视力 | 轻度远视者视远视近均可正常；中重度远视者视远视近均不清楚；部分症状可被调节所代偿 |
| 矫正方式 | 视近需要凸透镜矫正 | 视远视近均用凸透镜矫正 |

# 五、临床治疗

老视的治疗原则是改善近视力，消除视疲劳。根据个体情况佩戴合适的近用矫治眼镜或做老视矫正手术都是有效的治疗措施。对于老视伴有明显眼疲劳者，需结合中医整体辨证调治。

## （一）西医治疗

**1. 验光配镜**　应用凸透镜的力量代替调节，从而将近点移到习惯工作的距离之内。老视镜的验配要以每个人的调节力为基础，同时应了解受检者的工作性质和阅读习惯，选择合适的阅读距离进行老视验配。兼顾患者视远的屈光状态也可考虑双光眼镜或渐变多焦点眼镜。

**2. 手术矫正**

（1）准分子激光老视矫正手术

1）PresbyMAX 老视矫正术：即多焦点准分子激光原位角膜磨镶术。通过多焦点准分子激光切削改变角膜形状，利用负球差形成能够同时视近和视远的多焦点角膜平面，改善老视患者的远、近视力。

2）融合视觉老视矫正术：运用单眼视和波前像差引导，为整个角膜光学区创建连续的屈光力梯度，创建一个近距离和远距离视力图像的个性化融合。

（2）屈光性晶状体手术（晶体摘除联合功能性人工晶体植入术）：40 岁以上中高度远视透明晶体或任何年龄的远视混浊晶体均可通过晶体摘除联合功能性人工晶体植入达到恢复患者视远视近的目的。

（3）飞秒激光角膜基质内环形切开术：采用飞秒激光在非主视眼视轴区 2～4mm 范围内基质层制作 5 个同心圆，使中央区在眼压作用下轻度变凸达到视近的目的。

（4）角膜层间植入术：植入物通常放在角膜瓣下或飞秒激光制成的小囊袋内，增加景深，提高近、中视力。

（5）传导性角膜成形术：利用探针将射频热量传导到角膜上，使角膜周边组织产生收缩并变得陡峭，达到对角膜重塑的目的。

### （二）辨证论治

主证：视远尚可，视近模糊。

**1. 肝肾两亏证**

【辨证要点】用眼后出现眼球酸痛、眶周胀痛、头痛等视疲劳症状。或兼见头晕耳鸣，腰膝酸软，舌红少苔或无苔，脉沉细数。或面白肢冷，精神倦怠，夜间尿多。脉沉细。

【治法】滋补肝肾。

【方药】杞菊地黄丸（《医级》）。

**2. 血虚肝郁证**

【辨证要点】眼易疲劳，不耐久视，视久则眼胀头晕。心烦多梦，乳房胀痛，月经不调或经期产后严重。舌尖红苔薄黄，脉弦。

【治法】养肝解郁。

【方药】逍遥散（《太平惠民和剂局方》），常加枸杞、生地黄、香附等以增其养血和解郁功效。

**3. 脾虚气弱证**

【辨证要点】眼易疲劳，不耐久视，久则视物昏花或有重影或窜行。眼欲垂闭，神倦懒言，纳差便溏。舌淡苔薄白，脉弱。

【治法】健脾益气，升阳和血。

【方药】助阳活血汤（《眼科阐微》）。常加党参、葛根以增益气升阳之功；便溏者加茯苓、陈皮、白术；纳差者加白术、神曲。

### （三）中成药

杞菊地黄丸或明目地黄丸 6g，每日 3 次，口服。

### （四）中医特色疗法

**1. 针灸治疗** 百会、风池、颈三段为主穴，肝俞、肾俞、心俞、脾俞、睛明、阳白、承泣、合谷、光明、养老等为配穴。每次取主穴及配穴各 3～4 个，留针 10～15 分钟。

**2. 中药熏蒸** 霜桑叶、菊花、枸杞子、白芷、羌活、薄荷叶各 20g，熬成药汁熏蒸，每次 10 分钟。

**3. 点穴按摩** 选用太阳、鱼腰、印堂、承泣、四白、瞳子髎、阳白、睛明、攒竹，每周 2 次，每次 20 分钟。

**4. 耳穴压豆** 选用眼、肝、肾、脾、目 1、目 2、皮质下。每次选 3～4 穴，两耳交替。

## 六、预 后 转 归

老视是一种生理现象，无论屈光状态如何，每个人均会发生，根据个体情况佩戴合适的近用矫治眼镜或接受老视矫正手术都是有效的治疗措施。少数尚难适应而仍有眼疲劳者，需整体辨证调治，预后良好。

## 七、预 防 调 护

（1）久视近物后可眺望远目标以缓解调节，减轻不适症状。

（2）适量活动，增强全身血液循环，避免过度疲劳，保证睡眠充足。

（3）运目眨眼。利用眨眼锻炼眼肌，经常活动眼球，促进眼内血液循环。

## 八、名医名家学术经验

### 陈达夫教授治疗老视眼的临床经验

陈达夫教授认为无论是能近怯远，还是能远怯近，抑或是年老肝肾虚衰之视近困难，总的病机均为虚实夹杂。多由肝肾不足，精血亏虚，目失濡养，导致疏泄失职，气机不利，湿浊内生。治疗本病时，以补肾调肝为主要治法，稍佐利湿泄浊之品。陈教授以经方驻景丸为基础，自制屈光不正方。方剂组成包括楮实子、菟丝子、茺蔚子、枸杞子、木瓜、三七粉（冲服）、青皮、五味子、紫河车粉（冲服）、寒水石（先煎）。

### 韦企平教授对于老视性视疲劳的诊疗经验

韦企平教授将韦氏三联九针运用于老视性视疲劳，重点选用眼周的穴位针刺治疗，二联眼周透三针（眶缘透三针），即丝竹空透太阳（或鱼腰）、阳白透鱼腰（或攒竹）、四白透下睛明（球后或瞳子髎）等。选取风池、合谷、足三里、三阴交、光明、太冲、行间等作为整体辨证的选穴。

# 第三节　视　疲　劳

## 一、概　　述

现代医学将视疲劳属中医眼科"目倦""肝劳""视瞻昏渺"等范畴。早在唐代孙思邈《千金要方》就记载了"肝劳"之名，其曰："其读书、博弈等过度患目者，名曰肝劳"。明代李梴《医学入门》谓："读书针刺过度而（目）痛者，名曰肝劳。"之后《中医临床诊疗术语》规范疾病名称为"目倦"，相当于西医的视疲劳。

## 二、病　因　病　机

（1）肝藏真血，肾主藏精。肝肾精血亏损不足，目窍失充，筋失所养，调节失司，不耐劳瞻。

（2）心舍神明，目为心使。久视伤血，劳心伤神，耗损气血津液，目中经络失养，目络涩滞。

（3）七情过伤，肝气郁滞。目中气机失调，目络不畅，甚则气滞血瘀。

（4）脾气虚弱，清阳不升，目失濡养，调节失司，不耐久视。

## 三、临　床　诊　断

本病可参考《中国视疲劳诊疗专家共识（2024年）》进行临床诊断。

## 四、鉴　别　诊　断

本病应与干眼、青光眼相鉴别（表25-2）。

表 25-2　视疲劳的鉴别诊断

| 眼表疾病 | 病因 | 主要症状 | 常见体征 | 辅助检查 |
|---|---|---|---|---|
| 干眼 | 泪液分泌不足、泪液成分异常、泪液蒸发过快等多种因素导致泪膜稳定性下降 | 眼部干涩感、异物感、烧灼感等 | 结膜充血、角膜上皮点状脱落等 | 泪液分泌试验、泪膜破裂时间检查等 |
| 青光眼 | 房水生成和排出失衡,导致眼压升高,损害视神经 | 眼胀、眼痛、视力下降、视野缺损,部分患者可能伴有头痛、恶心呕吐 | 眼压升高、视盘凹陷扩大加深、视野缺损 | 眼压测量、眼底检查(观察视盘形态)、视野检查等 |

# 五、临 床 治 疗

## (一)对症治疗

消除病因疗法是治疗视疲劳的关键。

**1. 佩戴合适的眼镜是治疗视疲劳的首选措施**　对于原配镜不准确或屈光尚未矫正的患者,应给予准确验光配镜,减少患者调节性视疲劳以维持调节与集合的平衡。应用正或负球性附加镜,用于治疗由于调节和聚散功能异常引起的视疲劳。

**2. 双眼视觉异常的治疗**　视觉训练是行之有效的双眼视觉异常治疗方法。通过训练可以提高调节幅度、增加融像性聚散功能、改善调节和聚散反应灵活性。常用的调节功能训练方法有大小字母表训练、镜片阅读训练、反转拍等。聚散功能训练方法有 Brock 线、红绿立体图、集合卡、裂隙尺等。

**3. 眼部疾病治疗**　预防和治疗眼部原发疾病。对干眼、结膜炎、眼睑疾病等患者要采取相应疾病治疗。

**4. 电脑终端综合征的治疗**

(1)养成良好的用眼卫生习惯:应注意操作电脑终端(visual display terminal, VDT)的持续时间不要持续过长,适当休息,连续用眼 1 小时后休息 10~15 分钟。

(2)VDT 的位置:选择可调节的电脑工作台和座椅。显示器屏幕中心应与胸部在同一水平线上。屏幕与眼睛之间的距离不应小于 50cm。屏幕中心应低于水平视线 10°～20°,显示器上部应向后倾斜 10°～20°,既有利于减轻视疲劳,又不明显增加全身肌肉的疲劳程度,同时还可以减少眼表的暴露面积,减少泪液蒸发。

(3)合适的照明条件:合适的光照会提高 VDT 操作者眼睛的舒适度。操作环境的光线不应太强或太弱,应避免光线直接照射屏幕引起反射。控制并调整屏幕背景和字体的照明和对比度。

(4)改善工作环境:室内经常通风换气,保持室内空气清新,减少空调使用时间,增加空气湿度。

**5. 精神、心理和全身因素引起视疲劳的治疗**　对患者进行相关精神心理治疗和疏导,取得患者的信赖与合作,解除患者对视疲劳的精神压力。确定可能会引起视疲劳的全身性疾病并给予治疗,必要时及时转诊至相应科室诊治。

## (二)辨证论治

主证:久视出现视物模糊、眼胀、头痛、眼眶胀痛、眼睑沉重、眼干涩等,休息后缓解或消失。

**1. 肝肾不足证**

【辨证要点】肝肾精血亏损,筋失所养,调节失司,故不能近距离久视。

【治法】滋养肝肾,益精明目。

【方药】杞菊地黄丸(《医级》)合柴葛解肌汤(《伤寒六书》)加减。眼干涩者,加北沙参、麦冬以益气养阴。

**2. 气血虚弱证**

【辨证要点】气血亏虚，目中经络涩滞，失于濡养，故不能近距离久视。

【治法】补养气血，养心安神。

【方药】八珍汤（《瑞竹堂经验方》）加减。大便干结者，可加火麻仁以润肠通便；头眼胀痛者，加蔓荆子、菊花以清利头目、止痛。

**3. 阴虚火旺证**

【辨证要点】劳瞻竭视，耗竭阴津，阴不制阳，致虚火上炎，故不能近距离久视。全身症状及舌脉表现均为阴虚火旺之象。

【治法】滋阴降火，益精明目。

【方药】知柏地黄丸（《医宗金鉴》）加减。口干喜饮者，宜加石斛、天花粉、生石膏以生津止渴。

### （三）中医特色疗法

**1. 针刺疗法** 眼周穴位：睛明、上明、承泣、球后、攒竹等。头区穴位：阳白、太阳、百会等。全身穴位：合谷、光明、足三里、三阴交等。操作方法：每次眼周可选 2～4 穴，头区及全身可选 6～8 穴。针法以补为主，但气滞血瘀等实证应施以泻法或平补平泻法，每日或隔日 1 次，每次 20～30 分钟。

**2. 中医适宜技术** 临床可采用推拿疗法、耳穴压豆、梅花针、眼部离子导入等方法。

# 六、预 后 转 归

一般情况下，经过积极的治疗，视疲劳预后良好。轻微的视疲劳，通过改正日常不良的用眼习惯，多户外运动，适当做眼保健操，使眼部肌肉得到休息就能够得到缓解。比较严重的视疲劳，在医生的指导下，使用相应的药物、物理等疗法，亦能使视疲劳的症状得到改善。

# 七、预 防 调 护

（1）合理用眼，避免长时间用眼。每小时休息 5～10 分钟，望向远处或闭目养神。

（2）生活规律，充足睡眠。保持合适的环境光线，不过亮或过暗。

# 八、名医名家学术经验

### 🏵 庄曾渊研究员以"养血补肝"治疗视疲劳

目为肝之窍，肝藏血，调节血量供全身脏腑官窍的濡养。庄老认为"久视伤血"，竭视劳倦，耗伤阴血致目中气血不足，以致目中经络干涩。血虚生风，筋膜挛缩引起目痛。故养血补肝为治本第一要素。庄老自拟目舒丸，由当归、白芍、熟地黄、葛根、天麻、川芎、全蝎等组成。方中以当归补血活血为君药；白芍敛阴养血为臣药；天麻熄风止痛，全蝎息风通络，葛根解痉通络，治前额痛共为佐药；川芎入血分，理血中之气为使药。全方一方面养血荣目，针对久视伤血，血不养睛；另一方面祛外风药与祛内风药合用，祛风通络止痛的作用更强。

### 🏵 高健生研究员以"阳中求阴"治疗视疲劳

高老认为治疗视疲劳，应以全身辨证为主。患者常正气不足，肝血亏损，故用药多以阳中求阴为主，适加活血通络之品，以通为补。如乌梅丸为厥阴病主方，厥阴既可寒化又可热化，以寒化多见。方中制附子、细辛、川花椒、干姜、桂枝温肾阳补肝阳；乌梅酸以入肝补肝阴；天花粉可补血中之水；党参健脾；黄连、黄柏防厥阴热化。

# 第四节 弱 视

## 一、概 述

弱视是纯粹的西医学病名，中医古籍中无弱视的明确病名记载。根据弱视无翳障而视物模糊的临床表现，可将其归入"视瞻昏渺""小儿青盲"的范畴。明代医家王肯堂在《证治准绳》中描述："谓目内外别无证候，但自视昏眇，蒙昧不清也。"隋代医家巢元方在《诸病源候论》中记载："谓眼本无异，瞳子黑白分明，直不见物耳。"

## 二、病 因 病 机

（1）先天禀赋不足，目中真精亏少，神光发越无力。

（2）后天摄养失宜，小儿喂养不当，久则脾胃虚弱，气血生化乏源，可致目失濡养，视物不明。

## 三、临 床 诊 断

本病可参考《中国儿童弱视防治专家共识：检查和诊断（2021年）》进行临床诊断。

## 四、鉴 别 诊 断

本病应与屈光不正、先天性全色盲相鉴别（表25-3）。

表 25-3 弱视的鉴别诊断

| | 病因 | 主要症状 | 常见体征 | 辅助检查 |
|---|---|---|---|---|
| 弱视 | 在视觉发育期，单眼斜视、未矫正的屈光参差、未矫正的高度屈光不正、形觉剥夺引起的单眼或双眼最佳矫正视力低于相应年龄的视力 | 视力差，最佳矫正视力低于相应年龄视力正常值下限 | 无特殊，主要靠验光发现 | 客观验光和主观验光（主觉验光） |
| 屈光不正 | 眼轴长度与角膜、晶状体的屈光力不匹配，导致光线不能准确聚焦在视网膜上 | 视力下降，但通过合适的眼镜矫正后视力可提高。近视看近清楚、看远模糊；远视看远看近都可能模糊；散光视物有重影或模糊 | 无特殊，主要靠验光发现屈光度数异常 | 验光检查，包括电脑验光和主觉验光，确定屈光不正的类型和度数 |
| 先天性全色盲 | 遗传因素导致视网膜视锥细胞功能异常，全部或部分丧失对颜色的分辨能力 | 视力差，不能分辨颜色，将所有颜色看成不同程度的灰色，可能伴有畏光、眼球震颤 | 眼球震颤，色觉完全丧失 | 色盲检查图、视觉电生理检查（如视网膜电图，评估视锥细胞功能） |

# 五、临 床 治 疗

弱视的发病原因可以归纳为两类，一类是形觉剥夺，另一类是双眼异常交互作用。弱视应根据其病因的不同，采取针对性的治疗方法。重视斜视及屈光不正的矫正，消除抑制，提高视力，矫正眼位，以及训练黄斑固视和融合功能，以达到恢复两眼视功能的目的。有斜视者在适当时机应考虑手术治疗。

辨证论治

主证：自觉视物昏蒙。因患儿年幼而不能自述，多因目偏视而为家长所发现或在体检时查出。

**1. 肝肾不足证**

【辨证要点】肾寓真阴真阳，肝肾同源而藏精血。禀赋不足则目失温煦濡养，致神光发越无力而视瞻不明。

【治法】补益肝肾。

【方药】四物五子丸（《医方类聚》）加减。偏肾阳虚者，加山茱萸、补骨脂、淫羊藿以温补肾阳；肝肾阴虚明显者，加楮实子、桑椹、山茱萸以滋补肝肾；伴脾胃虚弱者，加白术、党参以健脾益气。

**2. 脾胃虚弱证**

【辨证要点】脾胃虚弱，气血生化乏源，目失所养，致目珠发育迟缓而视物不明。全身症状及舌脉表现均为脾胃虚弱之象。

【治法】健脾益气。

【方药】四君子汤（《太平惠民和剂局方》）加减。兼食滞者，可选加山楂、麦芽、神曲、谷芽、鸡内金；脾虚夹湿者，加白扁豆、砂仁、薏苡仁。

# 六、预 后 转 归

在视觉发育敏感期，早发现、早诊断、早治疗，绝大多数患者预后是很好的。如果弱视延误诊断和治疗，造成的视力低下可能是终身的。

# 七、预 防 调 护

（1）早期筛查，普及弱视知识宣传教育工作，使家长了解有关弱视防治基本知识。

（2）弱视治疗需要较长时间，应建立良好的医患合作关系。医务人员应将弱视的危害性、可逆性、治疗方法、注意事项告知家长，取得配合。

# 八、名医名家学术经验

### 庄曾渊研究员结合患儿体质治疗弱视

庄老认为弱视患者多为小儿。中医理论中关于小儿体质有四种学说，即"纯阳之体""稚阴稚阳""少阳之体""五脏三有余两不足"。根据患儿体质不同，结合先天禀赋不足、后天失养、肝肾不足或气血不足等病因病机辨证施治，"虚则补之，损则益之"，庄老采用滋补肝肾、健脾益气、补气活血等方法扶正固本，并根据患儿体质变化及时调整用药。如患者肝肾不足，可给予四物五子汤以滋补肝肾、养血活血，之后可加茯苓、山药以健脾益气。此外，庄老强调根据儿童视觉发育的特点，合理诊断，避免漏诊误诊及过度医疗。近视性弱视的患儿则应注意避免训练过度导致近视增加迅速。

**高健生研究员以虚证治疗弱视**

　　高老认为弱视多是先天不足所致，以虚证为主。若肝肾亏损、肾精不足，可予以四物五子丸补益肝肾、滋阴养血。若脾胃虚弱，气血生化之源，可予以参苓白术散健脾益气，同时结合配镜、弱视训练、针灸及耳穴埋豆等综合治疗。

（亢泽峰　霍蕊莉　尹连荣　宿蕾艳）

# 第二十六章　眼 眶 病

## 第一节　眼眶蜂窝织炎

### 一、概　　述

眼眶蜂窝织炎是发生于眼眶内软组织的急性感染性炎症。根据感染的部位，以眶隔为界分为眶隔前蜂窝织炎和眶隔后或眶深部蜂窝织炎。本病多发于青少年，常单眼发病，不仅严重影响视力，而且还可引起颅内并发症或败血症而危及生命，属眼科急症。本病属中医眼科"突起睛高"范畴。其病名首见于元代危亦林《世医得效方·眼科》，又名"突起睛高外障""目珠突出""睛高突起"。《银海精微·突起睛高》称之为"险峻厉害之症"。

### 二、病 因 病 机

（1）风热毒邪循经上乘，邪毒内侵，正邪相搏，上攻于目，致眶内脉络气血郁阻而为本病。

（2）邪毒侵袭，脏腑积热，外邪内热相搏，火盛生风成毒。火热毒风攻冲于目，壅闭清窍。或头面疖肿、丹毒、鼻渊、漏睛疮等病灶邪毒蔓延至眶内，火毒腐损血肉所致。

### 三、临 床 诊 断

（1）眼周、眶周组织或全身有感染病史，或有手术、外伤史。

（2）眼睑红肿，眼部剧痛，眼球突出，运动障碍，视力下降，可有发热。

（3）血常规检查见白细胞总数升高，细菌培养有助于明确诊断。CT、超声检查可见典型眶内炎症性影像。

### 四、鉴 别 诊 断

本病应与眼眶炎性假瘤相鉴别（表 26-1）。

**表 26-1　眼眶蜂窝织炎的鉴别诊断**

| 鉴别点 | 眼眶蜂窝织炎 | 眼眶炎性假瘤 |
| --- | --- | --- |
| 病势 | 数日内逐渐加重 | 发病快，通常在 1 日内起病 |
| 全身表现 | 发热，白细胞升高等 | 多数患者无全身表现 |
| 眼睑 | 张力性水肿，眼睑色红 | 轻度充血、水肿 |
| 球结膜 | 常充血、水肿 | 可以受累或不受累 |
| 影像学 | 常可累及鼻窦 | 常不累及鼻窦 |

# 五、临 床 治 疗

根据不同证型，分别采取疏风清热解毒、活血消肿等中医治疗方法，同时全身应用大剂量抗生素以控制炎症，积极治疗原发感染病灶，避免严重并发症的发生。

## （一）辨证论治

主证：眼珠轻微突出或高突，转动受限，胞睑肿胀，白睛红肿，头目疼痛。

### 1. 风热毒蕴证

【辨证要点】风热毒邪上攻，表热明显，病程尚在初期，故见眼珠突出较轻，胞睑白睛红赤肿胀，头目疼痛。发热恶寒，舌红苔薄黄，脉浮数亦为风热毒邪上攻之象。

【治法】疏风清热，解毒散邪。

【方药】散热消毒饮子（《审视瑶函》）加减。可加野菊花、蒲公英、大青叶以增强清热解毒之功；红肿疼痛较重者，加赤芍、牡丹皮、紫花地丁、夏枯草以消肿散结止痛；兼有热痰者，可酌加胆南星、浙贝母、竹茹等以清热化痰。

### 2. 火毒壅滞证

【辨证要点】热毒入里炽盛，火气燔灼，蓄腐血肉，则眼珠赤肿高突、头目剧痛。木火刑金，则白睛红赤臃肿。恶心呕吐，烦渴气粗，壮热神昏，便秘溲赤等全身症状及舌红苔黄，脉数有力亦为火毒之象。

【治法】泻火解毒，消肿止痛。

【方药】清瘟败毒饮（《疫疹一得》）加减。可加大黄、芒硝以通腑泄热；加板蓝根、天花粉以解毒散结；兼恶寒者，加荆芥、薄荷以疏风祛热；口渴烦躁者，加石膏、黄连以清心除烦；大便不畅者，加大黄以通腑泄热；神昏谵语，壮热烦躁者，加川黄连、连翘以清心解热，或用清营汤送服安宫牛黄丸。

## （二）中医特色疗法

### 1. 中药湿敷

病变早期选用金银花、野菊花、蒲公英、赤芍、薄荷等水煎，取汁，做眼部湿敷或局部离子导入，以清热解毒、散结消肿止痛。每日 2～3 次，每次 15～20 分钟。

### 2. 涂眼药膏

眼珠突出，黑睛暴露者，可涂抗生素眼膏保护黑睛。

### 3. 切开排脓

眼睑皮肤或穹窿部结膜出现脓头者应切开排脓，并放置引流条，至脓尽为止。

### 4. 中成药治疗

根据临床证型可选用清开灵注射液静脉滴注，或牛黄千金散等口服。

# 六、预 后 转 归

本病早期诊断，早期及时正确治疗尚能控制其发展，并可治愈。若失治误治，迁延日久则病情危重，视力丧失，甚至危及生命，预后欠佳。

# 七、预 防 调 护

（1）应卧床休息，避风寒，多饮水，饮食宜清淡，忌食荤腥食物，保持大便通畅。

（2）面部如有疖肿等感染病灶，必须积极治疗，并切忌挤压和过早切开，以免邪毒扩散。

（3）眼部可用纱布封盖并涂眼药膏，以免黑睛暴露而生翳。

# 第二节　甲状腺相关眼病

## 一、概　　述

甲状腺相关眼病（thyroid associated ophthalmopathy，TAO）是一种与甲状腺功能相关的器官特异性自身免疫性疾病，是成人眼球突出最常见的原因。患者多为中青年女性，男女比为1∶4，大多伴有甲状腺功能亢进，但也有正常或减退者。本病属中医眼科"鹘眼凝睛"范畴，又名"鹘眼凝睛外障"（《秘传眼科龙木论》）、"鱼睛不夜"（《目经大成》）、"状如鱼胞证"等。元代《世医得效方》首次记载了"轮硬而不能转侧，此为鹘眼凝睛"。有现代学者将其命名为"神目自胀""肿胀如杯"。另有学者认为并不是所有的TAO患者都会出现目赤肿痛，因此将TAO归属"鹘眼凝睛"不够全面，应以"瘿病眼疾"对其命名更为准确。亦有不同学者认为该病在不同的疾病发展阶段其眼部表现不同，也可以根据各时期眼部的表现，分期诊断并命名。

## 二、病 因 病 机

（1）情志失调，肝气郁结，久而化火，上犯于目，目眶脉络涩滞。

（2）素体阴虚，或邪热亢盛，日久伤阴或劳伤过度，耗伤阴血，心阴亏虚，肝阴受损，阴虚阳亢，上犯目窍。

（3）七情所伤，肝失疏泄，木郁土壅，脾失健运，津液凝聚成痰，痰瘀互结，阻于眶内。

## 三、临 床 诊 断

本病可参考《中国甲状腺相关眼病诊断和治疗指南（2022年）》进行临床诊断。

## 四、鉴 别 诊 断

本病应与眼眶蜂窝织炎、眼眶炎性假瘤、IgG4相关眼病、眼眶淋巴瘤和Wegener肉芽肿相鉴别（表26-2、表26-3）。

**表26-2　甲状腺相关眼病与眼眶蜂窝织炎鉴别**

| 鉴别点 | 甲状腺相关眼病 | 眼眶蜂窝织炎 |
| --- | --- | --- |
| 病性 | 甲状腺相关性免疫眼眶病 | 急性炎症 |
| 病势 | 发病缓慢，多双眼渐进突出 | 发病猝然，多单眼急速外突 |
| 全身症状 | 可伴有心跳加快，消瘦多汗等甲状腺功能亢进症状 | 常伴发热疼痛、烦躁神昏等症 |

**表26-3　甲状腺相关眼病与眼眶炎性假瘤、IgG4相关眼病、眼眶淋巴瘤和Wegener肉芽肿鉴别**

| | 病变性质 | 临床表现 |
| --- | --- | --- |
| 甲状腺相关眼病 | 自身免疫性疾病 | 多为双眼发病，眼球突出，眼睑退缩，表现为肌肤肥厚，可伴有甲状腺功能异常 |
| 眼眶炎性假瘤 | 非特异性炎症 | 多为单眼发病，急性、亚急性发病，常有疼痛症状，多不伴有全身症状 |
| IgG4相关眼病 | 自身免疫性疾病 | 多为双眼发病，血清IgG4亚型测定高，慢性眼眶、泪腺无痛性包块及眶外多器官占位病变 |
| 眼眶淋巴瘤 | 肿瘤 | 老年人，单侧多发，晚期也可出现眼眶扩大及骨质吸收。伴或不伴全身症状，眼眶、泪腺无痛性包块及眶外多器官病变。影像学表现为弥漫性肿块 |
| Wegener肉芽肿 | 小血管炎、肉芽肿性病变 | 病情凶险，暴发性系统性疾病，ANCA（＋）。6.3%的WG以眼部为首发症状，眼部症状多继发于鼻部。巩膜炎多见，眼眶、泪腺包块及眶外多器官病变。需病理诊断 |

# 五、临 床 治 疗

甲状腺相关眼病是甲状腺病变在眼部的表现。在治疗眼眶病的同时，还需对甲状腺功能异常加以治疗，应根据眼病的严重程度及眼病与全身疾病两者的关系决定治疗原则和方法。治疗中应注意理气化痰、化瘀散结方法的应用。

## （一）辨证论治

**主证：**眼球突出、运动受限，眼睑退缩和上睑迟落等。

### 1. 气郁化火证

**【辨证要点】**情志不舒，肝失条达，气机郁结，久而化火。肝火上炎目窍，火性暴烈，故见眼珠呈进行性外突，转动受限，白睛赤肿。可伴有急躁易怒，口苦咽干，怕热多汗，心悸失眠。舌红苔黄，脉弦数亦为气郁化火之象。

**【治法】**清肝泻火，解郁散结。

**【方药】**丹栀逍遥散（《内科摘要》）加减。肝火郁结较重者，可加夏枯草、决明子入肝经而清泄郁火；若胸闷胁痛，加香附、郁金以疏肝解郁；两手及舌伸出有震颤者，可加石决明、钩藤以平肝熄风。

### 2. 阴虚阳亢证

**【辨证要点】**阴损血亏，目窍失于濡养，且虚阳上扰，清窍不利，故眼珠微突而白睛淡红。可伴头晕耳鸣，怵惕不安，心烦不寐，消瘦多汗，腰膝酸软。舌红少苔，脉细数为阴虚阳亢之象。

**【治法】**滋阴潜阳，平肝降火。

**【方药】**平肝清火汤（《审视瑶函》）加减。可加女贞子、麦冬以增强养阴涵阳之力；心悸失眠较重者，加酸枣仁、首乌藤以养心安神；双手震颤者，可加珍珠母、鳖甲以滋阴平肝熄风。

### 3. 痰瘀互结证

**【辨证要点】**肝气郁结，气滞血瘀，瘀血阻滞，木郁土壅，脾失健运，水湿不化，聚湿成痰，导致痰瘀互结而阻于目窍，故见眼珠突出，不能运转，白睛暗红。胁肋胀满，胸闷不舒，舌质暗红苔黄，脉弦均为痰瘀互结之象。

**【治法】**疏肝理气，化瘀祛痰。

**【方药】**逍遥散（《太平惠民和剂局方》）合清气化痰丸（《医方考》）加减。若热象不明显，可去黄芩，加郁金、川芎、桃仁以行气活血化瘀，加生牡蛎、浙贝母、夏枯草、昆布以软坚化痰散结。

## （二）中医特色疗法

### 1. 针刺

眼周电针为主，头体针结合，联合刺络放血，注重刺法，强调得气。肢体穴位以手下针感为度，提插捻转得气。眶外眼睑根据肿胀程度进行眼周双针排刺，核心穴位（睛明、太阳、攒竹、鱼腰、承泣、风池、百会、合谷、足三里、丰隆、天枢、太冲）的选择和眼周双排针刺至关重要。

### 2. 湿敷

将桑叶、荆芥、防风、菊花、大青叶、当归、赤芍水煎，过滤取汁做眼部湿敷。

# 六、预 后 转 归

TAO 的预后与遗传、吸烟等因素有关。吸烟会增加 Graves 病患者发生 TAO 的风险，且与更严重的 TAO 有关。放射性碘治疗后本病的发生或进展在吸烟者中更为常见。吸烟者的免疫抑制治疗效果慢且差。

## 七、预 防 调 护

（1）注意情志调节，避免情绪激动，保持心情舒畅。
（2）忌食肥甘厚腻及辛辣炙煿之品，以免加重病情。

## 八、名医名家学术经验

### 国医大师唐由之从肝论治甲状腺相关眼病

唐老认为本病的基本病机为肝郁。肝郁者，必先有肝虚，虚能致郁。肝虚包括肝气不足和肝血不足。肝为将军之官，喜疏泄恶抑郁，肝郁横逆犯脾，易致脾虚，故仲景云："见肝之病，知肝传脾，当先实脾。"本病的遣方用药当从患者的不同证候、发病的不同阶段入手：首先是疏肝健脾，常用逍遥散加减；肝郁则易化热，加牡丹皮、栀子清之，成丹栀逍遥散；肝郁日久易化风，可酌加祛肝风药，如羌活、白芷、白蒺藜、蔓荆子、白僵蚕、钩藤等；肝郁日久化热生风，必耗伤阴血，则酌加滋阴养血之品，如枸杞子、麦冬、沙参等；肝郁易气机不调，日久气滞以致血瘀，也应行气活血，如丹参、桃仁、红花、三棱、莪术等；肝郁克伐脾土，脾失健运，津液输布失常，水湿痰浊凝聚于眼眶或眼球后部，阻碍气机，可酌加化痰祛湿的药物，如半夏、陈皮、胆南星、玄参、浙贝母等。如本病眼部出现眼肌增粗的病理改变，则以软坚散结、化瘀通络药物为主药，如夏枯草、玄参、浙贝母、连翘、蒲公英、炒枳实、青皮、三棱、莪术、海藻、昆布等。

### 国医大师廖品正强调活血利水消肿贯穿治疗全程

廖老认为本病的治疗当详查病因，把握治病求本的原则，中西合参，内外合治，并根据不同的证型分别进行治疗。病机初以热、瘀为主，继而热邪伤阴、阴虚火旺，待"甲亢"控制，甚至变为"甲减"时，则可成阳虚水停之势。但本病的病理基础为眼外肌的瘀血、肿胀，故活血利水消肿始终贯穿于治疗全程，即利水消肿的同时，有热就凉血活血利水，热不重甚至阳虚者，则温阳利水为主，眼外肌瘀血肿胀消除后，眼突自然减轻或消失。这与西医病变主要累及眼外肌，病理改变为眼外肌水肿、慢性炎性细胞浸润、变性、肥大及纤维化的认识一致。

## 第三节　眼眶炎性假瘤

## 一、概　　述

眼眶炎性假瘤系发于眼眶组织的慢性非特异性炎症改变。本病病因不明，有感染和自免疫功能紊乱等假说。因其外观和影像学特征类似于眼眶占位，故称之为炎性假瘤。本病多发于成年人，双眼为主，无明显年龄性别差异。其病理分型可分为炎性细胞浸润型，浸润的细胞包括淋巴细胞、浆细胞和嗜酸性粒细胞；纤维组织增生型，以纤维组织增生为主，细胞成分很少；混合型，炎性细胞浸润和纤维组织混杂。急性期患者有轻度炎性浸润并伴有水肿，亚急性（慢性）期患者病变部位有大量纤维血管基质形成，导致其纤维化。急性期患者发病急，亚急性期患者症状在数月内慢慢发生，慢性期患者则可持续数年。本病属中医眼科"鹘眼凝睛""目眶假瘤"范畴。

## 二、病 因 病 机

本病多因风热毒邪壅滞于目，日久不解，热盛伤阴，导致眼络涩滞，阴液亏耗，气血不行，气滞血瘀，故眼珠胀而欲出。

# 三、临 床 诊 断

（1）眼痛或沉重感，压迫眼球或眼球转动时加剧。眼球运动受限时出现复视，以眼肌炎型多见。视神经周围炎、视神经受侵犯或眶尖部视神经受压、血液循环障碍引起视力减退。

（2）根据炎性假瘤在眶内发病的部位不同，分为以下几种类型。

1）眼眶前部：①泪腺炎型。上睑水肿，外侧明显，眼睑呈"S"形，眼球向鼻下方移位，少见眼球突出，可触及泪腺区有类圆形肿块，质地偏硬，活动度差，轻度压痛。②巩膜周围炎型。眼睑结膜红肿，眼痛、眼球突出，有巩膜炎或后巩膜炎表现，波及视神经鞘致视神经周围炎，眼底出现视盘充血水肿，视网膜静脉迂曲扩张，后期视神经萎缩。

2）眼眶中部：眼肌炎型见眼球突出，在受累眼肌止点充血、水肿明显，内直肌、上直肌多发，部分患眼上睑下垂、病变后期肌肉纤维化，眼球运动障碍甚至固定。

3）眼眶后部：表现为眶尖综合征，见眼球突出，视力障碍，第Ⅲ、Ⅳ、Ⅴ、Ⅵ对脑神经麻痹，或眶上裂综合征，第Ⅲ、Ⅳ、Ⅴ、Ⅵ对脑神经麻痹。

（3）CT 可见眶内有形状不规则的软组织块影，并常有眼外肌肿大、眼环增厚，纤维增生者，则眶内弥漫性密度增高，重要标志可被遮蔽。MRI 在反映炎性假瘤的形态、部位、眶内结构的改变方面类似 CT。根据患者的临床表现及眼眶影像学检查结果，一般可以做出初步诊断。诊断不明确或激素治疗不佳时，需要行眼眶病理组织学活检。

# 四、鉴 别 诊 断

本病应与眼眶淋巴瘤相鉴别（表 26-4）。

表 26-4　眼眶炎性假瘤与眼眶淋巴瘤鉴别

|  | 眼眶炎性假瘤 | 眼眶淋巴瘤 |
| --- | --- | --- |
| 病程 | 发病快，通常在 1 日内起病 | 起病隐匿 |
| 查体 | 类似于眼眶蜂窝织炎 | 肿瘤组织类似鱼肉样 |
| 影像学 | 弥漫性病变，边界不清 | 随眼眶形状生长 |
| 全身表现 | 多数患者无全身表现 | 可继发于系统性淋巴瘤或中枢神经系统淋巴瘤，也可为首发表现 |

# 五、临 床 治 疗

无症状患者，可暂不治疗，定期观察。有症状患者，首选药物是糖皮质激素。药物不敏感或有禁忌证或复发者可小剂量放疗。硬化性炎症对药物和放射均不敏感，可手术全部或部分切除。

辨证论治

主证：眼睑肿胀，结膜充血水肿，眼球突出，运动受限，复视等。

**1. 风热壅目证**

【辨证要点】风热毒邪壅滞于目，日久不解，热盛伤阴。眼络涩滞，阴液亏耗，气血不行，瘀滞努胀，故眼球突出，转动不灵，复视，眼睑及白睛表层轻度红赤水肿。头痛、流泪为风邪侵袭所致。舌苔薄黄，脉浮数为风热之象。

【治法】清热散风，泻火解毒。

【方药】泻肝散（《银海精微》）加减。大便秘结者，加芒硝以通腑泄热；体虚无便秘者，去大黄。

**2. 气滞血瘀证**

【辨证要点】热毒壅滞于目，热盛伤阴，眼络涩滞，阴液亏耗，气血不行，气滞血瘀，努胀加剧，故眼睑紫赤肿胀，白睛红赤水肿，眼球突出严重，运动受限，复视。口渴，便秘，溺赤，舌苔黄，兼有热证。舌质紫暗、脉涩为瘀证。

【治法】活血化瘀。

【方药】血府逐瘀汤（《医林改错》）加减。药后眼珠突出改善不明显者，加莪术、郁金、夏枯草、玄参以破气软坚散结；若兼心烦热，口燥咽干，便结者，加玄参、麦冬以滋阴软坚。

# 六、预 后 转 归

本病预后一般多有好转。应慎重进行开眶术，否则也可激发个别患者进行性不可逆转的水肿甚至使损害扩展到双侧。肿物长期压迫视神经可引起视盘水肿，极个别病例继之导致萎缩而失明。

# 七、预 防 调 护

（1）早期应积极治疗，迅速控制疾病发展。

（2）眼突严重，眼睑闭合不全者，局部应用抗生素滴眼液和眼膏，以防继发感染。

（3）饮食宜清淡，少食辛辣炙煿燥烈之品。

（王 影）

# 第二十七章 眼外伤

## 一、概　述

　　眼外伤是指机械性、物理性或化学性因素作用于眼，引起眼组织器质性和（或）功能性损害的总称。眼外伤按致伤原因分为机械性眼外伤和非机械性眼外伤。前者包括眼钝挫伤、穿通伤和异物伤等；后者包括眼化学伤、辐射伤、热烧伤等。对于眼外伤的诊治，了解病史是诊断及治疗的关键，应准确地询问何时受伤及持续时间、受伤环境及伤口污秽情况、致伤物性质、有无异物、受伤后处置情况等。

　　眼外伤在古代医籍中常被称为"为物所伤之病"。眼珠脉道幽深细微，经络分布周密，气血纵横贯目。若有损伤，既可伤血，又可伤气。伤血则易致瘀滞，伤气则气机失调。外伤有隙，邪气易乘虚而入。致伤物大多污秽，受伤处易被感染而带来严重后果，特别是无血络分布的黑睛、神膏，抗邪力较低，易被风毒侵袭，出现严重证候。此外，一眼真睛破损，还可发生邪毒传变而感伤健眼，最终导致双目失明等。眼外伤的治疗常需内外兼治，多从风热、热毒、瘀血、气滞辨证，治法以祛风清热、清热解毒、凉血止血、活血化瘀为主。

## 二、临床治疗

　　本病应根据伤情不同酌情给予对症治疗，减轻眼部组织损伤，必要时行手术治疗。眼异物应尽早取出，酸碱化学伤应立即彻底清除眼内化学物质，随访观察并发症。辐射性眼损伤以预防为主。

### （一）辨证论治

**1. 眼球钝挫伤**

　　主证：目珠刺痛，胞睑青紫肿痛，羞明流泪。或白睛溢血，或抱轮红赤。或黑睛损伤生翳，或黑睛血染。或晶珠脱位，或惊震内障。或视衣出血、水肿，视力骤降。或血灌瞳神。或眶内瘀血，目珠突出。或目系暴盲。或眼动受阻，目珠偏斜。或瞳神散大，对光迟钝。

　　（1）风热侵袭证

　　【辨证要点】撞击伤目，物多污秽，黑睛损伤。风邪侵袭，可见黑睛生翳、白睛溢血。

　　【治法】疏风清热。

　　【方药】除风益损汤（《原机启微》）加减。

　　（2）撞击络伤证

　　【辨证要点】撞击伤目，血络受损，血溢络外。盖所伤部位不同而表症不一。

　　【治法】止血为先，化瘀为后。

　　【方药】先以生蒲黄汤（《中医眼科六经法要》）加减以止血。血止后，改以祛瘀汤（《中医眼科学讲义》）加减。

　　（3）气滞血瘀证

　　【辨证要点】钝力伤目，气血失调，气滞血瘀，水湿积聚，积于眼带则眼动受阻，目珠偏斜；积于黄仁则瞳神散大或血灌瞳神，眼内神水不畅则眼硬如石；积于视衣则视衣水肿，视物昏蒙。

【治法】行气活血，化瘀止痛。

【方药】血府逐瘀汤（《医林改错》）加减。

### 2. 眼球穿通伤

主证：伤眼目珠疼痛，胞睑难睁，畏光流泪，视力骤降，白睛、黑睛破损。或目珠内容物脱出。或白睛、前房、神膏溢血。或健眼出现视物昏蒙。

（1）风邪乘袭证

【辨证要点】目珠为物所伤，腠理失密，风邪乘隙而入，故辨证以畏光流泪，伤眼疼痛。

【治法】除风益损。

【方药】除风益损汤（《原机启微》）加减。

（2）气滞血瘀证

【辨证要点】锐器伤目，血络破损，气机受阻，辨证眼部损伤出血、疼痛，舌暗有瘀斑。

【治法】行气活血，化瘀通络。

【方药】桃红四物汤（《医宗金鉴》）加减。

（3）脓毒侵袭证

【辨证要点】真睛破损，邪毒内聚，蓄腐成脓，故以白睛混赤，黄液上冲。

【治法】清热解毒，活血化瘀。

【方药】经效散（《世医得效方》）合五味消毒饮（《医宗金鉴》）加减。

（4）伤感健眼证

【辨证要点】一眼受伤，邪毒入侵，同气相感。故辨证以伤眼迁延难愈，健眼又现视物昏蒙。

【治法】清热泻火，凉血解毒。

【方药】泻脑汤（《审视瑶函》）加减。

### 3. 眼异物伤

主证：伤眼碜涩疼痛，羞明流泪，白睛、黑睛表层或胞睑内面有异物附着或嵌顿。

睛伤邪侵证

【辨证要点】异物入目，邪毒内聚，故见黑睛生翳，羞明流泪，抱轮红赤，目痛难睁。

### 4. 酸碱化学伤

主证：目为酸碱所伤，故见抱轮红赤，灼热刺痛，羞明热泪，视物昏蒙，黑睛混浊或坏死等。伤已初愈，仍视物昏蒙，白睛混赤壅肿向愈，或仍留少许赤脉，黑睛翳障。

（1）热邪侵目证

【辨证要点】目为酸碱所伤，热邪伤目，故见视物昏蒙，刺痛流泪，白睛混赤，黑睛生翳。

【治法】平肝清热，明目退翳。

【方药】石决明散（《证治准绳》）加减。

（2）阴亏翳留证

【辨证要点】酸碱伤目已初愈，病久阴亏，目失濡养，故见视物昏蒙，目中干涩，黑睛翳障。

【治法】养阴退翳明目。

【方药】消翳汤（《眼科纂要》）加减。

### 5. 辐射性眼损伤

主证：目珠红赤，灼热刺痛，热泪如泉，视物昏蒙。或晶珠混浊，或黑睛混浊、坏死，眼内出血。病之后期，白睛混赤消退，黑睛或留下少许斑翳。

（1）风火外袭证

【辨证要点】病之初期，风火外袭，猝犯于目。故见眼部灼热刺痛，胞睑难睁，羞明流泪，黑睛生翳。

【治法】祛风清热、退翳止痛。

【方药】新制柴连汤（《眼科纂要》）加减。

（2）风火伤津证

【辨证要点】病之后期，多为风火伤津耗液，津液不能上荣于目。故见目中干涩，黑睛翳障。

【治法】养阴退翳明目。

【方药】消翳汤（《眼科纂要》）加减。

**6. 眼部热烧伤**

主证：眼痛难睁，羞明流泪，视力骤降，胞睑红肿水疱，白睛红赤或坏死，黑睛生翳。

火毒犯目证

【辨证要点】火邪骤犯于目，伤及外眼、内眼，故而眼内剧痛，视力骤降，口干便秘，小便短赤。

【治法】清热解毒，养阴散邪。

【方药】银花解毒汤（《中医眼科临床实践》）合石决明散（《普济方》）加减。

## （二）中成药

**1. 气滞血瘀证**　可选用复方血栓通胶囊、血府逐瘀胶囊等口服。或复方丹参注射液、川芎嗪注射液、葛根素注射液、血塞通注射液等静脉滴注治疗以活血化瘀。

**2. 撞击络伤、风火伤津证**　可选用和血明目片等口服以凉血止血、滋阴化瘀。

## （三）中医适宜技术

**1. 针灸治疗**

（1）眼钝挫伤：若黑睛损伤生翳，眼痛甚剧，可配合针刺止痛。取穴：四白、太阳、合谷、承泣、睛明等，有针感后留针 15 分钟。

（2）眼穿通伤：恢复期伴有视力下降者，可调气养血，养肝明目，以局部选穴为主，辅以远部选穴。可选睛明、承泣、风池、合谷等穴，有针感后留针 15 分钟。

（3）辐射性眼损伤：眼痛剧烈者，针刺合谷、太阳、风池、四白等穴，有针感后留针 15 分钟。

**2. 耳穴治疗**　气滞血瘀等证型可选肝、眼等耳部穴位，以中药王不留行籽贴敷。每日 3 次，每次每穴轻揉 30 圈，以养肝活血明目。

**3. 外敷法**　胞睑青紫肿胀者，24 小时内宜先冷敷止血，48 小时后改热敷促消散。或用酒调七厘散外敷，以消肿止痛散瘀。目珠疼痛者，可用生地黄、赤芍、红花、木芙蓉叶等量捣烂，鸡蛋清调匀，隔纱布敷眼。胞睑灼伤者，局部消毒、清除坏死组织后，可以紫草油纱布外敷患处。

**4. 中药离子导入**　血灌瞳神者，可选用复方丹参注射液、血塞通注射液、红花注射液等电离子导入，促进瘀血消散。

# 三、预 防 调 护

（1）在风沙、粉尘多的场地工作，应佩戴护目镜。异物进入眼睛后，切勿施力揉擦或盲目挑拨异物，以免加重病情。

（2）在工作场所制定完善的安全防护措施。从事化学方面工作的人员，应掌握基本的防护知识，操作谨慎小心，以防化学物质飞溅入眼。实验室、车间应设有急救措施及中和药液，以备急用。

（3）开展安全教育，尤其是面向儿童青少年等群体。日常生活中避免尖锐物品及烟花爆竹造成的眼球损伤。

（4）使用各种取暖设备时应严格按照说明书操作，避免长时间接触低温热源，防止低温烫伤。

（5）一旦发生眼外伤，患者应尽快就医，保持积极心态，配合治疗。保持清淡饮食，排便通畅。

（刘新泉）

# 第二十八章　防 盲 治 盲

盲和视力损伤虽不会危及生命，但会给患者造成巨大痛苦和损失，也会加重家庭和社会负担。因此，防盲治盲具有重要意义。防盲治盲既是公共卫生事业的一部分，也是眼科学的重要组成部分。本章主要介绍视力损伤的标准，全球及我国视力损伤概况，我国防盲治盲的历史和现状，以及几种主要致盲性眼病的群体防治。

## 第一节　盲和视力损伤标准

2009 年 4 月 WHO 通过了"预防可避免盲及视力损伤行动计划"，认可了盲和视力损伤的标准（表 28-1）。该标准将日常生活视力（presenting vision acuity，PVA）作为判定依据，有利于发现未矫正的屈光不正造成的视力损伤，并将使盲和视力损伤的估计产生重大变化，对防盲治盲工作产生重大影响。

表 28-1　盲和视力损伤标准

| 类别 | 日常生活视力 | |
| --- | --- | --- |
| | 低于 | 等于或大于 |
| 0 级轻度或无视力损伤 | | 0.3 |
| 1 级中度视力损伤 | 0.3 | 0.1 |
| 2 级重度视力损伤 | 0.1 | 0.05 |
| 3 级盲 | 0.05 | 0.02 |
| 4 级盲 | 0.02 | 光感 |
| 5 级盲 | 无光感 | |
| 6 级盲 | 不能确定或不能检查 | |

在我国，视力残疾是指各种原因导致患者的双眼视力低下或视野缩小，且不能矫正，影响日常生活和社会参与。视力残疾包括盲和低视力。视力残疾根据视力和视野状态分级。其中，盲为视力残疾一级和二级，低视力为视力残疾三级和四级。视力残疾均指双眼而言，若双眼视力不同，则以视力较好的一眼为准（表 28-2）。

表 28-2　我国视力残疾的分级

| 级别 | 视力或视野 |
| --- | --- |
| 一级 | 无光感<0.02；或视野半径小于 5° |
| 二级 | 0.02<0.05；或视野半径小于 10° |
| 三级 | 0.05<0.1 |
| 四级 | 0.1<0.3 |

## 第二节　全球及我国视力损伤概况

### 一、全球盲和低视力损伤发生情况

盲和视力损伤是严重的公共卫生、社会和经济问题。2012 年 WHO 报道全球盲人数 3936.5 万人，低视力者 2.46 亿人，共有视力损伤人数 2.85 亿人。50 岁及以上者分别占视力障碍者和盲人的 65%和 82%。视力损害的主要原因是未矫正的屈光不正（43%），然后是白内障（33%）；失明的第一个原因是白内障（51%）。预计到 2050 年全球人口中的失明人数将增加到 6100 万人，中度和重度视力障碍预计将影响 4.74 亿人，轻度视力障碍将影响 3.6 亿人，未矫正老花眼引起的视力障碍将影响 8.66 亿人。

2010 年 WHO 将屈光不正患者统计在视力损伤范围内，因屈光不正得不到矫正导致视力损伤者占 43%。在盲的原因中，根据 WHO 估计，80%的盲是可以避免的。如果及时应用足够的知识和恰当的措施，有的盲能够及早预防或控制，有的盲能够被成功地治疗而使视力恢复。

WHO 等国际组织和各国为尽快减少世界的盲人负担做了大量工作。WHO 和一些国际非政府组织于 1999 年联合发起"视觉 2020，享有看见的权利"行动，在防治眼病中发挥了积极的作用。

### 二、我国盲和低视力损伤发生情况

2010 年 WHO 公布的数据显示中国视力损伤人数为 7551 万人，其中低视力人数为 6726 万人，盲为 825 万人。2019 年中国眼病患病人数为 2.1 亿，数量居全球第一。疾病负担较重的眼病依次为近视力丧失、屈光性眼病和白内障。

中国视力障碍的主要原因是未矫正的屈光不正、白内障和黄斑变性。从 1990 年到 2019 年，中度视力障碍者增加了 133.67%，严重视力障碍者增加了 147.14%。目前我国盲的主要原因依次为白内障、角膜病、沙眼、青光眼、视网膜脉络膜病、先天/遗传性眼病、视神经病、屈光不正和眼外伤。1/2 以上的盲和视力损伤是可以预防和治疗的。

## 第三节　我国防盲治盲工作的历史和现状

我国曾是盲和视力损伤十分严重的国家之一。1949 年之前，我国人民生活贫困，卫生条件极差，眼病非常普遍。以沙眼为主的传染性眼病、维生素 A 缺乏、眼外伤和青光眼是致盲的主要原因。沙眼患病率高达 50%~90%。新中国成立后，各级政府大力组织防治沙眼。全国眼科医师积极参与防治沙眼，使全国沙眼患病率和严重程度明显下降，这是我国防盲治盲工作取得的历史性成就。1996 年卫生部等国家部委发出通知，规定 6 月 6 日为"全国爱眼日"。

1980 年以来全国各地进行眼病流行病学调查，明确白内障为致盲主要原因。各地积极开展筛查和手术治疗白内障盲。全国残疾人联合会把白内障盲的复明纳入工作范围，极大推动了防盲治盲工作。1988 年国务院批准实施的《中国残疾人事业五年工作纲要》将白内障手术复明列为抢救性的残疾人三项康复工作之一。1991 年国务院批准的《中国残疾人事业"八五"计划纲要》又明确规定了白内障复明任务。全国各省、市、自治区也相继成立了防盲指导组，认真规划防盲治盲工作，建立和健全防盲治盲网络，根据各自实际情况，运用各种方式积极开展工作。

在农村建立县、乡、村三级初级眼病防治网络是开展防盲治盲工作的一种最常见形式，它将防盲治盲工作纳入了我国初级卫生保健，可以发挥各级眼病防治人员的作用。组织眼科手术医疗队、手术车到农村和边远地区巡回开展白内障复明手术，也是防盲治盲的一种有效形式。十多年来我国大规模地开展防盲治盲工作，也为我国培养了一支防盲治盲队伍。2012 年由卫生部和中国残联组织制定的《全国防盲治盲规划（2012—2015 年）》提出，到 2015 年底，85%的县级综合医院眼科能开展白内障复明手术；为 50 万名低视力患者免费配用助视器；培训低视力儿童家长 20 万名；力争根治致盲性沙眼，提升基层防盲治盲能力。

我国政府一直大力推进白内障防盲工作。目前我国 94%的县级医院可以开展眼科医疗服务，其中 84%的县级医院可以开展白内障复明手术。2009 年起实施的"百万贫困白内障患者复明工程"作为国家重大公共卫生服务项目，让更多的贫困白内障患者接受了复明手术并减轻其就医负担。国家、省（区、市）防盲治盲工作管理体系、技术指导体系和服务体系均已建立。

2013 年国家印发了《关于印发儿童眼及视力保健等儿童保健相关技术规范的通知》，对新生儿出生后定期进行眼病筛查进行了明确规定，可从源头上减少儿童低视力的发生。我国已初步建立覆盖城乡的较完善的助视器服务网络，各地形成了保障低视力患者基本辅助器具服务的政策体系，验配助视器的服务能力和服务状况都有所提高和改善。有需求的持证残疾人、残疾儿童基本辅助器具适配率达 80%以上。

2014 年，我国达到 WHO 提出的消灭致盲性沙眼的目标。2015 年 5 月 18 日，第 68 届世界卫生大会正式宣布：2014 年中国达到世界卫生组织根治致盲性沙眼的要求，提前消灭了致盲性沙眼。沙眼不再是危害我国视觉健康的公共卫生问题。2019 年，WHO 按照新的流程和标准对我国消灭致盲性沙眼工作进行了认证。

为了应对屈光性眼病，我国已部署近视眼防控的国家战略，特点是"一增一减"，即减少学生的用眼负担，增加户外活动时间，保障每日 2 小时户外活动。2016~2019 年，连续 4 年全国"爱眼口"的主题都聚焦在儿童青少年的近视防控。为了做好近视的防治工作，2018 年 6 月，国家卫生健康委员会召开专题新闻发布会，介绍了儿童青少年科学防控近视情况，同时发布了《近视防治指南》、《弱视诊治指南》和《斜视诊治指南》。2018 年 8 月 28 日，习近平总书记再次就儿童青少年近视问题作出重要指示，强调全社会都要行动起来，共同呵护好孩子的眼睛，让他们拥有一个光明的未来。为贯彻落实习近平总书记关于近视问题的重要指示精神，切实加强新时代儿童青少年近视防控工作。2018 年 8 月，教育部会同国家卫生健康委员会、体育总局等八部门制订了《综合防控儿童青少年近视实施方案》。该实施方案不仅明确了家庭、学校、医疗卫生机构、学生、政府相关部门应采取的防控措施，还明确了八部门各自的防控近视的职责和任务。2019 年 10 月，国家卫生健康委员会组织制定并印发了《儿童青少年近视防控适宜技术指南》，指导科学规范开展防控工作，提高防控技术能力。2022 年 1 月，国家卫生健康委员会发布了《"十四五"全国眼健康规划》，指出"十四五"期间，要制订和修订近视防控相关标准，形成儿童青少年视力健康标准体系。2022 年 3 月，教育部办公厅印发《2022 年全国综合防控儿童青少年近视重点工作计划》（以下简称《计划》），旨在进一步加强组织领导，明确部门职责，系统谋划和扎实推进新时代儿童青少年近视防控工作。《计划》明确国家中医药局、国家卫生健康委员会和国家疾病预防控制局要充分发挥中医药在近视防控中的作用。要求科技部要加强儿童青少年近视防控科技计划任务部署，针对儿童青少年近视防控的重大科技需求，在"十四五"重点研发计划"中医药现代化"重点专项中加强儿童青少年近视中西医综合防控研究部署。强化 0~6 岁儿童眼保健和视力检查服务。推进儿童青少年近视及危险因素监测与干预。通过全国学生常见病和健康影响因素监测系统开展近视专项监测，力争"十四五"期间实现全国县（区）近视监测 100%全覆盖，动态掌握全国儿童青少年近视率及危险因素变化情况。逐步扩大中小学生视力筛查人群，加强视力监测网络建设，针对性开展专家进校园行动、中小学生健康月活动等干预措施。

虽然我国在防盲治盲工作中取得了巨大成效，但是我国仍是世界上盲和视觉损伤患者最多的国家之一。我国主要致盲性眼病由传染性眼病转变为以白内障、近视性视网膜病变、青光眼、角膜病、糖尿病视网膜病变等为主的眼病。随着经济社会发展及人口老龄化进程加剧，人民群众对眼健康有了更高需求。我国眼科优质医疗资源总量相对不足、分布不均衡的问题依然存在，基层眼健康服务能力仍需加强，眼健康工作任务依然艰巨。

# 第四节　几种主要致盲性眼病的群体防治

## 一、屈　光　不　正

全球范围内，儿童青少年视觉健康问题获得广泛关注，美、澳、德等国家儿童青少年近视防控成果显著。同时，我国高度关注儿童青少年的视觉健康问题并陆续出台多项相关政策，要求健全完善儿童青少年近视防控体系。经过研究分析，学习为重的固有思维与电子产品的使用时长增加是引发儿童青少年视觉问题的重要因素。针对现存的筛查量大、防控难度高、防控意识不到位等难点，通过前移近视防控关口、加快构建联防联控网络、控制儿童青少年用眼时长、提升筛查效率等方式尽早实现精准防控是良好的应对策略。

在"视觉2020"行动中已经提出了向屈光不正者提供矫正眼镜和解决低视力矫正的问题。但我国儿童青少年近视率仍居高不下。党和国家高度重视，习近平总书记作出系列批示，推动落实《儿童青少年近视防控光明行动工作方案（2021—2025年）》。国家中医药管理局、国家卫生健康委员会联合开展中医适宜技术防控儿童青少年近视试点工作，将《中医适宜技术耳穴压丸防控儿童青少年近视操作指南》面向全国推广。在用眼新挑战下，《儿童青少年近视防控光明行动工作方案（2021—2025年）》应运而生，推进儿童青少年视觉健康防控工作，足见国家对儿童青少年视觉健康的重视程度。视觉健康防控工作应按照全局观念，建立综合防控体系，各地区细化落实，建立青少年视力健康档案，做到"一人一档"，搭建儿童青少年视觉健康数据平台。

虽然目前屈光不正防控难度大，但解决屈光不正的方法较多。预防屈光不正的策略应当包括对风险人群进行日常检查，并对屈光不正患者进行屈光矫正服务。同时还需大力开发验光配镜的人力资源，提供便利的验光服务，提供初级卫生保健、学校视力筛查以及大多数人在经济上可承受的屈光服务和矫正眼镜。

## 二、角　膜　病

各种角膜病引起的角膜混浊是全球盲和视力损伤的主要原因之一。角膜病也是我国主要的致盲性眼病之一。角膜混浊和角膜瘢痕所致的视力损伤和盲是可以避免和治疗的。角膜病的视力预后往往取决于是否能得到及时和正确的治疗。

在角膜病中，过去沙眼所致的角膜并发症居首位，但当前感染性角膜炎已上升至第一位。感染性角膜炎的病因以单纯疱疹病毒感染为主，此外还有细菌和真菌感染。随着我国近视人数不断增加，佩戴角膜接触镜的人数也随之增加，但由于护理不当，佩戴角膜接触镜所致的角膜感染率也逐年增加。除微生物感染外，角膜软化症、角膜变性、外伤、接触镜及屈光性角膜手术并发症等也是较为常见的致盲性角膜病。近年来，圆锥角膜的发生率也逐渐上升，但由于其病因不明，尚无针对其病因的治疗措施。感染性角膜炎是可以预防的，积极预防和治疗细菌性、真菌性、病毒性角膜炎是减少角膜病致盲的有效措施。当前治疗角膜病的方法较多，病情大多可以得到有效控制，但病变后会不同程度地降低角膜透明度。角膜透明度下降的根治方法只有角膜移植术，但目前我国角膜供体数还远不能满足我国角膜病的治疗需求，因此眼库的建设至关重要。

解决角膜病致盲问题的关键在于：①开展健康宣教，提高公民对角膜病的认知，从而使感染性角膜病得到积极、有效的预防和治疗。②加强科普宣教，打破旧传统观念，提倡身后捐献角膜。③支持干细胞及生物材料研究，加速角膜类器官研发，推进人造角膜的临床应用。④加强眼库建设，提高眼库效率，形成角膜供体网络系统。

（亢泽峰　文　峰）

# 参考文献

曹赛霞，李玉慧，杨书彦，等，2020. 白塞综合征眼部损害患者的临床及实验室特点分析[J]. 中华全科医学，18（5）：717-719，738.

常永新，李军荣，邵娟，等，2024. 荧光探针在蛋白磷酸化和糖基化检测中的应用[J]. 分析测试学报，43（1）：157-165.

陈达夫，2016. 陈达夫中医眼科临床经验[M]. 罗国芬，整理. 北京：中国中医药出版社.

戴凤翔，邱联群，2020. 甘草泻心汤联合针灸治疗白塞氏病临床疗效观察[J]. 中国中医基础医学杂志，26（7）：971-973.

党双锁，2004. 医学常用实验技术精编[M]. 西安：世界图书出版西安公司.

丁碧青，蒋正轩，陶黎明，2022. Nd：YAG 激光消融术治疗玻璃体混浊有效性及安全性临床研究[J]. 临床眼科杂志，30（3）：234-236.

段俊国，毕宏生，2016. 中西医结合眼科学[M]. 3 版. 北京：中国中医药出版社.

高华，2023. 真菌性角膜炎[M]. 北京：人民卫生出版社.

葛坚，王宁利，2015. 眼科学[M]. 3 版. 北京：人民卫生出版社.

国家卫生健康委办公厅，2024. 近视防治指南（2024 年版）[J]. 眼科新进展，44（8）：589-591.

胡乐怡，刘臻臻，刘奕志，2023. 眼类器官的体内移植及组织工程支架的应用[J]. 器官移植，14（5）：649-655.

黄留玉，2011. PCR 最新技术原理、方法及应用[M]. 2 版. 北京：化学工业出版社.

黄妤，王世春，2015. CRISPR/Cas：新一代基因编辑技术[J]. 生命的化学，35（1）：113-118.

惠延年，2004. 眼科学[M]. 6 版. 北京：人民卫生出版社.

李凤鸣，1996. 眼科全书[M]. 北京：人民卫生出版社.

李凤鸣，谢立信，2014. 中华眼科学[M]. 3 版. 北京：人民卫生出版社.

李和，周德山，2021. 组织化学与细胞化学技术[M]. 3 版. 北京：人民卫生出版社.

李金燕，罗莉霞，刘奕志，等，2022. 培养皿中的眼睛：眼组织类器官技术发展与应用[J]. 眼科学报，37（2）：100-110.

李翔，2013. 廖品正眼科经验集[M]. 北京：中国中医药出版社.

李玉林，2022. 分子病理学[M]. 2 版. 北京：人民卫生出版社.

廖品正，1986. 中医眼科学[M]. 上海：上海科学技术出版社.

刘怀栋，张彬，魏素英，1994. 庞赞襄中医眼科经验[M]. 石家庄：河北科学技术出版社.

刘堃，陈翀，许迅，2024.《我国主要眼底病慢病管理专家共识》解读[J]. 中华眼底病杂志，40（5）：342-346.

陆南山，2012. 眼科临证录[M]. 北京：中国医药科技出版社.

彭清华，2016. 中医眼科学[M]. 4 版. 北京：中国中医药出版社.

阮运杰，2012. DNA 凝胶电泳分析系统研究[D]. 哈尔滨：哈尔滨工程大学.

邵毅，石文卿，肖昂，2021. 解读"亚洲人群糖尿病黄斑水肿管理专家小组共识"[J]. 眼科新进展，41（9）：801-805.

史翔宇，2019. 同仁眼外伤手册[M]. 北京：人民卫生出版社.

孙旭光，2017. 细菌性角膜炎：眼科临床指南解读[M]. 北京：人民卫生出版社.

孙旭光，李莹，张美芬，2020. 病毒性角膜炎[M]. 北京：人民卫生出版社.

唐由之，肖国士，1996. 中医眼科全书[M]. 北京：人民卫生出版社.

陶海，2019. 实用泪器病学[M]. 北京：人民卫生出版社.

陶海，白芳，2015. 泪器病诊治新进展[M]. 北京：人民卫生出版社.

王雁，祁宝玉，周剑，2012. 祁宝玉治疗小儿霰粒肿经验[J]. 北京中医药，31（4）：280-281.

王玉飞，张影，贾雷立，2010. 蛋白质相互作用实验指南[M]. 北京：化学工业出版社.

韦企平，2000. 中国百年百名中医临床家丛书·韦文贵，韦玉英[M]. 北京：中国中医药出版社.

韦企平，孙艳红，2018. 燕京韦氏眼科学术传承与临床实践[M]. 北京：人民卫生出版社.

徐亮，吴晓，魏文斌，2011. 同仁眼科手册[M]. 2版. 北京：科学出版社.

徐岩，陈祖基，宋洁贞，2002. 复方卡波姆诱发的兔高眼压模型与其它兔高眼压模型的比较研究[J]. 中华眼科杂志，38（3）：172-175.

亚洲干眼协会中国分会，海峡两岸医药卫生交流协会眼科学专业委员会眼表与泪液病学组，中国医师协会眼科医师分会眼表与干眼学组，2021. 中国干眼专家共识：免疫性疾病相关性干眼（2021年）[J]. 中华眼科杂志，57（12）：898-907.

杨培增，Nicole H Herzberg，周红颜，等，2000. 实验性自身免疫性葡萄膜视网膜炎中浸润细胞的表型及其凋亡的研究[J]. 中华眼底病杂志，16（1）：35-38.

杨培增，范先群，2018. 眼科学[M]. 9版. 北京：人民卫生出版社.

姚和清，1979. 眼科证治经验[M]. 姚芳蔚，整理. 上海：上海科学技术出版社：134.

于锦霞，王莹，郝建霞，等，2021. 宏基因组学技术在感染性眼病诊断中的应用[J]. 国际眼科杂志，21（12）：2090-2095.

袁慧艳，张明明，侯昕玥，等，2022. 亢泽峰运用仙方活命饮治疗麦粒肿经验总结[J]. 中国中医眼科杂志，32（1）：37-40.

张承芬，1998. 眼底病学[M]. 北京：人民卫生出版社.

张丹丹，姚靖，孙河，等，2021. 中医药防治前葡萄膜炎的优势及特色[J]. 中国中医眼科杂志，31（7）：530-532.

张健，张清，2016. 中西医结合诊治视网膜血管病：专家答疑解惑[M]. 北京：人民卫生出版社.

张舒心，唐炘，刘磊，2011. 青光眼治疗学[M]. 2版. 北京：人民卫生出版社.

张舒燕，彭清华，2022. 彭清华教授治疗视网膜静脉阻塞所致黄斑囊样水肿经验[J]. 亚太传统医药，18（11）：105-108.

赵堪兴，杨培增，2013. 眼科学[M]. 8版. 北京：人民卫生出版社.

赵黎，李青松，缪晚虹，2020. 代谢组学在眼科中的研究进展[J]. 中国医药导报，17（5）：41-45.

赵献可，1959. 医贯：六卷[M]. 北京：人民卫生出版社.

郑榆美，2018. 韦氏退赤消痒方熏蒸治疗睑缘炎的临床疗效观察[D]. 北京：北京中医药大学.

中国中医科学院中医临床基础医学研究所，2011. 国医大师临床经验实录·国医大师唐由之[M]. 北京：中国医药科技出版社.

中华医学会眼科学分会角膜病学组，2021. 中国眼烧伤临床诊疗专家共识（2021年）[J]. 中华眼科杂志，57（4）：254-260.

中华医学会眼科学分会青光眼学组，中国医师协会眼科医师分会青光眼学组，2020. 中国青光眼指南（2020年）[J]. 中华眼科杂志，56（8）：573-586.

中华医学会眼科学分会眼底病学组，中国医师协会眼科医师分会眼底病学组，许迅，等，2023. 我国糖尿病视网膜病变临床诊疗指南（2022年）：基于循证医学修订[J]. 中华眼底病杂志，（2）：99-124.

中华医学会眼科学分会眼视光学组，中国医师协会眼科医师分会眼视光学组，2024. 中国视疲劳诊疗专家共识（2024年）[J]. 中华眼科杂志，60（4）：322-329.

中华医学会眼科学分会眼视光学组，中国医师协会眼科医师分会眼视光专业委员会，瞿佳，2022. 低浓度阿托品滴眼液在儿童青少年近视防控中的应用专家共识（2022）[J]. 中华眼视光学与视觉科学杂志，24（6）：401-409.

中华医学会眼科学分会眼视光学组，中国医师协会眼科医师分会眼视光专业委员会，中国非公立医疗机构协会眼科专业委员会视光学组，等，2023. 高度近视防控专家共识（2023）[J]. 中华眼视光学与视觉科学杂志，25（6）：401-407.

中华医学会眼科学分会眼外伤学组，2019. 中国眼外伤急救治规范专家共识（2019年）[J]. 中华眼科杂志，55（9）：647-651.

中华医学会眼科学分会眼外伤学组，2021. 中国眼内异物伤诊疗专家共识（2021 年）[J]. 中华眼科杂志，57（11）：819-824.

中华医学会眼科学分会眼整形眼眶病学组，中华医学会内分泌学分会甲状腺学组，2022. 中国甲状腺相关眼病诊断和治疗指南（2022 年）[J]. 中华眼科杂志，58（9）：646-668.

中华中医药学会眼科分会，2022. 儿童青少年近视防控中医适宜技术临床实践指南（上）[J]. 中国中医眼科杂志，32（6）：421-428.

庄曾渊，张红，2016. 庄曾渊实用中医眼科学[M]. 北京：中国中医药出版社.

庄曾渊，张丽霞，杨永升，2007. 基于病证结合的眼底病精气血津液辨证方法的研究[J]. 中国中医眼科杂志，17（2）：99-100.

Bakhshandeh H, Atyabi F, Soleimani M, et al, 2021. Biocompatibility improvement of artificial *Cornea* using chitosan-dextran nanoparticles containing bioactive macromolecules obtained from human amniotic membrane[J]. International Journal of Biological Macromolecules, 169：492-499.

Bannier-H é laouët M, Post Y, Korving J, et al, 2021. Exploring the human lacrimal gland using organoids and single-cell sequencing[J]. Cell Stem Cell, 28（7）：1221-1232. e7.

Bhutto I A, Ogura S, Baldeosingh R, et al, 2018. An acute injury model for the phenotypic characteristics of geographic atrophy[J]. Investigative Ophthalmology & Visual Science, 59（4）：AMD143-AMD151.

Casini G, Sartini F, Loiudice P, et al, 2021. Ocular siderosis：a misdiagnosed cause of visual loss due to ferrous intraocular foreign bodies-epidemiology, pathogenesis, clinical signs, imaging and available treatment options[J]. Documenta Ophthalmologica Advances in Ophthalmology, 142（2）：133-152.

Chen B B, Lou L X, Ye J, 2021. Eye diseases burden in China in the past 30 years[J]. Journal of Zhejiang University Medical Sciences, 50（4）：420-428.

Chhablani J, Cohen F B, Central Serous Chorioretinopathy International Group, 2020. Multimodal imaging-based central serous chorioretinopathy classification[J]. Ophthalmology Retina, 4（11）：1043-1046.

Clare G, Bunce C, Tuft S, 2022. Amniotic membrane transplantation for acute ocular burns[J]. Cochrane Database of Systematic Reviews, 9（9）：CD009379.

Fernández-S á nchez L, Lax P, Isiegas C, et al, 2012. Proinsulin slows retinal degeneration and vision loss in the P23H rat model of retinitis pigmentosa[J]. Human Gene Therapy, 23（12）：1290-1300.

Fricke T R, Tahhan N, Resnikoff S, et al, 2018. Global prevalence of presbyopia and vision impairment from uncorrected presbyopia systematic review, meta-analysis, and modelling[J]. Ophthalmology, 125（10）：1492-1499.

GBD Blindness and Vision Impairment Collaborators on behalf of the Vision Loss Expert Group of the Global Burden of Disease Study, Khatib M N, 2021. Articles trends in prevalence of blindness and distance and near vision impairment over 30 years：an analysis for the Global Burden of Disease Study[J]. The Lancet Global Health, 9（2）：e130-e143.

Gupta N, Kocur I, 2014. Chronic eye disease and the WHO universal eye health global action plan 2014-2019[J]. Journal Canadien D' ophtalmologie, 49（5）：403-405.

Morimoto T, Fujikado T, Kanda H, et al, 2021. Testing of newly developed wide-field dual-array suprachoroidal-transretinal stimulation prosthesis in dogs[J]. Translational Vision Science & Technology, 10（3）：13.

Petzold A, Fraser C L, Abegg M, et al, 2022. Diagnosis and classification of optic neuritis[J]. The Lancet Neurology, 21（12）：1120-1134.

Razeghinejad R, Lin M M, Lee D, et al, 2020. Pathophysiology and management of glaucoma and ocular hypertension related to trauma[J]. Survey of Ophthalmology, 65（5）：530-547.

Sadikan M Z, Nasir N A A, Iezhitsa I, et al, 2022. Antioxidant and anti-apoptotic effects of tocotrienol-rich fraction against streptozotocin-induced diabetic retinopathy in rats[J]. Biomedicine & Pharmacotherapy, 153：113533.

Shimazaki J, Yang H Y, Tsubota K, 1997. Amniotic membrane transplantation for ocular surface reconstruction in patients with chemical and thermal burns[J]. Ophthalmology，104（12）：2068-2076.

Sterling Haring R，Sheffield I D，Channa R，et al，2016. Epidemiologic trends of chemical ocular burns in the United States[J]. JAMA Ophthalmology，134（10）：1119-1124.

Swarup A，Grosskopf A K，Stapleton L M，et al，2022. PNP hydrogel prevents formation of symblephara in mice after ocular alkali injury[J]. Translational Vision Science & Technology，11（2）：31.

Taomoto M，Nambu H，Senzaki H，et al，1998. Retinal degeneration induced by N-methyl-N-nitrosourea in Syrian golden hamsters[J]. Albrecht Von Graefes Archiv Fur Klinische und Experimentelle Ophthalmologie，236（9）：688-695.

Templeton J P，Geisert E E，2012. A practical approach to optic nerve crush in the mouse[J]. Molecular Vision，18：2147-2152.

Yang S Q，Hu H J，Kung H，et al，2023. Organoids：The current status and biomedical applications[J]. MedComm，4（3）：e274.

Zhu M D，Cai F Y，1992. Development of experimental chronic intraocular hypertension in the rabbit[J]. Australian and New Zealand Journal of Ophthalmology，20（3）：225-234.

# 附录一　眼科常用方剂

## 二　画

**八珍汤**（《瑞竹堂经验方》）
人参　白术　茯苓　当归　川芎　白芍　熟地黄
甘草

**二至丸**（《医方集解》）
女贞子　墨旱莲

**人参养荣汤**（《三因极一病证方论》）
人参　白术　茯苓　甘草　陈皮　黄芪　当归
白芍　熟地黄　五味子　肉桂　远志

## 三　画

**三仁汤**（《温病条辨》）
杏仁　豆蔻　薏苡仁　厚朴　半夏　通草　滑石
竹叶

## 四　画

**丹栀逍遥散**（《内科摘要》）
柴胡　当归　白芍　茯苓　白术　甘草　薄荷
生姜　牡丹皮　栀子

**化坚二陈丸**（《医宗金鉴》）
陈皮　半夏　茯苓　僵蚕　川黄连　生甘草

**五味消毒饮**（《医宗金鉴》）
金银花　野菊花　蒲公英　紫花地丁　天葵子

**五苓散**（《伤寒论》）
猪苓　茯苓　白术　泽泻　桂枝

**五皮饮**（《证治准绳》）
陈皮　茯苓皮　生姜皮　桑白皮　大腹皮

**六味地黄丸**（《小儿药证直诀》）
熟地黄　山茱萸　牡丹皮　山药　茯苓　泽泻

**天麻钩藤饮**（《中医内科杂病证治新义》）
天麻　钩藤　石决明　栀子　黄芩　川牛膝　杜仲
益母草　桑寄生　首乌藤　朱茯神

**升降散**（《伤暑全书》）
白僵蚕　全蝉蜕　川大黄　广姜黄

## 五　画

**归脾汤**（《济生方》）
白术　茯神　黄芪　龙眼肉　酸枣仁　人参　木香
炙甘草　当归　远志

**归芍红花散**（《审视瑶函》）
当归　大黄　栀子　黄芩　红花　赤芍　甘草
白芷　防风　生地黄　连翘

**当归补血汤**（《内外伤辨惑论》）
当归　黄芪

**宁血汤**（《中医眼科学》）
生地黄　白茅根　白及　白蔹　阿胶　侧柏炭
白芍　仙鹤草　墨旱莲　栀子炭

**白薇丸**（《审视瑶函》）
防风　羌活　白薇　蒺藜　石榴皮　蒲公英
金银花

**仙方活命饮**（《校注妇人良方》）
白芷　浙贝母　防风　赤芍　当归尾　甘草　皂角
刺（炒）　穿山甲（炙）　天花粉　乳香　没药　金
银花　陈皮

**四物五子汤**（《审视瑶函》）
车前子　覆盆子　枸杞子　菟丝子　当归　熟地黄
川芎　白芍　地肤子

**四君子汤**（《太平惠民和剂局方》）
人参　白术　茯苓　炙甘草

**四顺清凉饮子**（《审视瑶函》）
当归　龙胆草　黄芩　桑白皮　车前子　生地黄
赤芍　枳壳　炙甘草　熟大黄　防风　川芎　木贼
柴胡　羌活

**四妙勇安汤**（《验方新编》）
金银花　玄参　当归　甘草

**四物五子丸**（《普济方》）
菟丝子　地肤子　枸杞子　覆盆子　车前子　酸枣
仁　薏苡仁　柏子仁　鹿茸　苁蓉　当归　熟地黄
沉香　茯苓　川芎　白芍

**甘露消毒丹**（《医效秘传》）

滑石　黄芩　绵茵陈　石菖蒲　川贝母　木通
藿香　连翘　豆蔻　薄荷　射干

**龙胆泻肝汤**（《医方集解》）

龙胆草　栀子　黄芩　木通　泽泻　车前子　柴胡
甘草　当归　生地黄

**加减地黄丸**（《原机启微》）

生地黄　熟地黄　牛膝　当归　枳壳　杏仁　羌活
防风

**加减驻景丸**（《医方类聚》）

楮实子　菟丝子　枸杞子　车前子　五味子　当归
熟地黄　花椒

**加味逍遥散**（《内科摘要》）

当归　芍药　茯苓　白术　柴胡　牡丹皮　栀子
甘草

**正容汤**（《审视瑶函》）

羌活　白附子　防风　秦艽　胆南星　白僵蚕
半夏　木瓜　甘草　茯神

**右归饮**（《景岳全书》）加减

熟地黄　枸杞子　熟附子　鹿角胶　巴戟天　山茱
萸　怀山药　泽泻　牡丹皮　茯苓　肉桂　炮姜

**石决明散**（《证治准绳》）

石决明（煅）枸杞子　木贼　荆芥　桑叶　谷精草
甘草　金沸草　蛇蜕　苍术　菊花

**平肝熄风汤**（《眼科证治经验》）

石决明　龙骨　牡蛎　磁石　白芍　赭石　夏枯草
车前子　泽泻　五味子　灯心草　川牛膝

**平肝清火汤**（《审视瑶函》）

车前子　连翘　枸杞子　柴胡　夏枯草　白芍
生地黄　当归

**生蒲黄汤**（《陈达文方》）

生蒲黄　墨旱莲　丹参　赤芍　郁金　生地黄
川芎　牡丹皮

**生脉散**（《医学启源》）

人参　麦冬　五味子

**玉泉丸**（《仁斋直指方》）

葛根　天花粉　生地黄　麦冬　五味子　甘草

**左归丸**（《景岳全书》）

熟地黄　山药　枸杞子　山茱萸　川牛膝　菟丝子
（制）鹿角胶　龟甲胶

## 六　画

**导赤散**（《小儿药证直诀》）

木通　生地黄　生甘草梢　竹叶

**导痰汤**（《校注妇人良方》）

半夏　橘红　茯苓　枳实　天南星　甘草

**地芝丸**（《医方集解》）

生地黄　天冬　枳壳　野菊花

**防风通圣散**（《宣明论方》）

防风　大黄　芒硝　荆芥　麻黄　栀子　白芍
连翘　甘草　桔梗　川芎　当归　石膏　滑石
薄荷　黄芩　白术

**当归养营汤**（《原机启微》）

防风　白芷　白芍　熟地黄　当归　川芎　羌活

**当归活血饮**（《审视瑶函》）

苍术　当归身　川芎　薄荷　黄芪　熟地黄　防风
羌活　甘草　白芍

**血府逐瘀汤**（《医林改错》）

当归　生地　桃仁　红花　枳壳　赤芍　柴胡
甘草　桔梗　川芎　牛膝

**竹叶泻经汤**（《原机启微》）

柴胡　栀子　羌活　升麻　黄连　大黄　炙甘草
赤芍　决明子　茯苓　泽泻　车前子　黄芩　竹叶

**托里消毒散**（《校注妇人良方》）

人参　黄芪　白术　茯苓　当归　川芎　白芍
金银花　白芷　甘草　连翘

## 七　画

**阿胶鸡子黄汤**（《重订通俗伤寒论》）

阿胶　白芍　石决明　钩藤　生地黄　炙甘草
茯苓　鸡子黄　络石藤　牡蛎

**补中益气汤**（《脾胃论》）

黄芪　白术　陈皮　升麻　柴胡　人参　甘草
当归

**补阳还五汤**（《医林改错》）

生黄芪　当归尾　赤芍　地龙　川芎　红花　桃仁

**补肾丸**（《秘传眼科龙木论》）

人参　茯苓　五味子　细辛　黄芩　山药　泽泻
车前子　生地黄

**补肾养血通络方**

枸杞子　菟丝子　茺蔚子　沙苑子　楮实子　夜明
砂　葛根　全蝎　熟地黄　当归　川芎　白芍

**羌活除风汤**（《银海精微》）

羌活　独活　川芎　桔梗　大黄　地骨皮　黄芩
麻黄　苍术　甘草　菊花　木贼

**杞菊地黄丸**（《医级》）

枸杞子　菊花　熟地黄　山茱萸　山药　泽泻
茯苓　牡丹皮

**苍附导痰丸**（《叶氏女科》）

苍术　香附　枳壳　陈皮　茯苓　胆南星　甘草

**羌活胜风汤**（《原机启微》）

白术　枳壳　羌活　川芎　白芷　独活　防风
前胡　桔梗　薄荷　荆芥　甘草　柴胡　黄芩

**角膜安方**

黄芪　炒白术　防风　金银花　白及　淫羊藿
蒲公英　蒺藜　紫草　蝉蜕

**还阴救苦汤**（《原机启微》）

黄芩　黄连　黄柏　龙胆草　知母　连翘　羌活
防风　藁本　柴胡　细辛　桔梗　升麻　苍术
生地黄　川芎　当归尾　红花　炙甘草

**吴茱萸汤**（《审视瑶函》）

半夏（姜制）　吴茱萸　川芎　炙甘草　人参　茯苓
白芷　陈皮

**抑阳酒连散**（《原机启微》）

生地黄　独活　黄柏　防风　知母　蔓荆子　前胡
羌活　白芷　生甘草　黄芩　寒水石　栀子　黄连
防己

**助阳活血汤**（《眼科阐微》）

黄芪　炙甘草　防风　当归　白芷　蔓荆子　升麻
柴胡

## 八　画

**泻黄散**（《小儿药证直诀》）

藿香叶　栀子　石膏　甘草　防风

**泻脑汤**（《审视瑶函》）

防风　车前子　木通　茺蔚子　茯苓　熟大黄
玄参　玄明粉　桔梗　黄芩

**泻肺饮**（《眼科纂要》）

生石膏　黄芩　桑白皮　栀子　羌活　荆芥　防风
白芷　连翘　赤芍　木通　枳壳　甘草

**泻肺汤**（《审视瑶函》）

桑白皮　黄芩　地骨皮　知母　麦冬　桔梗

**泻肝散**（《银海精微》）

当归尾　大黄　黄芩　知母　桔梗　茺蔚子　芒硝
车前子　防风　赤芍　栀子　连翘　薄荷

**明目地黄丸**（《审视瑶函》）

熟地黄　生地黄　山药　泽泻　山茱萸　牡丹皮
柴胡　茯神　当归身　五味子

**知柏地黄丸**（《医宗金鉴》）

知母　黄柏　生地黄　山茱萸　山药　茯苓　泽泻
牡丹皮

**知柏地黄汤**（《医宗金鉴》）

山药　牡丹皮　白茯苓　山茱萸　泽泻　黄柏

熟地黄　知母

**参苓白术散**（《太平惠民和剂局方》）

白扁豆　白术　茯苓　甘草　桔梗　莲子　人参
砂仁　山药　薏苡仁

**驻景丸**（《银海精微》）

楮实子　枸杞子　五味子　制乳香　川花椒　人参
熟地黄　肉苁蓉　菟丝子

**驻景丸加减方**（《陈达夫中医眼科临床经验》）

菟丝子　楮实子　茺蔚子　枸杞子　车前子　木瓜
寒水石　紫河车粉　生三七粉　五味子　夜明砂

**育阴潜阳通脉汤**（《中医眼科临床实践》）

生地黄　珍珠母　白芍　枸杞子　山药　麦冬
知母　黄柏　生龙骨　生牡蛎　怀牛膝　丹参
赤芍　蝉蜕　沙参　木贼

**肾气丸**（《金匮要略》）

生地黄　山药　山茱萸　泽泻　茯苓　牡丹皮
桂枝　附子

**定志丸**（《医心方》）

人参　茯苓　石菖蒲　远志　防风　独活

**经效散**《良朋汇集》

黄芩　当归　芍药　大黄　犀牛角　粉草　白芷
柴胡

## 九　画

**除风清脾饮**（《审视瑶函》）

广陈皮　连翘　防风　知母　玄明粉　黄芩　玄参
黄连　荆芥穗　大黄　桔梗　生地黄

**除湿汤**（《眼科纂要》）

黄芩　黄连　连翘　滑石　车前子　木通　茯苓
荆芥　防风　枳壳　陈皮　甘草

**除风益损汤**（《原机启微》）

熟地黄　当归　白芍　川芎　藁本　前胡　防风

**养阴清肺汤**（《重楼玉钥》）

生地黄　麦冬　玄参　生甘草　薄荷　川贝母
牡丹皮　白芍

**养血润目汤**

熟地黄　当归　白芍　川芎　山茱萸　谷精草
天麻　全蝎　蔓荆子　延胡索

**修肝散**（《银海精微》）

防风　羌活　当归　生地黄　黄芩　栀子　赤芍
大黄　甘草　蒺藜

**洗肝散**（《眼科全书》）

当归　川芎　栀子　防风　羌活　薄荷　甘草
大黄　滑石

**退赤散**（《银海精微》）

大黄　黄芩　黄连　白芷　当归　赤芍　栀子
桑白皮

**活血通络汤**（《中西医结合眼科临床诊疗手册》）

葛根　黄芪　丹参　桃仁　川芎　红花　当归尾
赤芍　石菖蒲　水蛭　郁金　丝瓜络

## 十 画

**桑白皮汤**（《审视瑶函》）

桑白皮　泽泻　玄参　甘草　麦冬　黄芩　旋覆花
菊花　地骨皮　桔梗　茯苓

**桑菊饮**（《温病条辨》）

桑叶　菊花　杏仁　连翘　薄荷　苦桔梗　甘草
芦根

**香砂六君子汤**（《古今名医方论》）

人参　白术　茯苓　甘草　陈皮　半夏　砂仁
木香

**海藏地黄散**（《千金要方》）

大黄（煨）熟地黄　玄参　沙苑子　防风　谷精草
黄连（炒）蒺藜　水牛角粉　生地黄　蝉蜕　木贼草
甘草　羌活　木通　当归

**涤痰汤**（《济生方》）

半夏　胆南星　橘红　枳实　茯苓　人参　石菖蒲
竹茹　甘草

**桃红四物汤**（《医宗金鉴》）

桃仁　红花　当归　生地黄　白芍　川芎

**逍遥散**（《太平惠民和剂局方》）

柴胡　当归　白芍　白术　茯苓　薄荷　煨生姜
炙甘草

**柴葛解肌汤**（《伤寒六书》）

柴胡　葛根　白芷　桔梗　羌活　石膏　黄芩
白芍　甘草　大枣　生姜

**消翳汤**（《张皆春眼科证治》）

防风　谷精草　木贼　蝉蜕　当归　车前子
枸杞子

## 十一画

**菖蒲郁金汤**（《温病全书》）

石菖蒲　炒栀子　鲜竹叶　牡丹皮　郁金　连翘
灯心草　木通　淡竹沥　紫金片

**银翘散**（《温病条辨》）

金银花　连翘　桔梗　薄荷　竹叶　生甘草
荆芥穗　淡豆豉　牛蒡子

**银花解毒汤**（《中医眼科临床实践》）

金银花　蒲公英　桑白皮（蜜炙）蔓荆子　黄芩

枳壳　龙胆草　大黄　天花粉　生甘草

**黄连解毒汤**（《肘后备急方》）

黄连　黄芩　黄柏　栀子

**黄连温胆汤**（《六因条辨》）

黄连　竹茹　枳实　半夏　陈皮　茯苓　甘草
生姜

**清胃汤**（《症因脉治》）

升麻　黄连　生地　山栀　甘草　葛根　石膏
犀牛角

**清胃散**（《脾胃论》）

升麻　黄连　当归　生地黄　牡丹皮

**清脾散**（《审视瑶函》）

薄荷叶　升麻　甘草　栀子（炒）　赤芍　枳壳　黄
芩　广陈皮　藿香叶　石膏　防风

**清瘟败毒饮**（《疫疹一得》）

生地黄　黄连　黄芩　牡丹皮　石膏　栀子　甘草
竹叶　玄参　犀牛角　连翘　赤芍　知母　桔梗

**清气化痰丸**（《医方考》）

陈皮　杏仁　枳实　黄芩　瓜蒌仁　茯苓　胆南星
制半夏

**菊花决明散**（《原机启微》）

决明子　石决明　木贼　防风　羌活　蔓荆子
甘菊花　甘草（炙）川芎　石膏　黄芩

**绿风羚羊饮**（《医宗金鉴》）

黑参　防风　茯苓　知母　桔梗　黄芩　细辛
羚羊角　车前子　大黄

**羚羊钩藤汤**（《通俗伤寒论》）

羚角片　霜桑叶　京川贝母　鲜生地黄　钩藤
滁菊花　茯神木　生白芍　生甘草　淡竹茹

## 十二画

**普济消毒饮**（《东垣试效方》）

牛蒡子　黄芩　黄连　甘草　桔梗　板蓝根　马勃
连翘　玄参　升麻　柴胡　陈皮　僵蚕　薄荷

**滋阴退翳汤**（《眼科临症笔记》）

知母　生地黄　玄参　麦冬　蒺藜　菊花　木贼
菟丝子　蝉蜕　青葙子　甘草

**滋阴降火汤**（《眼科临症笔记》）

生地黄　当归　川芎　赤芍　黄连　麦冬　浙贝母
龙胆草　大黄　木通　花粉　蝉蜕　甘草　犀牛角
石膏

**温胆汤**（《三因极一病证方论》）

半夏　竹茹　枳实　陈皮　甘草　茯苓

**舒肝破瘀通脉汤**（《中医眼科临床实践》）

当归　白芍　茯苓　白术　银柴胡　丹参　赤芍

木贼　蝉蜕　羌活　防风　甘草

**散热消毒饮子**（《审视瑶函》）

牛蒡子　羌活　黄连　黄芩　苏薄荷　防风　连翘

## 十三画

**新制柴连汤**（《眼科纂要》）

柴胡　川黄连　黄芩　赤芍　蔓荆子　栀子

龙胆草　木通　甘草　荆芥　防风

## 十五画

**镇肝熄风汤**（《医学衷中参西录》）

怀牛膝　生赭石　生龙骨　生牡蛎　生龟甲　生杭白芍　玄参　天冬　川楝子　生麦芽　茵陈　甘草

# 附录二　眼科常见图片